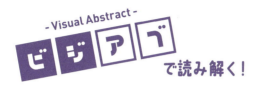

で読み解く！

薬剤師の仕事に役立つ

臨床論文 50

菅原鉄矢 著

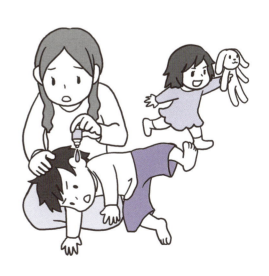

Prologue
はじめに

本書は私のブログ「pharmacist's record」に掲載している「ビジュアル・アブストラクトに基づいた臨床論文の紹介」のスタイルを踏襲しつつ、ほとんどの項目を新たに書き下ろしてまとめたものです。臨床論文と言うととっつきにくい印象があるかもしれませんが、本書のモットーは、ビジアブ（後で説明）を活用して「読みやすく」「分かりやすく」です。というのも、臨床論文を活用した「EBM（科学的根拠に基づく医療）」に興味はあるけど、「論文を読む」という第一歩が踏み出せずにいる薬剤師が少なくないのではないかと思ったからです。

私が論文を読み始めたばかりの頃も、分からないことだらけでとても苦労した覚えがあります。なので、「当時、こんな書籍があったらなぁ…」と考えながら執筆しました。本書が、「EBMについて知りたいけれど難しそうで手が出せない」と考えている薬剤師にとってのファーストステップとなれば幸いです。

本書の大きな特徴でもある「ビジュアル・アブストラクト」は、近年、欧米で広まっている論文の概要を視覚的にまとめた表現方法です。アブストラクトは論文の抄録のことで、これをビジュアル化したのがビジュアル・アブストラクトというわけですね。世界5大医学雑誌に数えられるNEJM（The New England Journal of Medicine）、BMJ（British Medical Journal）などにも様々なデザインのビジアブが掲載されています。なお、本書では「スマートフォン」→「スマホ」のように、「ビジュアル・アブストラクト」→「ビジアブ」と親しみやすく略称で表記しています。

初めてビジアブに出会ったとき、私は、「なんて、分かりやすいんだ！！」「こんなまとめ方があるのか！！」と大きな感銘を受けました。2015年頃から自分が読んだ臨床論文の内容をまとめてブログに掲載していたのですが、英語の論文を読んでその内容を読者のみなさんに分かりやすく解説するのはとても大変でした。ビジュアル化すれば分かりやすくなるんだ！ということで、自分なりにデザインしたフローチャート式のビジアブをブログに掲載し始めたのが2018年春のこと。するとブログの読者から「分かりやすい！」との声をいただくようになり、出版社の目にもとまって書籍化のプロジェクトがスタートした、というのが本書誕生の経緯です。

なお、本書では薬剤師の仕事に役立ちそうな50本の臨床論文を私の視点で選び出し、私の視点で解説していますが、論文の解釈は人それぞれです。ぜひ原著論文（一次情報）に目を通していただき、読者ご自身でも考えをまとめてみてください。私自身、そうすることで新たな学びがたくさん得られました。できれば原著論文を手元に置きながら本書を読んで、ご自身の考えと私の意見の違いを比べてみていただくとよいかと思います。本書が読者の方々の新たな学びの糧となることを願っています。

菅原鉄矢

Contents

目次

はじめに ……………………………………………………………………… 002

本書の使い方　〜ビジュアル・アブストラクト（ビジアブ）の見方〜 …………… 006

Chapter 1　感染症 / 呼吸器疾患

1　緑茶うがいはインフルエンザ予防に有効？ ………………………………… 010

2　水うがいで風邪は予防できる？ ……………………………………………… 014

3　子どもの感染症予防に手洗いは有効？ ……………………………………… 019

4　「寝不足だと風邪を引きやすい」はホント？ ……………………………… 023

5　抗インフルエンザ薬は、発症2日を過ぎてから飲んでも有効？ ………… 027

6　吸入薬のデバイスによる局所副作用の頻度の違いは？ ………………… 032

7　モンテルカストは感染後咳嗽に有効？ …………………………………… 038

8　子どもの咳にハチミツは有効？ …………………………………………… 041

9　熱性けいれんの再発予防に解熱薬は有効？ ……………………………… 043

10　伝染性単核球症にアモキシシリンを投与した場合の皮疹の頻度は？ …… 047

Chapter 2　耳鼻咽喉科疾患 / アレルギー疾患

11　ビラスチン vs フェキソフェナジン有効性が高いのはどっち？ ………… 056

12　エメダスチンテープは内服の抗ヒスタミン薬より有効？ ……………… 062

13　小青竜湯は通年性鼻アレルギーに有効？ ………………………………… 065

14　後発医薬品に変更したら効果が減弱、その原因は？ …………………… 067

15　口内炎にステロイド軟膏は有効？ ………………………………………… 071

16　点耳薬の耳浴時間、短縮した場合の有効性は？ ………………………… 075

Chapter 3　循環器疾患

17　アムロジピン 5mg の降圧効果は、アゼルニジピン何 mg に相当？ ……… 082

18　アジルサルタンとアムロジピン、降圧効果が高いのは？ ……………… 086

19　モーニングサージの抑制に暖房の予約運転は有効？ …………………… 089

20　サイアザイド系利尿薬の2型糖尿病のリスクは？ ……………………… 093

003

Chapter 4　内分泌代謝疾患

21	血糖コントロールを強化すると死亡が増える？	100
22	糖尿病でも果物ならいくら食べても大丈夫？	106
23	スタチン服用者の筋肉痛は「ノセボ効果」？	111
24	メトホルミンのリスク、腎機能障害の程度との関係は？	117

Chapter 5　一般的な内科疾患

25	貧血治療薬の鉄剤は隔日投与でも良い？	124
26	緊張型頭痛にエチゾラムは有効？	128
27	薬のラベル表示を変えると片頭痛発作への効果はどうなる？	130

Chapter 6　整形外科疾患

28	こむら返りはストレッチで予防できる？	138
29	セレコキシブの心血管リスクは他のNSAIDsより高い？	143
30	プレガバリンは坐骨神経痛に有効？	149

Chapter 7　皮膚疾患

31	外用ステロイドと保湿剤、塗る順序で効果は変わる？	156
32	トラネキサム酸は肝斑に有効？	161
33	どんな初期症状で重症薬疹を疑う？	163

Chapter 8　泌尿器疾患

34	オキシブチニンテープは内服の同効薬より有用？	172
35	抗コリン薬とミラベグロンの併用、過活動膀胱への有益性はどの程度？	176
36	水分摂取量を増やすことで膀胱炎の再発は予防できる？	182
37	尿管結石の自然排出促進にα₁遮断薬は有効？	186

Chapter **9** 精神疾患

38 マクロライド系抗菌薬とトリアゾラム、相互作用の程度はどれくらい？ ……… 198

39 エスゾピクロンはゾピクロンと比べてどれくらい苦味が出にくくなった？ …… 203

40 スマホのブルーライト遮光で不眠症は改善する？ ……………………………… 206

Chapter **10** 認知症 / 高齢医療

41 抑肝散は、認知症のBPSDに有効？ ………………………………………… 214

42 抑肝散服用時の低カリウム血症のリスク因子は？ ………………………… 218

43 コリンエステラーゼ阻害薬の認知症患者における失神リスクは？ ………… 222

44 ポリファーマシーへの介入で予後は改善する？ …………………………… 224

45 とろみ調整食品で服薬すると効果が減弱する？ …………………………… 226

Chapter **11** 食事・生活習慣・健康情報

46 健康のためには食事のバランスって大事？ ………………………………… 232

47 毎日の体重測定はダイエットに有効？ ……………………………………… 237

48 禁煙と体重増加、死亡リスクの関係は？ …………………………………… 239

49 代替療法を選択した場合のがんの生存率は？ ……………………………… 243

50 二日酔いになりにくいお酒の飲み方は？ …………………………………… 247

コラム 統計用語解説① 「研究デザインの違いと特徴」 ……………………… 049

コラム 統計用語解説② 「PECOって何？」 ………………………………… 079

コラム 統計用語解説③ 「アウトカムって何？」 …………………………… 096

コラム 統計用語解説④ 「ランダム化って何？」 …………………………… 121

コラム 統計用語解説⑤ 「ITT解析とPP解析」 …………………………… 132

コラム 統計用語解説⑥ 「盲検化って何？」 ………………………………… 134

コラム 統計用語解説⑦ 「有意差って何？」〜p値と信頼区間について〜 ………… 151

コラム 統計用語解説⑧ 「リスク比とオッズ比の違いは？」 ……………… 167

コラム 統計用語解説⑨ 「優越性試験と非劣性試験」 ……………………… 189

コラム 統計用語解説⑩ 「交絡って何？」〜バイアスについて〜 ………… 192

コラム 「エビデンスって何？」〜意見と事実の違い〜 ……………………… 210

コラム 「自分で論文を読んでみたい！」 …………………………………… 228

あとがき ………………………………………………………………………… 250

索引 ……………………………………………………………………………… 251

本書の使い方
～ビジュアル・アブストラクト（ビジアブ）の見方～

　臨床論文の解説で用いているビジュアル・アブストラクト（ビジアブ）の見方について解説します。15ページのビジアブを例として右ページに示しました。

　上から順に説明します。まず一番上がタイトルで、その下に出典論文を記載しています。その右下にある「PECO」（PECOについては**79ページ参照**）は、ビジアブ内の「P」「E」「C」「O」のタグがついたパネルに対応しています。つまり、その左隣にある「O」のパネルがこの研究の評価項目（アウトカム）であり、この研究は「上気道感染症の発生率」について検証しています。

　その下の「P」のパネルには、どんな人たちが試験に参加したのかがまとめてあります（※**脚注①**）。平均年齢は35歳で、年齢の組み入れ基準は18〜65歳です。18歳未満や65歳を超える高齢者は対象外だったということですね。[　]内に記載した数値は組み入れ基準です。「HbA1c」などの検査値の組み入れ基準が設けられている場合もあります。✕がつけてあるのは除外基準で、免疫低下状態や甲状腺疾患のある人、頻回のうがいの習慣がある人は試験から除外されたことを示しています。この試験は「うがいを頻繁にする習慣がなく、免疫疾患や甲状腺疾患のない18〜65歳の健常者」を対象とした研究というわけです。

　矢印が3方に分岐しているのは、試験参加者が3群に分けられたことを示しています。「水でうがいする群」「ポビドンヨードでうがいする群」「何も介入しない群」に分けられたということです。矢印の上に「ランダム化」とあり、「盲検化の有・無」のパネルで「無」にマルがついているのは、3群に振り分ける際にランダム化を行い、盲検化はされなかったことを示しています。（ランダム化については**121ページ参照**、盲検化については**134ページ参照**）。ビジアブの介入内容に薬剤名が出てくる場合は一般名表記、本文の解説は一般名と代表的な商品名を併記としています。必ずしもその商品

名の薬剤を研究で使用したことを意味してはいないので、注意してください。

　試験結果は、各群の介入内容のパネルから下へ向かう矢印の先にあります。ここの矢印を見ると、介入期間（長期試験の場合は平均値or中央値）と、その期間中に何人が脱落（試験中断など）したかが分かります。結果のパネルには、各群それぞれの解析人数と試験の結果を記載しています。試験参加人数と比べて、解析人数が少し減っている部分がありますね。（脱落については**132ページ参照**）。

　「群間差」のパネルには、それぞれの結果を統計的に分析した比較データが記載してあります。まず、「水うがい群」と「対照群（介入なし）」の比較です。「水うがい群」に 有意 マークがついているのは、「対照群（介入なし）」と比較して、発生率が有意に低かったことを示しています。発生率比0.64ということで、おおよそ3分の2に減少したということですね。一方、「ヨードうがい群」には 有意 マークはついておらず、「対照群」と比べて有意差はなかったことが分かります。この試験のように論文中に「95%信頼区間」が記載されている場合には、95%信頼区間を記載して「p値」の記載は省略しています。論文中に95%信頼区間の記載がない場合には、ビジアブにp値を記載しました。（95%信頼区間とp値については**151ページ参照**）。最後に結論です。この研究で分かったことが簡潔に記載してあります。

　論文解説の本文はビジアブに対応しているので、ビジアブを見ながら本文を読んでいくと、とても理解しやすいと思います。なお、例として取り上げたこのビジアブはランダム化比較試験の研究ですが、本書では観察研究なども取り上げています（研究デザインについては**49ページ参照**）。研究デザインによってビジアブの表現が異なる場合には、本文で説明しています。

※**脚注①**　研究の参加条件（組み入れ基準と除外基準）はすべて記載しているとは限りません。部分的に抜粋している場合もあるので、すべての参加条件や患者背景を確認するには、原著論文を参照してください。

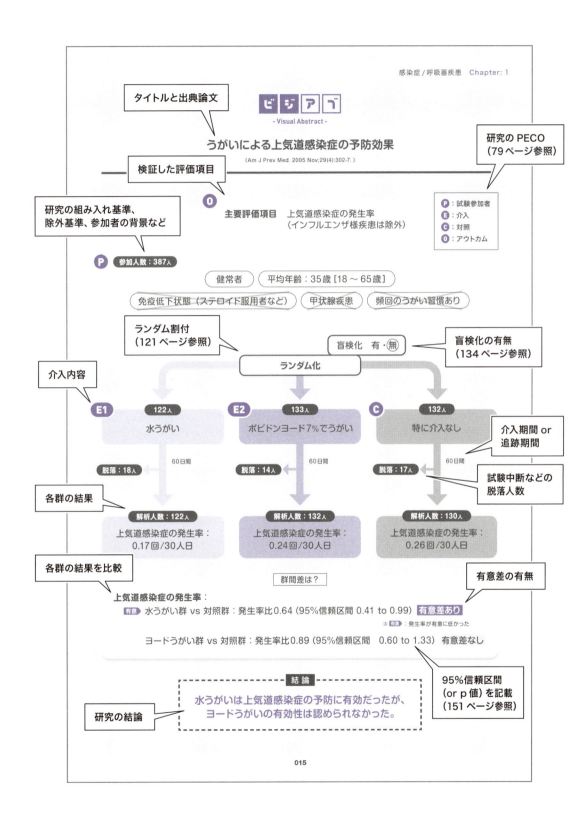

本書は最新の情報に基づいて論考し、正確を期するよう最善の努力を払いましたが、医学情報は日々
更新されます。本書の出版後に、記載内容を根底から覆す新たなエビデンスが発表される可能性もある
ことを念頭においた上で日々の臨床業務にご活用いただけたらと思います。
　また、本書で紹介した医師・患者さんとのやりとりはすべて著者の経験に基づいたフィクションです。
実在する人物とは関わりのない架空のものであることをお断りしておきます。

Chapter 1

感染症／呼吸器疾患

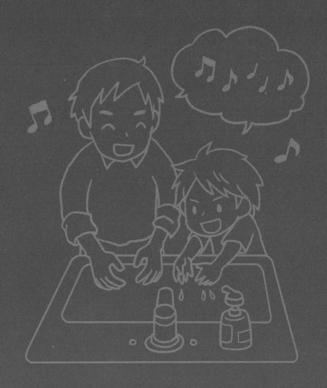

Article **01**

緑茶うがいは
インフルエンザ予防に有効？

Effects of green tea gargling on the prevention of influenza infection in high school students: a randomized controlled study.

高校生のインフルエンザ予防における緑茶うがいの効果：ランダム化比較試験
PLoS One. 2014 May 16;9(5):e96373

毎年、寒くなるとやってくる悪魔がいます。みなさん、ご存じですよね？ヤツらは世界中に大打撃を与える人類共通の敵です。

その悪魔の名は…せーの 「**インフルエンザ！**」

本当に嫌ですよね…。自分がインフルエンザに罹って苦しむのは嫌だし、職場内流行で勤務シフトが崩壊するのも嫌だし、外来が混雑して患者さんの待ち時間が増加するのも嫌だし、基礎疾患を多く抱えている定期通院の患者さんたちがインフルエンザの患者さんと接触することになるのも嫌です。

有効性が確立しているインフルエンザ予防法としてはワクチン接種などが挙げられますが、身近な対策についても検討しておきたいところです。例えば、ちまたで話題になった「緑茶うがい」の効果はいかほどなのでしょうか。Googleで「インフルエンザ　緑茶　うがい」と打ち込んで検索してみてください。「あわわわ、緑茶を買ってこなくちゃ！」とコンビニにかけ込みたくなるほど、緑茶うがいは有効だというサイトがたくさんヒットします。

緑茶でうがいをすると本当にインフルエンザを予防できるのか。効果があるとしたらどの程度なのか。

実は、そんな疑問に答えてくれるランダム化比較試験の論文[1] があります。やっぱ緑茶ですからね、日本発のエビデンスです。

■ 静岡県の高校で試験を実施

背景説明によると、緑茶カテキンの抗インフルエンザ活性は基礎研究で実証されているが、臨床効果は確定的ではないとのこと。そこで緑茶のインフルエンザ予防効果を調べるために、インフルエンザが流行しやすい場所、流行の拡大に寄与しうる場所として選ばれた本試験の舞台は高校です。静岡県の高校生を対象に介入研究が行われました。なるほど、お茶といえば静岡ですもんね！

さあ、本試験のビジアブ（ビジュアル・アブストラクト）を見ていきましょう。試験参加はもちろん強制ではありません。2838人に募集をかけて参加したのは757人です。試験参加を中断した人は解析から除外されていますが、全体で10人なので、結果が覆るような影響はなさそうです。

免疫疾患や重篤な疾患を抱えている方は除外となっており、健康な高校生を対象とした試験と捉えてよいと思います。試験に参加した高校生は約7割

感染症/呼吸器疾患　Chapter: 1

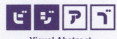

緑茶うがいのインフルエンザ予防効果

(PLoS One. 2014 May 16;9(5):e96373)

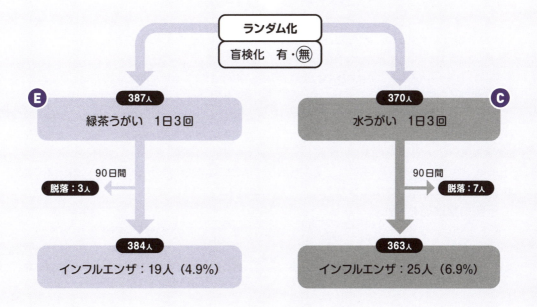

インフルエンザの発生：
　　緑茶うがい vs 水うがい　調整オッズ比 0.69（95%信頼区間 0.37 to 1.28）　有意差なし

結論

水うがいとの比較で、緑茶うがいに
インフルエンザ予防効果は認められなかった。

が緑茶を飲む習慣ありとのこと。私が高校生の頃はジュース三昧でしたけどね…。静岡っ子ということで緑茶が好きなのでしょうか（静岡の方、偏見だったらごめんなさい！）

そんな高校生のみなさんが、緑茶うがい群（387人）と水（水道水）うがい群（370人）の2群にランダムに割り付けられました。1日3回（登校後、昼食後、放課後）のうがいを緑茶あるいは水で実施、ということですが、もっと頻回にうがいしてもOKとされています。ただし、水うがい群に割り付けられた人は、緑茶うがいは禁じられています。

高校生といえば、ダメと言われると逆らいたくなるお年頃…。緑茶うがいの禁止が本当に守られていたのか定かではありませんが、概ね指示を守っていたということにしておきましょう。「オトナに逆らって緑茶うがいしてやったぜ！」って、別にカッコ良くないですからね。そもそもそんな反逆児は試験に参加していないでしょうし…。

試験期間は12月から翌年2月までの90日間、主要評価項目は「インフルエンザの発生」でした。

■ 緑茶うがいのインフルエンザ　予防効果は認められず

結果はどうだったかというと、水うがい群のインフルエンザ発生25人（6.9%）に対して、緑茶うがい群は19人（4.9%）で、有意差はつきませんでした。緑茶うがい群でインフルエンザ発生のリスク差が2%減少傾向（相対的に約3割減少傾向）ではありますが、これは緑茶うがいの効果によって生じた差ではない、という結果になります。

ただ、試験の実施内容・結果を詳しく見ていくと、ちょっと気になる部分があります。

この試験、水うがいに選ばれた生徒たちは緑茶うがいを禁じられましたが、緑茶を飲むのはOKでした。緑茶摂取まで制限すると試験参加者が減ってしまうことを懸念したのでしょうか。試験開始時の調査で緑茶を飲む習慣があると答えた約7割の生徒は試験実施中も緑茶を飲んでいたことでしょう。以前の観察研究では、緑茶を飲むとインフルエンザの発生率が低下するかもしれないことが示唆されており、これが群間差がつかなかった要因の一つではないかと本試験の論文の著者は言及しています。

一方、うがいのアドヒアランスは緑茶うがい群で73.7%、水うがい群で67.2%でした。盲検化されていないので、アドヒアランスに差がついてしまうのはやむを得ないことでしょう。これについてはちょっとだけ、緑茶うがい群に有利に働いたかもしれません。ただ、参加者全体のうがいのアドヒアランスは事前に想定したよりも低かったようです。みんな、うがいをするのがめんどくさくなっちゃったのかもしれませんね。よって、論文の著者は、検出力が低下して、有意差がつきにくくなった可能性があると指摘しています。

結局のところ本試験では「水うがいとの比較で、緑茶うがいにインフルエンザ予防効果は認められなかった」ということになります。ただ、上記のようなバイアス要因が考えられるので、もしかしたら症例数を増やして再度試験を行うと、「緑茶うがいはインフルエンザ予防に有効」という結果が出るかもしれません。

「緑茶うがいって、効果あるんですか？」

患者さんにそう質問をされたら、みなさんは薬剤師としてどう答えますか。私ならまず本試験のビジアブを示して、結果をお伝えします。どうすべきという結論を押しつけるのではなく、この試験結果を正確に伝えて、患者さんの価値観やライフスタイルを聞いた上で、一緒に対応を考えるのがベストではないかと思っています。

緑茶うがいによる有害事象はまずないでしょうから、試したい人には試してもらえばよいと思います。本試験の2%の差（相対的には約3割減少）は、緑茶うがいの効果による差だとは言えない（有意差なし）という結果でしたが、この2%の差を重視するかどうかは人それぞれ。インフルエンザ予防に対する

感染症 / 呼吸器疾患　Chapter: 1

表1 ● 他の緑茶 (or カテキン抽出物) うがいの研究

	研究デザイン	参加者	介入	対照	期間	インフルエンザ
Yamada et al. 2007 [2]	RCT	20 〜 65歳の健康な成人	カテキン抽出物でうがい195人	プラセボでうがい200人	90日間	2人vs4人有意差なし(p=0.84)
Toyoizumi et al. 2013 [3]	RCT	15 〜 17歳の高校生	緑茶うがい155人	水うがい153人	90日間	11人vs12人有意差なし(p=0.96)
Yamada et al. 2006 [4]	非RCT	介護施設の高齢者	カテキン抽出物でうがい76人	カテキンなしでうがい48人	90日間	1人vs5人有意差あり(p=0.028)

※RCT：ランダム化比較試験

考え方も人それぞれですからね。

　ちなみに私は、緑茶うがいはしていません。というのも、インフルエンザウイルスは口腔や喉の粘膜に付着してから数秒〜数分で細胞に侵入するという話を聞いたことがあるからです。なんという速攻！おそるべしインフルエンザウイルス！緑茶のカテキンに抗インフルエンザ活性があるとしても、そんなにすぐに侵入してしまうのであれば、1日3回のうがいでは太刀打ちできない気がします（あるいは、こまめに緑茶を飲んだ方がいい？）。さらにインフルエンザの侵入経路は他にもあります。鼻粘膜ですね。カテキンに抗インフルエンザ活性があるとしても、私は緑茶で鼻うがいをする気にはなれません。

　そんなわけで、個人的にはそもそもうがいに意味があるのかが気になりますね。うがいをすることでインフルエンザなどの感染症を予防できるのでしょうか。

　このインフルエンザ予防効果の試験ではうがいをしない群が設定されていないので、うがいをしなかった場合どうなのかという点が検討されていません。1日3回もうがいをして効果がなかったら、悲しいですよね。というわけで次項では、うがいそのものの感染症予防効果について取り上げます！

おまけ

　本試験以前の緑茶うがい関連のエビデンスをまとめてみました（表1）。ランダム化されていない試験では有意差がついていますが、ランダム化された試験では有意差がついていません。やはり、現時点では大々的に有効性をアピールできるほどの確固たるエビデンスはないようです。

参考文献

1) Ide K, Yamada H, Matsushita K, et al. Effects of green tea gargling on the prevention of influenza infection in high school students: a randomized controlled study. PLoS ONE. 2014;9(5):e96373. PMID:24836780

2) Hiroshi YAMADA, Takashi DAIMON, Katsuhiko MATSUDA, Masayuki YOSHIDA, Norikata TAKUMA, Yukihiko HARA.A Randomized Controlled Study on the Effects of Gargling with Tea Catechin Extracts on the Prevention of Influenza Infection in Healthy Adults.臨床薬理 2007 年 38 巻 5 号 p. 323-330

3) Kiichiro TOYOIZUMI, Hiroshi YAMADA, Keiji MATSUMOTO, Yoichi SAMESHIMA.Gargling with Green Tea for Influenza Prophylaxis: A Pilot Clinical Study.臨床薬理 2013 年 44 巻 6 号 p. 459-461

4) Yamada H, Takuma N, Daimon T, Hara Y. Gargling with tea catechin extracts for the prevention of influenza infection in elderly nursing home residents: a prospective clinical study. J Altern Complement Med. 2006;12(7):669-72. PMID:16970537

Article
02

水うがいで風邪は予防できる？

Prevention of upper respiratory tract infections by gargling: a randomized trial.

うがいによる上気道感染症の予防：ランダム化比較試験
Am J Prev Med. 2005;29(4):302-7.

　前回は緑茶うがいのインフルエンザ予防効果を取り上げましたが、そもそも「うがい」の感染症予防効果はいかほどなのでしょうか。日本では一般的に、風邪予防のためにうがいをする習慣がありますが、海外ではうがいを推奨しているという話はあまり聞かないですね。例えば、米国疾病予防管理センター(CDC)は風邪の予防として「手洗い（石けんと水で20秒間）」「洗っていない手で、目・鼻・口に触れない」などを推奨していますが[1]、うがいについての記載はありません。

　うがいをすることで風邪やインフルエンザなどの感染症を予防できるのでしょうか？この疑問を考える上で、日本で実施された有名なランダム化比較試験[2]が参考になるはずです。早速、試験の概要を見てみましょう。

■ 上気道感染症の発生率を 　対照群と比較

　緑茶うがいの試験は静岡県の高校で実施されましたが、こちらの試験は日本全国の18施設で実施された多施設試験です。試験対象者は頻繁にうがいをする習慣のない18～65歳の健常者です。ステロイドを服用中、コントロール不良の糖尿病など免疫低下状態の人は除外です。また、この試験では「ポビドンヨードうがい群」が設定されたため、甲状腺疾患

の患者さんも除外されています。

　参加条件を満たした387人が、水うがい群（水道水、122人）、ヨードうがい群（ポビドンヨード、133人）、対照群（介入なし、132人）の3群にランダムに割り付けられました。具体的なうがいの方法は、「15秒間のうがいを続けて3回」、これを1セットとして、「少なくとも1日3セット」です。1回のうがいに使用する水の量は20mLで、ポビドンヨードについては7％製剤を15～30倍に希釈して使用することとなっています。実施期間は2002年12月～2003年3月のうちの60日間ということで、例年、風邪が流行する寒い時期に行われました。

　試験参加者は、自己評価で風邪症状について、症状日誌に記録しました。「咽頭症状（喉の痛みやかゆみ）」「鼻症状（鼻水やくしゃみ）」「気管支症状（咳や痰）」「全身症状（発熱、関節痛、倦怠感）」の4症状が、Jackson法に基づいて、「なし」「軽度」「中等度」「重度」の4段階で評価されています。

　一見すると、軽度とか中等度とか、曖昧だなぁと思いますが、その定義は結構具体的です。軽度の定義は「忙しいときには自覚できない程度」、中等度は「いつもその不快な症状を感じる」、重度は「日常生活に支障を来すほどつらい」といった具合です。

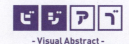

うがいによる上気道感染症の予防効果

(Am J Prev Med. 2005 Nov;29(4):302-7.)

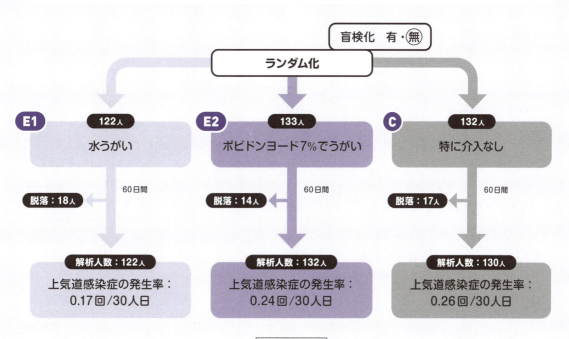

結論

水うがいは上気道感染症の予防に有効だったが、
ヨードうがいの有効性は認められなかった。

確かに、私も仕事などでバタバタしているときは喉の痛みを感じなかったのに、家でゆっくりしていると、「あれ？痛いぞ…」と気付くことがしばしばあります。あれは「軽度」の風邪症状だったのですね。何はともあれこのように具体的に定義されていれば、試験参加者も評価しやすかったことでしょう。

主要評価項目は上気道感染症の発生率です。この試験で上気道感染症は「鼻症状と咽頭症状があるもの」と定義とされており、中等度〜重度の発熱や関節痛などを特徴とするインフルエンザ様疾患は除外されています。

試験参加者のうち解析対象外となったのは、症状日誌をまったく記録しなかったヨードうがい群の1人、試験開始時に呼吸器感染症に罹っていた対照群の2人です。これはやむを得ないですね。

一方、解析には含まれているものの試験脱落となったのは全46人で、その理由は「症状日誌の中断」と「インフルエンザ様疾患の発生」のどちらかでした。内訳はそれぞれ、水うがい群18人（症状日誌の中断6人、インフルエンザ様疾患の発生12人）、ヨードうがい群13人（同2人、同11人）、対照群15人（同1人、14人）でした。

ちょっとややこしい話が続きましたが、追跡率は十分と言えるでしょう。結果に影響するような大きな問題はないと思います。

■ 風邪症状発生が約3分の2に

アドヒアランスについてですが、参加者のみなさんには風邪症状だけでなく、うがいと手洗いの実施回数も記録してもらいました。1日当たりの平均水うがい回数は、水うがい群3.6回、ヨードうがい群0.8回、対照群0.9回、手洗いの回数は水うがい群6.5回、ヨードうがい群6.1回、対照群6.2回でした（**表1**）。

表1 ● 1日当たりの平均うがい／手洗い回数

	水うがい群	ヨードうがい群	対照群
水うがい回数	3.6回	0.8回	0.9回
ヨードうがい回数	0.1回未満	2.9回	0.2回
手洗い回数	6.5回	6.1回	6.2回

対照群はうがいを禁じられたわけではなく、「試験前と同様のうがいの習慣を維持」と指示されていました。なので、うがいをしていた方もいたようですね。むしろ、対照群でまったくうがいをしていなかったのは130人中36人（28%）だけで、ちゃっかりヨードうがいをしていた方もいます。多少の混在はやむを得ないでしょう。

また、ヨードうがい群に割り付けられた2人がヨードうがいを拒否し、水うがいを行いました。ヨードうがいで不快感があれば、代わりに水でうがいをしてもよいと許可されていたので、これは規約違反ではありません。「ITT解析」（→132ページ参照）ということで、この2人はヨードうがい群として解析されています。 手洗いの頻度は、若干、水うがい群で多い傾向ですが、有意差はありませんでした。

さて結果です。2カ月のフォロー期間中に387人中130人が上気道感染症に罹り、それぞれの上気道感染症発生率は、水うがい群0.17回/30人日、ヨードうがい群0.24回/30人日、対照群0.26回/30人日でした（※**脚注①**）。対照群と比べて水うがい群が有意に低いという結果になりました。約3分の2ですね。一方、ヨードうがい群については、対照群とほとんど差がありませんでした。

この試験結果からは、風邪予防として水うがいはアリ、ポビドンヨードうがいはオススメできないなと

※脚注① 「人日」は人数×日数 (person-days) を表す単位。例えば「1人当り30日間で1回発生」、「30人当り1日に1回発生」→ともに「1回／30人日」となる。観察期間の単位はさまざまで観察人年 (person-years) などがある。

感染症/呼吸器疾患　Chapter: 1

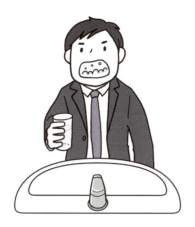

いう印象ですかね。

　気になる点を強いて挙げるならば、水うがい群の予防効果は発生率比0.64（95%信頼区間0.42 to 0.99）と、ギリギリで有意差がついていることです。実は、事前に見積もられたこの試験の必要症例数は300人だったのですが、実際には387人が試験に参加し、検出力がアップしています。もし当初の予定通り300人で実施していたら、有意差がつかなかった可能性はありますね。一般的に、症例数が増えれば信頼区間の幅は狭くなり、有意差がつきやすくなります（→151ページ参照）。

　では、だからこの試験結果は参考にならないのかというとそうではなく、この場合大事なのは、対照群との差が臨床的に意味のあるものかどうかだと思います。個人的には水うがい群の風邪症状発生が、非介入群に比べて3分の2に減少したことに意味があるように感じました。

　インフルエンザについてはどうでしょうか。この試験では、インフルエンザの予防効果については検討されていませんが「インフルエンザ様疾患」は前述の通り除外対象としてカウントされており、続報[3]で解析結果が紹介されています。

　インフルエンザ様疾患については、対照群との比較で、水うがい群のハザード比は0.72（95%信頼区間 0.30 to 1.61）、ヨードうがい群は0.75（95%信頼区間 0.32 to 1.72）でした（ハザード比については169ページ参照）。水うがい、ヨードうがいとも

に、発生率が低い傾向にあるものの有意差はなく、インフルエンザ様疾患の予防効果は認められなかったという結果です。ただ、この結果について著者は、インフルエンザ様疾患の発生自体が少なかったためかもしれないので、予防効果を本格的に検討するには症例数を増やして改めて試験を行う必要があると述べています。

　というわけで、水うがいのインフルエンザ予防効果は確立していないものの、上気道感染症、いわゆる風邪の予防に関しては結構イイ感じですね。発症率が3分の2に減るのなら、患者さんにオススメする価値はあると感じました。

■ 海外で実施された試験では
うがいの効果は認められず

　ただ、ここで1つ問題が…。実は、うがいによる上気道感染症予防のランダム化比較試験は海外でも実施されているのですが、効果は認められませんでした[4]。「減少傾向だが有意差はつかなかった」程度ではなく、まったく発生率が減っていません。海外の試験ではうがいの回数が1日2回でしたが、この違いだけでここまで大きく結果が変わるとは思えません。

　実のところ、特に盲検化ができない試験ではバイアスが入り込む余地が大きく、このように一貫性がない結果、相反する結果が得られることがあります。うがいの効果についてはまだまだ議論の余地があるということです。だからこそ、世界的に「うがいを推奨！」とはなっていないのでしょう。

　では、うがいの風邪予防効果について来局患者さんに聞かれたら、薬剤師としてはどうするか…。はっきりした結論が出ていないので悩ましいですが、私なら、例えばステロイドなどの免疫抑制薬を服用しているようなハイリスク患者さんには「うがいで風邪症状の発生が3分の2に減ったという研究もあります」と伝え、感染予防としてうがいを推奨します。

　一方、「うがいなんて面倒くさいよ～」という健康な

方にはそんなに強く勧めないですね。重症化のリスク、生活上の問題（例えば受験を控えている）などを考慮して対応するのがよいのではないでしょうか。

「すべての人が水うがいを行うべき！」と言えるほどの有効性は確立していないにしても、副作用はなく、コストもかからず、1回30秒程度で済むことなので、風邪を引くと持病が悪化するなどのリスクがある人、「とにかく風邪を引くのは嫌！」という人などはやった方がよいと思います。うがいをする際の手洗いも習慣にすれば、衛生上の意識付けにもなると思いますしね。

なお、水うがいの有用性については決着つかず…という結果ですが、1つ明らかになったのは、ポビドンヨードうがいは風邪予防には役立ちそうにないということですね。ポビドンヨードはとても有名なうがい薬で、一般用医薬品としても販売されています。そもそも効能・効果は「口腔内及び喉の殺菌・消毒・洗浄、口臭の除去」（市販薬：イソジンうがい薬の添付文書より）なので、風邪を予防するとは書かれていません。風邪予防の効果は期待できないことを、購入される方には改めてお伝えした方が良いでしょうね。。ポビドンヨードの漫然使用によって甲状腺機能低下症を来した症例[5]も報告されているので注意が必要だと思います。

さて、うがいについては本項で終わりとして、もう一つ、感染症予防といえばこれ！というのがありますね。そうです、手洗いです！次項では、手洗いについて取り上げたいと思います。

おまけ

前回の緑茶うがいによるインフルエンザ予防効果と、今回の水うがいによる風邪予防効果を比較してみると、有意差の有無という大きな違いはあるものの、対照群との群間差はどちらもそれほど大きな違いはありません（相対的なリスクの減少の度合いはどちらも3割程度）。それなのに、私は緑茶うがいはいまいちオススメする気になれなかった一方で、水うがいはアリかなと思いました。

改めて冷静に考えると不思議です。なぜでしょうか…（自己分析中）。

もしかすると、緑茶をペッと吐き出してしまうのが「もったいない！」と感じているからかもしれません。野菜が大嫌いで食べ物を残してばかりだったがために、「もったいないオバケ」について教え込まれた子どもの頃の記憶が蘇ってきました。

なにはともあれ、「うがい」の効果についてはもう少し検証の余地がありそうですね。今後のさらなる研究に期待したいと思います。

参考文献

1) Common Colds: Protect Yourself and Others.Centers for Disease Control and Prevention
https://www.cdc.gov/features/rhinoviruses/

2) Satomura K, Kitamura T, Kawamura T, et al. Prevention of upper respiratory tract infections by gargling: a randomized trial. Am J Prev Med. 2005;29(4):302-7. PMID:16242593

3) Kitamura T, Satomura K, Kawamura T, et al. Can we prevent influenza-like illnesses by gargling?. Intern Med. 2007;46(18):1623-4. PMID:17878657

4) Goodall EC, Granados AC, Luinstra K, et al. Vitamin D3 and gargling for the prevention of upper respiratory tract infections: a randomized controlled trial. BMC Infect Dis. 2014;14:273. PMID:24885201

5) Sato K, Ohmori T, Shiratori K, et al. Povidone iodine-induced overt hypothyroidism in a patient with prolonged habitual gargling: urinary excretion of iodine after gargling in normal subjects. Intern Med. 2007;46(7):391-5. PMID:17409604

感染症 / 呼吸器疾患　Chapter: 1

Article
03

子どもの感染症予防に
手洗いは有効？

Effect of handwashing on child health: a randomised controlled trial.

子どもの健康における手洗いの効果：ランダム化比較試験
Lancet.2005;366(9481):225-33.

　私は疲れ果てて自宅に戻ると、一目散にお布団に飛び込んでしまう習性があります。お布団をかぶれば、あら不思議、そこには癒しの空間が広がっています。まさに心のオアシス、そして襲いかかる睡魔…。

　うがいも手洗いも着替えも忘れてお布団に直行してしまう私が言うのも何ですが、感染症予防といえば帰宅後の手洗いですよね。子どもの頃、「ちゃんと手を洗った!?」と親にしつこく言われたような気がします。私はその当時、「返事だけして行動しない」「右から左へ受け流す」聞き分けの悪い子どもでした。

　ですが今となっては少年・少女たちに言いたい、「石けんで手洗いしようぜ！」と。なぜかというと、様々な研究から、子どもの感染症予防に有効であることが示唆されているからです。

　ちょっと古い報告ですが2005年に発表された研究を紹介しましょう[1]。パキスタンのカラチという都市で実施された研究です。当時400万人以上の低所得者が住んでおり、5歳未満の子どもの急性呼吸器感染症や下痢症による死亡が問題となっていたとのこと。この地域の手洗いは、通常は水で洗うだけで、石けんの使用はあまり一般的ではなかったようです。そのような背景の下で、手指衛生の徹底によって感染症を予防できるかどうかが検討されました。

■ 介入群には石けんを配布

　通常、ランダム化比較試験では参加条件に合致した患者さんを集めて、介入群と対照群にランダムに振り分けて試験を行います。患者さんを一人ひとり、個人単位で割り付けるわけですね。一方、今回取り上げる研究では、個人単位ではなく、グループ単位で割り付ける「クラスターランダム化比較試験」と呼ばれる研究デザインを採用しています（→**121ページ参照**）。

　クラスターランダム化比較試験におけるグループの単位は様々です。学校に対するプログラムであれば学校が単位となりますし、病院全体に対する介入プログラムであれば病院施設が単位となります。この研究では、カラチ市内の36区域のそれぞれをグループ単位としています。

　まず36区域をランダムに25区域と11区域に分けて、25区域の600世帯を介入群、11区域の306世帯を対照群に割り付けました。最終的にはそれぞれの区域内で暮らす世帯の子どもたちに焦点を当てて、感染症の頻度を比較検討しています。

　介入内容は手指衛生です。介入群の600世帯をさらにランダムに2群に分けて、300世帯に抗菌石け

019

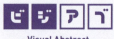

子どもの感染症予防に手洗いは有効?

(Lancet. 2005 Jul 16-22;366(9481):225-33.)

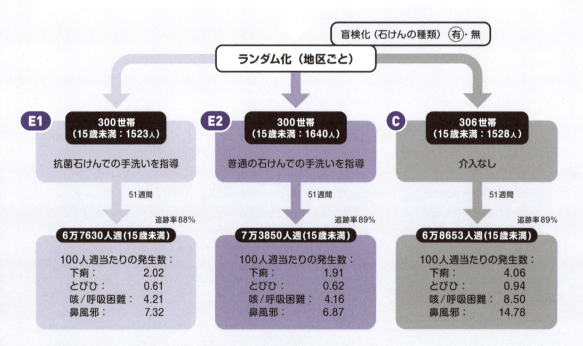

結論

石けんによる手洗いは（抗菌石けんでも、普通石けんでも）、急性呼吸器感染症や下痢などの感染症の予防に有効である。

ん、残りの300世帯に普通の石けんが配られました。2種類の石けんの違いは抗菌成分を含有しているかどうかだけで、それ以外の成分は同じです。見た目にはどちらの石けんなのか分からないように盲検化されています。

試験開始前にフィールドワーカーが、介入群に対して、手洗いの意義と具体的な方法の指導を行いました。手洗いの方法は、石けんで泡立ててから45秒の洗浄、そして水できちんと洗い流すこととし、調理前や食事前、排便後の実施の徹底が推奨されています。

あとは入浴ですね。1日1回入浴をして、石けんを使って体を洗うように推奨されました。ただ単に、石けんを配布して終わり…ではなく、かなりがっつりと指導されたということです。

フィールドワーカーは対照群の世帯にも訪問し、子どもたちの教育に役立つ本やペンを支給しました。しかし石けんは配布せず、手洗いの推奨・指導も実施していません。ただし、手洗いが禁止されたわけではありません。試験開始時の調査で各世帯の石けんの購入量が確認されているのですが、それによると対照群の石けんの購入量は1週間あたり平均1個でした。よって、本試験中にも石けんによる手洗いを実施していた可能性があります。

51週間のフォローアップ期間中に、一時的に街を出ていた世帯があったことなどから、最終的に情報が得られたのは88〜89％でした（3群ともほぼ同程度）。主要評価項目は、15歳未満の子どもの100人週（person-weeks、※**脚注①**）当たりの感染症（下痢、とびひ、急性呼吸器感染症）の発生率です。なお、「100人週当たりの発生率」は、「1週間で100人中○人に発生」とイメージしていただければOKです。

■ **手洗いの効果を確認**
　抗菌石けんの有効性は「？」

さて結果ですが、抗菌石けん群は対照群と比べ

て、下痢の発生率が50％、とびひの発生率が36％、咳／呼吸困難の発生率が50％、鼻風邪の発生率が51％低くなりました。普通の石けん群でも、下痢が同53％、とびひが同34％、咳／呼吸困難が同51％、鼻風邪が同54％低下していました。

石けんを使った手洗いにより下痢、とびひ、急性呼吸器感染症の予防効果が得られることが示唆されました。とびひについては手洗いだけでなく、1日1回の入浴の推奨も功を奏しているように思います。

石けんを使った手洗いの有益性が確認されましたが、石けんの種類については、何と、抗菌石けんを使った場合と普通の石けんを使った場合とで、予防効果に差はないという結果ですね。抗菌石けんに配合されている「トリクロカルバン（Triclocarban）」は、*in・vitro*でレンサ球菌属の一部に有効な抗菌成分とのことですが、本試験では、臨床的な有効性は微妙という結果でした。トリクロカルバンはグラム陰性菌やウイルスには活性がないそうなので、手洗いに使用しても効果がなかったのかもしれませんね。論文の著者は特定の抗菌活性よりも、水と石けんで病原体を物理的に除去することが重要と述べています。

興味深いデータをもう1つ。時系列に沿った咳症状と鼻風邪の発生率のデータが論文に記載されているのですが、この研究が開始された2002年4月〜9月頃までは3群間の差はほとんどありませんでした。しかし10月頃から一気に、対照群で咳症状や鼻風邪の発生率が跳ね上がり、試験終了（翌年3月）まで群間差が開いたまま推移しています。

パキスタンでは4〜9月より10〜3月の方が呼吸器疾患が多く、2倍ほどに増加するそうです。本試験で感染症の発生率の差が開いた時期と一致していますね。

手洗いが習慣付けられるのに時間がかかったのも一因かもしれませんが、やはり感染症の流行期にこ

※**脚注①**　「水うがいやヨードうがいは風邪の予防に有効？」の脚注も参照。人日、人週、人年などさまざまな単位があるが考え方は同じ。

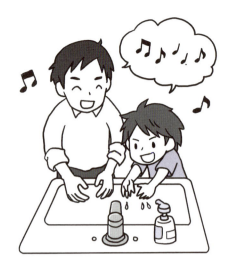

表1 ● CDC が推奨している手洗いの方法
（文献2を基に改変して記載）

手洗いの方法

- きれいな流水（温水でも冷水でも可）で手を濡らす。
- 手で石けんを泡立てて、手のひら、手の甲、指の間、爪の下をこする。
- 少なくとも20秒間、洗浄する。
  （20秒の目安：ハッピーバースデイの歌を2コーラス）
- きれいな流水でしっかりと手をすすぐ。
- 清潔なタオルで手をきちんと乾かす。

そ、手洗いが予防効果を発揮するということではないでしょうか。流行期は特に、手洗いが重要と言えそうです。

「石けんを用いた手洗いの予防効果ってすごい！」と思う一方で、日本で同様の試験を行ったらどんな結果になるのだろうか？との疑問も湧きますね。もともとの衛生状態が良好であれば、予防効果の程度は小さくなるかもしれません。

それでも、手洗いは簡単に実施でき、必要なのは石けん（と清潔な水）だけです。石けんは抗菌石けんでなくて良いわけですからコストもごくわずかです。私はやった方が良いかなと思います。

なお、重要な点として、本試験が示したのは単に「石けんで手洗いをすることで感染症が予防できる」ことではない可能性について触れておきたいと思います。この研究では、フィールドワーカーが研究参加者をそれぞれ訪問し、手洗いの重要性の説明や、正しい手洗いの指導など、感染症予防についての総合的な教育を実施しました。石けんを配布して、「これで手洗いしてね」で終わりではなかったのです。

フィールドワーカーの訪問を受けた介入群の世帯では、感染症予防に対する意識そのものが大きく向上したと考えられます。感染症予防の教育という介入が、これほどの大きな予防効果につながったと言えるのではないでしょうか。

最後に、米国疾病予防管理センター（CDC）の推奨[2]を基に、正しい手洗いの方法を紹介して本項を締めたいと思います（表1）。細菌やウイルスは濡れた手によって伝播されやすいので、手洗い後はきちんと乾かさなくてはダメです。手洗いの時間の目安として、「手を洗いながら『ハッピーバースデイ』を2回歌おう」と述べられています。なかなかいいですね。ぜひ家族みんなで歌いながら手洗いしてみてください。

私も心を入れ替えて、自宅・職場での手洗いを心がけようと思います。でもいきなり職場で手を洗いながら「ハッピーバースデイ」を歌い出したらヘンな目で見られるのは間違いないですね。…心の中で歌おうと思います。

参考文献

1) Luby SP, Agboatwalla M, Feikin DR, et al. Effect of handwashing on child health: a randomised controlled trial. Lancet. 2005;366(9481):225-33. PMID:16023513

2) When & How to Wash Your Hands. Centers for Disease Control and Prevention. March 7,2016
https://www.cdc.gov/handwashing/when-how-handwashing.html

Article **04**

感染症／呼吸器疾患　Chapter: 1

「寝不足だと風邪を引きやすい」はホント？

Behaviorally assessed sleep and susceptibility to the common cold.

睡眠と風邪に対する感受性の行動的評価
Sleep. 2015;38(9):1353-9.

　睡眠って大事ですよね。誰もが自身の経験から「寝不足だと調子が悪いなぁ…」と自覚されていることでしょう。そりゃそうですよね。生理現象に逆らって何かよいことがあるのでしょうか？私は眠くてたまらないという状況で、無理をして勉強したり仕事したりするのは極力避けるようにしています（ただし、遊びは別腹…ボソッ）。人の自然な眠りを妨げることは、本来、許されざることだと思うのです。

　しかし、世の中、そう簡単ではありません。仕事で帰宅が遅くなる日もありますよね。薬歴記載、棚卸、会議…。薬剤師の眠りを妨げるモノは世の中に溢れています。お布団をかぶったら10秒で眠りに落ちる私もさすがに棚卸や会議の最中に眠りに落ちることはありませんが、眠気と闘いながら仕事を続けるのはしんどいものがありますよね。

　今一度、睡眠の重要性を世界に知らしめてやる必要があるでしょう（※**脚注①**）。そこで睡眠と風邪との関連について調べてみました。

　「風邪が流行っているので、睡眠をしっかりとりましょうね」

患者さんにそんな風にお話をしたことはありませんか？正しいアドバイスのようですが、根拠となるデータがほしいところです。具体的なデータがないと、どのくらい睡眠が大事なのかをお伝えできませんからね。なかなか興味深い研究が見つかったので[2]、早速ご紹介しましょう。

■ ライノウイルスを含む点鼻液を投与

　米国で行われた研究です。何と研究参加者に鼻風邪の原因ウイルスとして有名な「ライノウイルス」を投与しています。「ライノウイルスを含む点鼻液を投与」ですって…。ひぇ～、こんな試験もあるんですね。研究に志願して参加された方々に敬意を表し、背筋をシャキンと伸ばして論文を読ませていただきましょう。

　睡眠時間が短いと、免疫系の調節機能への影響により、感染症に罹りやすくなることがこれまでの研究から分かっていたそうです。ただ、この相関関係のデータは、リコールバイアス（→**194ページ参照**）の影響を受ける自発的報告の睡眠時間を基に得られたものでした。そこでこの研究では、試験参加者

※**脚注①**　OECD（経済協力開発機構）のデータ[1]によると、加入28カ国の平均睡眠時間は約8時間半（小児、高齢者は除く）で、日本の平均睡眠時間は7時間22分（2016年時点）。調査年月が国によって違うので一概に比較できないが、日本が一番短い。睡眠の重要性を世界に知らしめると述べたものの、日本人が無理をしているだけなのかもしれない。

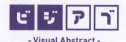

睡眠時間と風邪の関係
(Sleep. 2015 Sep 1;38(9):1353-9.)

O 評価項目　風邪の発症率（抗体価、鼻汁の量で評価）

P：試験参加者
E：曝露
C：対照
O：アウトカム

P 参加人数：212人

- 健康な男女
- 平均年齢：30歳 [18〜55歳]
- ~~鼻手術歴~~
- ~~気管支喘息~~
- ~~閉塞性睡眠時無呼吸~~
- ~~冠動脈疾患~~
- ~~常用薬あり（睡眠薬など）~~

平均年齢は解析対象164人のデータより

ライノウイルスを含む点鼻薬を投与してホテルに隔離。
睡眠は自由に取ってもらう。

除外：48人　　5日間

試験後に、睡眠時間に応じて4群に分類

E1 解析人数：36人	E2 解析人数：54人	E3 解析人数：52人	C 解析人数：22人
睡眠　5時間未満	睡眠　5〜6時間	睡眠　6〜7時間	睡眠　7時間以上
風邪の発症率：45%	風邪の発症率：30%	風邪の発症率：23%	風邪の発症率：17%

群間差は？

風邪の発症率：

- **[有意]** 睡眠5時間未満 vs 睡眠7時間以上：
  オッズ比4.5（95%信頼区間1.08 to 18.69）**有意差あり**
- **[有意]** 睡眠5〜6時間 vs 睡眠7時間以上：
  オッズ比4.24（95%信頼区間1.08 to 16.71）**有意差あり**
- 睡眠6〜7時間 vs 睡眠7時間以上：
  オッズ比1.66（95%信頼区間0.40 to 6.95）**有意差なし**

※ [有意]：発症率が有意に高かった

結論

短時間の睡眠は、風邪の感受性増加と関連していた。

感染症 / 呼吸器疾患　Chapter: 1

に装着した手首アクチグラフで睡眠時間を測定し、より客観的に睡眠時間とウイルス曝露後の風邪の発症率との関連を検討しています。

ビジアブに沿って見ていきましょう。試験に参加したのは18〜55歳の健康な男女212人です。鼻手術歴の既往、気管支喘息、閉塞性睡眠時無呼吸症候群、冠動脈疾患、HIV陽性など、様々な疾患が除外されています。そりゃそうですよね。風邪ウイルスを投与して、万が一持病が重症化したら大変です。睡眠時間との関連を調べる研究なので、もちろん、睡眠薬などを服用中の方も試験から除外されています。

ちなみにこの研究…、試験参加者は「ボランティア」と記載されていますが、普通の人はウイルスを投与されるなんて嫌ですよね。どんな人たちが参加したんだろうと思ってよく読むと、参加者には研究終了時に1000ドル（約11万円）支給されたとありました（※**脚注②**）。目玉が$マークになってしまったのは私だけではないはずです。

試験に参加した人数は212人ですから…、カタカタカタ（電卓を叩く音）…、「21万ドル（約2300万円）！！！」、カタン（電卓を床に落とす音）。まあ、大規模臨床試験にはもっともっと莫大なお金がかかるので驚くほどではないのですが、改めて臨床研究にはお金がかかるなぁ…と思った次第です。

さて、この研究はランダム化比較試験ではありません。参加者全員にライノウイルスを投与してホテルに隔離、睡眠は自由にとってもらい、5日間経過を見ました。試験後に睡眠時間に応じてグループ分けして（5時間未満、5〜6時間、6〜7時間、7時間以上）、それぞれの風邪症状発生率を算出しています。風邪を発症したかどうかは、ウイルス抗体価の上昇や鼻汁の量を指標にして判定されました。試験参加者212人のうち、アクチグラフのデータが収集できたのは165人です。極端に睡眠時間が長かった1人は解析から除外され、164人について解析されました。

風邪の発症率はビジアブに示した通りです。睡眠時間が7時間以上のグループは17％、6〜7時間は23％、5〜6時間は30％、5時間未満のグループは45％と、睡眠時間が短いほど風邪の発症率が増加する傾向でした（論文の図（Fig 1）を基に示しています）。睡眠時間が6時間を切ると、オッズ比が有意に増加しています。

■ 睡眠時間と風邪の発症に相関関係

睡眠時間と風邪の発症には、明らかな相関関係が示されています。従って「睡眠不足は風邪の原因であり、睡眠時間を十分に確保することで風邪を予防できる」と断言したいところですが、この研究はかなり特殊な条件下で行われたものであり、解釈は慎重に行う必要があるでしょう。

まず、通常の生活においてはいくら睡眠時間が短くても、風邪がこれほど顕著に発症するとは限りません。ホテルに隔離してライノウイルスを意図的に投与するなんてちょっと普通じゃない条件で得られたこの研究結果が、日常生活をどこまで反映しているのかという問題は残されています。また、風邪の原因ウイルスはライノウイルスの他にもいろいろあるので、その点についても検討が必要という意見もあることでしょう。

さらに、睡眠時間については研究者が介入してコントロールしたわけではありません。事後的に、睡眠時間ごとにグループ分けして風邪の発生率を解析する試験デザインのため、それぞれのグループの背景は異なっています。

年齢、試験開始前の抗体価などの因子を調整して解析した結果、睡眠時間と風邪について、独立した相関関係が見出されました。しかし直接の因果関係が明らかになったとは断定できず、論文の著者自身、「睡眠時間を増加させることで風邪を予防できるかどうかは未解決な問題である」と述べています。

※**脚注②**　論文中では「volunteer」と記載されている。日本語で「ボランティア」というとお金をもらわない奉仕活動を指すことが多いが、臨床試験におけるvolunteerは必ずしも無償ではなく、「自発的に志願した人」の意味合いで用いられる。

025

もし、寝不足の解消で風邪を予防できるかどうかを調べるのであれば、睡眠時間が短い人たちを集めて、睡眠をいつもより長く確保する介入群と、現状維持で短いままの非介入群にランダムに割り付け、数カ月経過を見て風邪の頻度を比較する…といった臨床試験を行う必要があるでしょう。

■ でもやっぱり、睡眠大事！

　特殊な条件の下で実施されたバイアスの懸念がある試験結果ということで、来局された目の前の患者さんにどこまで当てはまるかは慎重に吟味する必要があります。ただ、「十分な睡眠時間の風邪予防効果が証明された」とまでは言えないものの、個人的には「やっぱり、睡眠大事！」と思えました。お布団に包まれて爆睡するのが大好きという私の価値観が大きく影響しているのは否めないところですが、患者さんにこの研究結果を示して、十分な睡眠をとることをお勧めしてもよいのではないかと思っています。

　もし、この研究が睡眠時間の比較ではなく「カゼヒカナクナール」というサプリメントを飲む群と飲まない群との比較で（ランダム化なし、プラセボ使用なし）、「飲んだ群の方が風邪に罹りにくかった」という結果が出たのだったとしたら、患者さんへの紹介は「ちょっと待てよ…」と一歩踏みとどまるでしょう。サプリメントのコストや未知の不利益についても、さらにしっかり考えないといけないからです。

　でも、睡眠はお金がかかりませんし、特に害もありません。「忙しすぎて、寝る時間がない！」という方は多いかもしれませんが、十分な睡眠をとるのが嫌だという方はいるのでしょうか？「あまり無理せず、睡眠をしっかりとりましょうね」というアドバイスをすることに、特に問題はないと思います。

　例えば、毎月、慌しく定期薬を取りに来られる働き盛りの患者さんがいたとしましょう。「いつもお忙しそうですが、睡眠はしっかりとれていますか？」と生活習慣にちょっと踏み込んでみて、もし患者さんが「いやあ、仕事が忙しくて寝ているヒマがないよ」と言われるようなら、この研究結果を説明して、体を労わるように話してみてはいかがでしょうか。

　みなさん、無理してはいけないと分かっていながら、やむを得ずがんばってらっしゃるのでしょうけど…。無理をして風邪を引いて体調を崩したら、ますます仕事がたまってしまいますからね。このような具体的な研究データを示しながらお話しすれば、患者さんの受け取り方も違うと思います。処方薬や患者さんが抱える疾患についてだけでなく、生活習慣に踏み込んでちょっとした健康にかかわるアドバイスをすることで、患者さんと良い関係が築けるのではないでしょうか。

　さて、一息ついて、コーヒーでも…。えっ！？夜中の2時！？睡眠不足は良くないという原稿を書きながら夜更かししてしまいました。今回はここまで。私も早速お布団の中へダイブしようと思います！

おまけ

　さらに調べてみると、他にも睡眠時間と風邪についての論文[3]がありました。153人の健康な方に、やはりライノウイルスを投与しています。こちらも睡眠時間が短い方が風邪の発生が多かったという結果です。やっぱり寝不足は風邪に対する抵抗力が落ちる一因となり得るように思います。

参考文献

1) OECD based on data from National Time Use Surveys. http://www.oecd.org/gender/data/balancingpaidworkunpaidworkandleisure.htm

2) Prather AA, Janicki-deverts D, Hall MH, Cohen S. Behaviorally Assessed Sleep and Susceptibility to the Common Cold. Sleep. 2015;38(9):1353-9. PMID:26118561

3) Cohen S, Doyle WJ, Alper CM, Janicki-deverts D, Turner RB. Sleep habits and susceptibility to the common cold. Arch Intern Med. 2009;169(1):62-7. PMID:19139325

感染症 / 呼吸器疾患　Chapter: 1

Article
05

抗インフルエンザ薬は、
発症2日を過ぎてから飲んでも有効？

Impact of late Oseltamivir treatment on influenza symptoms in the outpatient setting: Results of a randomized trial.

外来患者のインフルエンザ症状に対する、発症後期のオセルタミビル治療の影響：ランダム化試験の結果
Open Forum Infect Dis. 2015;2(3):ofv100.

患者さん「ねえねえ、薬剤師さん、聞いて！先週から高熱が出て、身体中が痛いし、咳も出るわで、ほんとつらくって…。もう3日も経つのに良くならないので、まさかと思って病院で検査してもらったらインフルエンザだったのよ。そしたら、『症状が出てから2日以上経ってるからインフルエンザの薬は処方できない』って先生に言われたの！ひどいでしょ？今から飲んでも遅いんだって！早く飲み始めた方が効くっていうのは分かるんだけど、今からでもまったく効果がないわけないじゃない？薬剤師さん、どう思う!?」

いきなりすごい圧ですね。この状況、パッと思い浮かぶ患者さんの印象は「結構、お元気そうだな…」という感じでしょうか？インフルエンザでぐったり…という状態からは幸い回復されているようですね。

「いつもの風邪と違う」ということで受診したらインフルエンザだった成人の患者さんです。熱は下がってきて37℃、咳・喀痰あり、だるさが残っているとのこと。特に基礎疾患はなく、併用薬なし。確かに処方せんには抗インフルエンザ薬の記載はなく、対症療法の薬剤だけです。

患者さんは「インフルエンザだったのに医師が抗インフルエンザ薬を出してくれなかった」とご不満です。ここまで回復されていれば、体内でインフルエン

ザウイルスは防戦一方、すでに勝負はついているという気もしますが、患者さんはまだ症状がつらいと感じているわけですし、「インフルエンザ」という病名に不安を感じてしまう気持ちも分かります。さて、薬剤師としてどう対応しましょうか…?というお話です。

まず、抗インフルエンザ薬の適応についてのおさらいです。インフルエンザの治療薬として頻用されているノイラミニダーゼ阻害薬のオセルタミビル（商品名：タミフルなど）、ザナミビル（商品名：リレンザ）、ラニナミビル（商品名：イナビル）、ペラミビル（商品名：ラピアクタ）と、キャップ依存性エンドヌクレアーゼ阻害薬のバロキサビル（商品名：ゾフルーザ）は、症状発現から48時間経過後の投与の有効性を裏付けるデータはなく、オセルタミビルとザナミビルについては2日以内の投与、ラニナミビルとペラミビル、バロキサビルについては可能な限り速やかに投与と添付文書に記載されています。

ノイラミニダーゼ阻害薬は、細胞内で増殖したウイルスが細胞外へ遊離・拡散するのを防ぎウイルスのさらなる増殖を抑えます。一方、キャップ依存性エンドヌクレアーゼ阻害薬はウイルスmRNAの合成を阻害することにより、ウイルスの増殖を抑えます。どちらもウイルスの増殖を抑える薬なので、体内でのウイルス増殖のピークを過ぎた後に投与しても優れ

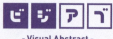

インフルエンザ発症後期の患者に対するオセルタミビルの効果
(Open Forum Infect Dis. 2015 Jul 8;2(3):ofv100.)

O 主要評価項目　インフルエンザ症状持続期間
　　　　　　　　　（ランダム割付から症状寛解までの期間）

P：患者
E：介入
C：対照
O：アウトカム

P 参加人数：193人

- 呼吸器症状（発熱や咳）のあるインフルエンザ外来患者
- 年齢中央値：約18歳 [1～79歳]
- 症状発現から5日以内
- ~~免疫不全（ステロイド服用も含む）~~
- ~~慢性肝疾患／腎疾患~~
- ~~介護施設入居者~~

ランダム化
盲検化 ㊒・無

症状発現から48～119時間の症例データのみ抜粋

E 95人　オセルタミビル　5日間
解析人数：95人
症状持続期間の中央値：
4日間（3.5～5日間※）

C 39人　プラセボ　5日間
解析人数：39人
症状持続期間の中央値：
4日間（3.5～5日間※）

※ 四分位範囲：第1四分位数から第3四分位数までの範囲
　（数値が小さい方から25%～75%のデータ範囲）

群間差は？

インフルエンザ症状持続期間（症状発現から48～119時間経過症例）：
オセルタミビル vs プラセボ　**有意差なし**（p=0.5）

結論

発症48時間以降のオセルタミビル投与は、インフルエンザ症状の持続期間、
重症度、ウイルス排泄期間を改善しなかった。

た効果が期待できないということですね。

　その増殖のピークが症状が出てからおおよそ48時間とされているのですが、あくまでピークの目安であり、48時間後きっかりに増殖が止まるわけではないので「少しは効くんじゃないの！？」という考えももっともです。ウイルス増殖過程と薬理作用の説明をした上で、添付文書に「2日以内に投与を開始すること」と書かれていることをお話ししても納得していただけないかもしれません。

　そこで気になるのは「発症から48時間以降に抗インフルエンザ薬を投与した場合の有効性について、検証した研究報告はないのか」です。患者さんにとって重要なのは、今から服用してメリットがあるかどうかなので、「48時間以降に服用しても症状緩和の恩恵は得られない」というデータを示すことができれば納得してくださることでしょう。

　論文を探してみると、インフルエンザの発症から5日以内の患者さんを対象としたオセルタミビルの臨床試験が米国のウィスコンシン州のクリニックで実施されていました[1]。48時間以上経過した患者さんだけを対象とした解析データも掲載されているので、内容を確認してみましょう！

■ 発症48時間以上の症例では　オセルタミビルの有効性を示せず

　発熱や咳などの症状がある患者さんに検査を実施し、インフルエンザ陽性の方に試験に参加してもらいました。ただし発症から5日以内の患者さんのみで、5日以上経過していた28人は除外されています。試験参加基準の年齢は1〜79歳と幅広いですが、中央値は10代後半ということで比較的若年の方が多かったようですね。免疫不全、慢性肝疾患/腎疾患、介護施設入居者などは除外されています。

　使用された薬剤はオセルタミビルで、規格は日本国内と同じ75mgです。オセルタミビル群とプラセボ群に2:1の割合でランダムに割り付けて、1日2回、5日間投与されました。小児用量は国内と異なって

おり、体重33ポンド（約15kg）以下は1回30mg、34〜51ポンド（約15〜23kg）は1回45mg、52〜88ポンド（約23〜40kg）は1回60mgで、オセルタミビルの液剤が投与されました。

　さて、結果です。発症から48〜119時間の患者さんは、オセルタミビル群114人中95人、プラセボ群51人中39人でした。症状持続期間の中央値は両群ともに4日間で、有意差はつきませんでした。重症度についても有意差はなく、発症から48時間以上経過したインフルエンザ患者さんに対するオセルタミビルの有効性は示されませんでした。ランダム化後に分類分けしているため、患者背景に偏りが生じている可能性はあるものの、いまいち有効性が期待できない印象です。

　オセルタミビルは投与開始が遅れると、症状持続期間を短縮しないという結果になったわけですが、論文の著者は「症例数不足」に言及しています。もともと、この試験の必要症例数の見積もりは525人で、2007〜2008年と2008〜2009年の2シーズンにわたる試験実施を計画していたようです。しかし2シーズン目の試験はオセルタビミル耐性ウイルスの割合が高かったため中断となり（2シーズン目の症例は解析からも除外）、次のシーズンへと延長されたものの、様々な事情により症例数が目標の半分以下（193人）のまま試験終了となりました。

　必要症例数に達していないことから、検出力不足の可能性はあるかもしれません。ただ試験結果を見る限り、「改善する傾向にはあるけれど有意差はついてない」ではなく「ほぼ差がない」ので、個人的には症例数を増やしても結果は変わらなかったんじゃないかなぁ…という印象を受けます。

　米国の試験ではこのような結果となりましたが、一方、バングラディッシュでも発症から48時間以上経過した患者さんを含むオセルタミビルの試験が実施されています[2]。試験参加者1190人のうち、396人が発症48時間以上を経過していましたが、ほとんどの患者さんが発症72時間以内です。年齢中央値は5歳ですので、主に小児のデータとなります。

試験全体の結果はというと、オセルタミビルはプラセボと比べて発熱、咳、呼吸数増加などの主要な症状持続期間が1日短縮しました。オセルタミビルは、これまでの複数の臨床試験の解析にて、症状持続期間を1日程度短縮させると言われており[3]、この試験でも同程度の結果であったことから、発症72時間以内なら有効かもしれないとの結論となっています。

　ただ、発症48時間以上の症例だけで比較すると、主要な症状持続期間は有意に短縮しているものの、持続期間の中央値を比較すると両群ともに3日でした。論文に掲載されているカプランマイヤー曲線（※脚注①）を見てみると、確かにオセルタミビル群の方が症状の消失が早いものの、その差は小さいようです。一方、主要な症状が軽快した後の鼻水や夜間咳嗽などの症状の残存率はオセルタミビル群19%、ノラセボ群26%でオセルタミビル群の方が有意に改善しました（p=0.01）。確かに、オセルタミビルの有効性が認められたものの、その効果は小さいようです。この結果が臨床的にどの程度の意義を持つのかについては議論の余地があるでしょう。有害事象を比較してみると、嘔吐はオセルタミビル群のほうが有意に多く（5.9% vs 3.2%）、リスクとベネフィットを慎重に考慮する必要があると思います。

　発症から48時間を超えた患者さんにおいても若干のベネフィットが認められたものの、このバングラディッシュの試験では、参加者が低所得のコミュニティであったため、もしかしたら栄養状態が良好ではなく、ウイルスに対する抵抗力が弱くて、症状が遷延しやすい集団だった可能性もあるかもしれません。また、主に小児のデータですから、先進国の成人に対してはどうか?という外的妥当性についても考慮する必要はあると思います。

　個人的な見解としては、発症48～72時間の患者さんに対する抗インフルエンザ薬の投与は、「すべての患者さんに対して効果ゼロ」とは言い切れないものの、健康な成人に対する48時間経過後の抗インフルエンザ薬の投与の有益性は小さいと感じました。

　そもそも、健常成人に対する抗インフルエンザ薬の投与は、48時間以内であっても積極的に推奨されているわけではありません。添付文書にも書いてありますよね。「治療に用いる場合には、Ａ型又はＢ型インフルエンザウイルス感染症と診断された患者のみが対象となるが、抗ウイルス薬の投与がＡ型又はＢ型インフルエンザウイルス感染症の全ての患者に対しては必須ではないことを踏まえ、患者の状態を十分観察した上で、本剤の使用の必要性を慎重に検討すること」ということで、必須の治療ではないのです。耐性ウイルス出現の懸念もあり、やみくもに全例投与しないでね、という注意書きが添付文書にあるわけですね。

　では、どういう患者さんには抗インフルエンザ薬が推奨されるのでしょうか。米国疾病予防管理センター（CDC）の推奨は以下の通りです[4]。

・ 入院患者
・ 重篤/進行性の疾患
・ 5歳未満（特に2歳未満）
・ 65歳以上
・ 慢性疾患あり（呼吸器疾患［喘息含む］、心血管疾患［"高血圧のみ"は除く］、腎疾患、肝疾患、血液疾患、代謝性疾患［糖尿病含む］、神経疾患［脳卒中、てんかんなど］）
・ 免疫低下状態（免疫抑制薬の服用も含む）
・ 妊婦、産後2週以内
・ 19歳未満の長期アスピリン服用者
・ BMI40以上の肥満
・ 介護施設入居者

　抗インフルエンザ薬は発症48時間以内であれば約1日の症状短縮が期待されますが、上記項目に合致しない健康な成人に対しては必須の治療ではあ

※脚注①　カプランマイヤー曲線：横軸に時間経過（時間・日数など）、縦軸に生存率をプロットしたグラフ。バングラディッシュの試験[2]では、インフルエンザ症状のある患者割合を縦軸として各群の症状持続期間の推移が比較されている。

りません。とはいえ、症状持続期間の短縮はインフルエンザ症状で苦しんでいる患者さんにとってはメリットが大きいことですので、治療を希望される方も多いことでしょう。私もいざインフルエンザに罹って高熱が出てしまったら、一刻も早く抗インフルエンザ薬が欲しい！と思うでしょう。ですが、症状が軽度だったら別にいらないかなぁ…という感じです。

一方、入院を必要とするような重症患者さんにおいては、発症48時間を過ぎていても死亡のリスクを減らせる可能性が示唆されています[5]。ランダム化比較試験ではなく、インフルエンザで入院した512例を解析した観察研究ですが、発症48時間以降のオセルタミビル投与は、15日以内の死亡を減少させる傾向でした（オッズ比0.24［95%信頼区間 0.05 to 1.14］、多変量解析ではオッズ比0.21［95%信頼区間 0.06 to 0.80］）。後ろ向きの観察研究の結果ではあるものの、重症例においては有益性が期待できるかもしれませんね。重症患者さんにおいては、発症48時間という目安だけにこだわって投与の可否を決めるべきではないことを示唆しているのではないでしょうか（注：保険適用は発症48時間以内）。

抗インフルエンザ薬を使うかどうかの基準は、「発症からの時間」だけを目安とするのではなく、CDCの推奨事項を参考に、「どんな患者さんなのか」を考慮することが大事なのだと思います。発症から48時間を過ぎていても恩恵が得られる重篤な症例もあるかもしれませんが、48時間経過して重症化がなく入院を必要としない健康な成人であれば、対症療法が妥当かと思います。

さて、冒頭の患者さんに話を戻して、ポイントをまとめましょう。患者さんは、

- ・基礎疾患のない健康な成人
- ・発症から48時間以上経過
- ・重症ではなく、入院を必要としない
- ・症状のピークは過ぎている
- ・先進国の一般家庭の方である

抗インフルエンザ薬による治療が必須の方ではなく、なおかつ発症から48時間以上経過しているので、症状持続期間の短縮についても期待は薄そうです。吐き気や嘔吐のような副作用を起こす可能性もありますし、抗インフルエンザ薬は薬価も高いので、有効性があまり期待できない治療のために負担金が増すのも患者さんに申し訳ないところです。

患者さんは、「ルールだから処方できない」と医師に処方を断られてしまったと憤慨されていますが、「保険の決まりで処方できない」だけでなく、「投与しない方が患者さんにとってメリットが大きいと考えられる」ことを、今回ご紹介した試験結果を基に、補足説明して差しあげると良いのではないかと思います。

医師がどんなに丁寧に説明しても、「ベストを尽くしてくれなかった」「いじわるをされた」「サービスが悪い」などと患者さんに誤解されてしまうことはあると思います。そんなとき薬剤師が上手に補足説明することで、円滑な医療の手助けができればなと思います。

参考文献

1) McLean HQ, Belongia EA, Kieke BA, Meece JK, Fry AM. Impact of Late Oseltamivir Treatment on Influenza Symptoms in the Outpatient Setting: Results of a Randomized Trial. Open Forum Infect Dis. 2015;2(3):ofv100. PMID:26258157

2) Fry AM, Goswami D, Nahar K, et al. Efficacy of oseltamivir treatment started within 5 days of symptom onset to reduce influenza illness duration and virus shedding in an urban setting in Bangladesh: a randomised placebo-controlled trial. Lancet Infect Dis. 2014;14(2):109-18. PMID:24268590

3) Jefferson T, Jones MA, Doshi P, et al. Neuraminidase inhibitors for preventing and treating influenza in healthy adults and children. Cochrane Database Syst Rev. 2014;(4):CD008965. PMID:24718923

4) Influenza Antiviral Medications: Summary for Clinicians https://www.cdc.gov/flu/professionals/antivirals/summary-clinicians.htm

5) McGeer A, Green KA, Plevneshi A, et al. Antiviral therapy and outcomes of influenza requiring hospitalization in Ontario, Canada. Clin Infect Dis. 2007;45(12):1568-75. PMID:18190317

Article **06**

吸入薬のデバイスによる
局所副作用の頻度の違いは？

Incidence of oral thrush in patients with COPD prescribed inhaled corticosteroids: Effect of drug, dose, and device.

吸入ステロイドを処方されたCOPD患者における口腔カンジダ症の発生率: 薬物、用量およびデバイスの影響
Respir Med. 2016;120:54-63.

吸入ステロイド（ICS：inhaled corticosteroids）は気管支喘息の治療において主役と言える薬剤であり、喘息死の減少にも大きく貢献しています。一部のICSには気管支喘息だけでなく、慢性閉塞性肺疾患（COPD）に対する適応もあり、幅広く使用されていますよね。吸入薬なので全身性の副作用が少なく、長期管理に有用ですが、その一方で局所作用による副作用（口腔カンジダ症、嗄声など）が問題となるケースもあります。

例えば、ステロイドが口腔や咽頭の粘膜に付着し、粘膜局所の免疫力が低下することで口腔カンジダ症が発生します。「嗄声」の発生機序は明確でないものの、喉頭に付着したステロイドにより喉頭筋の障害が生じて、筋力低下により声帯をうまく動かせなくなることが主な原因として挙げられています[1]。

そこで唐突のクエスチョン！
「局所の副作用が少ない吸入デバイスは？」

薬剤師としてはとても気になるテーマですね。ICSには様々な吸入デバイスがありますが、大きくは2種類です。

・加圧式定量噴霧式吸入器
　（pMDI：pressurized metered dose inhaler）
・ドライパウダー吸入器
　（DPI：dry powder inhaler）

加圧式定量噴霧式吸入器（pMDI）…。早口言葉のお題になりそうな名称ですが、いわゆるエアゾール製剤のことです（私は一度もこの正式名称を声に出したことがありません）。薬剤が入った小さなエアゾール缶から、一押しするごとに一定量の薬剤が噴出されます。一方のDPIは、一定量の薬剤のパウダーを、患者さん自身が深呼吸して吸い込む仕組みで、ディスカス、タービュヘイラー、エリプタなど様々なデバイスがありますね（**表1**）。

両デバイスと局所副作用との関係について、一般的には、pMDIの方が副作用が少ないと考えられています[2]。pMDIの方が薬剤の粒子径が小さく、肺への到達率が高いことに基づく評価のようですが、比較データはあるのでしょうか。

まず、ICSと嗄声の関係についてですが、薬局でのアンケート調査結果を解析した論文が2014年に発

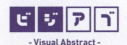

吸入ステロイドによる口腔カンジダの頻度
～エアゾールとドライパウダーの比較について抜粋～

(Respir Med. 2016 Nov;120:54-63.)

O 主要評価項目 口腔カンジダ症の発生

- P：患者
- E：曝露
- C：対照
- O：アウトカム

P 研究対象：9572人※

- 平均年齢：69歳［40歳以上］
- COPD
- ~~経口ステロイド維持療法~~
- ~~「COPD・気管支喘息・気管支拡張症」以外の慢性呼吸器疾患~~

※pMDI,DPI比較のコホート人数

フルチカゾン/サルメテロールのエアゾールを使用した患者と同ドライパウダーを使用した患者を分類し、患者背景をマッチング（性別、年齢、喫煙状況、糖尿病の有無など）

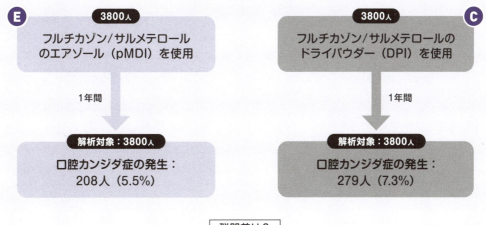

E 3800人 フルチカゾン/サルメテロールのエアゾール（pMDI）を使用 → 1年間 → 解析対象：3800人 口腔カンジダ症の発生：208人（5.5%）

C 3800人 フルチカゾン/サルメテロールのドライパウダー（DPI）を使用 → 1年間 → 解析対象：3800人 口腔カンジダ症の発生：279人（7.3%）

群間差は？

口腔カンジダ症の発生：
　[有意] フルチカゾン/サルメテロールのエアゾール vs 同ドライパウダー
　調整オッズ比0.67（95%信頼区間 0.55 to 0.82） **有意差あり**

※[有意]：発生頻度が有意に低かった

結論
COPD患者における吸入ステロイドは、
pMDI製剤の方がDPI製剤よりも、口腔カンジダの発生頻度が低かった。

表1 ● 日本で使用されているDPIとpMDI
（文献2、3を基に作成、アドエアエアゾールの粒子径は文献3に基づき記載）

商品名	キュバールエアゾール	オルベスコインヘラー	フルタイドエアゾール	フルタイドディスカス	フルタイドロタディスク	
一般名	ベクロメタゾン	シクレソニド	フルチカゾン*			
デバイス	pMDI	pMDI	pMDI	DPI（ディスカス）	DPI（ロタディスク）	
平均粒子径	1.1μm	0.9μm	2.8μm	5.3μm	5.3μm	
添加物	無水エタノール	無水エタノール		乳糖水和物	乳糖水和物	

＊フルタイド、アドエア、フルティフォーム：フルチカゾンプロピオン酸エステル、レルベア：フルチカゾンフランカルボン酸エステル

表2 ● デバイスの違いによる嗄声の発現頻度（文献1を基に作成）

	pMDI	DPIロタディスク	DPIディスカス	DPIタービュヘイラー	DPIツイストヘラー
嗄声（オッズ比）	1.00	3.12	5.00	0.99	1.06

表されています[1]。対象は気管支喘息と診断され、ICSを処方された外来患者さんです。回答が得られたのは566人、吸入薬とデバイスの種類は計10種類でした（商品名：フルタイド［エアゾール、ディスカス、ロタディスク］、アドエア［エアゾール、ディスカス］、オルベスコ、キュバール、パルミコート、シムビコート、アズマネックス）。

本研究では、嗄声の発現頻度を吸入デバイスごとに算出して比較しています。口腔カンジダ症については発症した例数が11例のみで、症例数が少なかったため統計解析は行われていません。

デバイスの違いによる嗄声の発現頻度を評価したところ、pMDIに対するオッズ比は、DPIのロタディスク（3.12）やディスカス（5.00）が高い結果となりました（表2）。DPIの中でも薬剤の粒子径が小さいタービュヘイラー、ツイストヘラーのオッズ比は低くなっており、やはり肺内到達率が局所の副作用頻度に関連している可能性がありますね。

アンケート調査に基づく数百例規模の比較データ

なので、何らかの交絡（→192ページ参照）の可能性はありますが、薬局でデータを収集して比較検討するとはすばらしい試みですね。薬局でもこのような研究ができるのだなと勉強になりました。

一方、ランダム化比較試験のメタアナリシスも報告されています[4]。ICS使用者は吸入デバイスの種類にかかわらずプラセボ群と比較して局所副作用が増加していましたが、嗄声と口腔カンジダ症の頻度のオッズ比についてはpMDI群の方がDPI群より高いという結果でした（表3）。

ランダム化比較試験は最も内的妥当性の高い試験であり、ランダム化比較試験を対象としたメタアナリシスは診療ガイドラインなどにおいても、最もエビデンスレベルが高いとされています。しかし患者背景などが異なる複数の試験を集めて解析しているため、研究ごとの条件の違いなどを考えると、結果の解釈が難しい部分もあります。同一薬剤成分のpMDIとDPIを直接比較したデータも確認しておきたいところです。

アドエアエアゾール	アドエアディスカス	フルティフォーム	パルミコート	シムビコート	レルベア	アズマネックス
フルチカゾン*/サルメテロール		フルチカゾン*/ホルモテロール	ブデソニド	ブデソニド/ホルモテロール	フルチカゾン*/ビランテロール	モメタゾン
pMDI	DPI（ディスカス）	pMDI	DPI（タービュヘイラー）	DPI（タービュヘイラー）	DPI（エリプタ）	DPI（ツイストヘラー）
3.1μm	4.4μm	3.1～3.6μm	2.6μm	2.2～2.4μm	4.0μm	2.0μm
	乳糖水和物	無水エタノール		乳糖水和物	乳糖水和物	無水乳糖

表3 ● pMDI、DPI 使用と局所副作用の頻度
（文献4を基に作成）

	pMDI	DPI
嗄声	オッズ比 5.68	オッズ比 3.74
口腔カンジダ症	オッズ比 5.40	オッズ比 3.24

そこで今回は、ICS による口腔カンジダ症の発生について、デバイスの影響を比較した観察研究を紹介します[5]。ランダム化比較試験ではないのですが、症例数が多い研究なので参考になると思います。なお、この観察研究では様々な比較検討が行われていますが、今回は同一成分（フルチカゾン／サルメテロール [商品名：アドエア]）の pMDI あるいは DPI を投与した場合の、口腔カンジダ症の発生頻度の比較に絞って、ビジアブに抜粋しました。

■ 英国の観察研究では pMDI において発生頻度が低い

ビジアブを見てください。研究の対象は、COPD の患者さんです。英国のプライマリ・ケアの診療データベースから、該当する患者さんを抽出しました。

本研究では、吸入療法開始前の1年間をベースラインのデータとし、使用開始後1年間の口腔カンジダ症の発生について調べています。従って、吸入療法開始前後それぞれ1年以上のデータがない患者さんは対象外です。また、経口ステロイドが処方されている患者さんも除外されています。

「フルチカゾン／サルメテロール（商品名：アドエア）」（※脚注①）が投与された患者さんをデータベースから抽出し、pMDI 使用者と DPI 使用者に分けました。研究対象者の中で pMDI 使用者は 5623人、DPI 使用者は 3949人でした。患者背景のバラつきを減らすために年齢、性別、喫煙状況などを調整した上で、1：1でマッチングし、各群 3800人としています。主要評価項目は投与開始から1年間の口腔カンジダ症の発生頻度です。

結果ですが、pMDI 群の口腔カンジダ症の発生頻度は 5.5%、DPI 群は 7.3%でした。pMDI 群の方が、頻度が有意に低いという結果になりました。観察研究なので交絡の可能性はあるものの、同一の成分の吸入薬における比較ということで、デバイスの違いがこの差につながったと考えられます。

■ 患者さんごとに 最適なデバイス選びを

さて、薬局のアンケート調査では pMDI、ランダム

※脚注①　文献上は商品名が「Seretide」となっているが、これは「アドエア」の欧州での商品名。

化比較試験のメタアナリシスではDPI、同一薬剤成分の観察研究ではpMDIの方が、局所副作用が出にくいという結果でした（メタアナリシスに関しては、直接比較ではなく、プラセボに対するオッズ比の比較）。様々なエビデンスがありますが、「局所の副作用が少ない吸入デバイスは？」の問いに、バシッと単純明快な見解は得られていないようです。エビデンスレベルだけで評価するならメタアナリシスの結果が支持されますからDPIということになるのですが、プラセボに対するオッズ比がDPIの方が低かっただけでは結論づけられないように思います。メタアナリシスの解析対象となった研究間の異質性なども検討の余地があります。

■ 患者さんが正しく吸入できる
　デバイス選びが大切！

個人的には、あえて優劣をつけるとしたらpMDIの方が優勢なのかな…という印象ですが、実際には、デバイスに優劣をつけることは難しいです。デバイスに優劣をつけようという議論には「どんな患者さんに使用するのか」という点が抜け落ちています。このテーマにおいて重要なのは、「一人ひとりの患者さんにとって、正しく吸入できるデバイスを選ぶこと」ではないかと思います。

例えばpMDIは、エアゾールの噴霧と息を吸い込むタイミングを合わせるのが苦手な患者さんもいます。吸うタイミングが早過ぎたりすると、口腔や咽頭に薬剤が付着する割合が高くなります。ですから、いくら「pMDIは粒子径が小さく肺に到達しやすい」といっても、患者さんによっては、DPIの方が局所の副作用が少なくなる可能性もあるでしょう。

pMDIでうまく吸うことはできるが、「アルコール臭が気になる」という患者さんやアルコール誘発喘息の患者さんには、アルコールを含まない製剤（ICS：フルタイドエアゾール、ICS／LABA：アドエアエアゾール）が良いでしょう。握力が弱くて噴霧できない場合には噴霧補助器具（ヘラーエイド）が提供されている製剤（ICS：オルベスコ、フルタイドエアゾール[50μg製剤のみ]　ICS/LABA：アドエアエアゾール、フルティフォーム）があります。pMDIの添加物として含まれる代替フロンや無水エタノールで喉が刺激されて、むせたり咳き込んだりする「コールドフレオン現象」（※**脚注②**）を起こしてしまう患者さんの場合は、やはりpMDIは使いづらいと思います。

DPIは、ある程度の吸入速度が必要です。吸入速度が足りないと十分に効果が得られない上に、口腔や咽頭に薬剤が付着しやすくなります。従って肺機能が低下している高齢の患者さんには、DPIの使用は難しいかもしれません。

DPIは吸入感にも若干の違いがあります。ドライパウダーとしての量は、レルベア、アドエア、フルタイドは比較的多く、乳糖による甘味がありますが、乳糖が含まれていないパルミコートや、乳糖の含有量が少ないシムビコートやアズマネックスは吸入感を感じにくいようです。患者さんの好みによって向き不向きがあるかもしれません。

肺機能が低下していてDPIをきちんと吸い込むことができず、pMDIで息を吸い込むタイミングを合わせるのも苦手な患者さんにはどうするか？その場合には、pMDIに吸入補助器具（スペーサー）を用いる

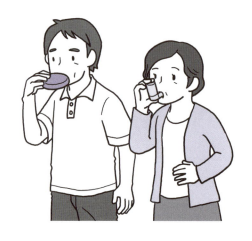

※**脚注②**　コールドフレオン現象はpMDIにフロンガスが使用されていた時期に注目されていたが、代替フロンでもコールドフレオン現象を引き起こすかどうかは不明だとの説もある[3]。

感染症／呼吸器疾患　Chapter: 1

と良いのではないでしょうか。

　スペーサーの使用により、直径が大きい粒子はスペーサーの内壁に吸着され、口腔への不要な薬剤の付着が減ると言われています[1],[6]。ビジアブで取り上げた英国の観察研究のサブ解析では、スペーサーを使用していないフルチカゾン／サルメテロールpMDI使用者には口腔カンジダ症が5.8％発生したのに対し、同製剤のスペーサー使用者では4.2％と、有意差はついていないものの減少傾向でした（オッズ比0.74 [95％信頼区間0.51 to 1.07]）[5]。

　なお、今回は吸入デバイスに着目しましたが、薬剤成分の違いで、局所副作用のリスクが変わる可能性もあると考えられます。どの薬剤が最もリスクが低いかと問われると難しいのですが、例えばシクレソニド（商品名：オルベスコ）は肺組織のエステラーゼで活性化されるプロドラッグなので、pMDIの中でも局所の副作用が少ないのではないかとの指摘があります[1]。他剤で局所の副作用の問題が解決しない患者さんには、スペーサーを用いたオルベスコの投与を提案してみても良いかなと思います。

　また、ステロイドに関しては、用量依存的に口腔カンジダ症のリスクが増加することが示唆されているので[5]、症状のコントロールに応じて、低用量にステップダウンすることも選択肢の一つになるでしょう。「うがい」のアドバイス（※脚注③）なども含めて、総合的に、局所副作用の対策を考えることが大切だと思います。

参考文献

1) 岡田 章, 松本 結希, 山越 達也, 西川 誠, 福島 恵造, 杉岡 信幸. 吸入ステロイド薬の副作用である嗄声発現の要因解析. 医療薬学 2014年40巻12号 p.716-725

2) 新実 彰男. 特集　気管支喘息診療の進歩2014 Topics 2 治療の進歩1―吸入ステロイド薬―. 日本呼吸器学会誌2014年3巻2号 p.162-169

3) アレルギーの臨床　2010年30巻　7月臨時増刊号　北陸館

4) Rachelefsky GS, Liao Y, Faruqi R. Impact of inhaled corticosteroid-induced oropharyngeal adverse events: results from a meta-analysis. Ann Allergy Asthma Immunol. 2007;98(3):225-38. PMID:17378253

5) Dekhuijzen PNR, Batsiou M, Bjermer L, et al. Incidence of oral thrush in patients with COPD prescribed inhaled corticosteroids: Effect of drug, dose, and device. Respir Med. 2016;120:54-63. PMID:27817816

6) 百瀬 泰行 吸入指導のポイント 日本呼吸ケア・リハビリテーション学会誌 2015年25巻3号 p.337-344

7) 腰山 節子　喘息治療薬服用患者に発症する『口腔トラブル』の規定因子の検討　医療薬学 2013年39巻8号 p.482-490

※脚注③　ガラガラうがいとブクブクうがいで咽頭と口の中をすすぐ。吸入後だけではなく、吸入前のうがいにより口腔トラブルを防止できる可能性も示唆されている[7]。吸入前に水を飲むなどして口の中を湿らせておいた方が、うがいでの薬剤除去率が高まるとの報告[6]もある。

Article 07

モンテルカストは
感染後咳嗽に有効？

Montelukast for postinfectious cough in adults: a double-blind randomised placebo-controlled trial.

成人の感染後咳嗽に対するモンテルカストの投与：二重盲検プラセボ対照ランダム化比較試験
Lancet Respir Med. 2014;2(1):35-43.

　長引く咳って、地味に嫌ですよね。風邪はほとんど治っているのに、咳だけがしつこく続くとQOLがガタ落ちです。

　どうやら風邪などのウイルス感染や百日咳に伴う咳にはロイコトリエンが関与しているらしいということで、気管支喘息の治療薬であり、ロイコトリエン拮抗薬のモンテルカスト（商品名：キプレス、シングレアなど）が感染後咳嗽にも有効なのかどうかを検証するプラセボ対照ランダム化比較試験が実施されました[1]。

　ビジアブを見てください。感染後咳嗽の定義は、「急性呼吸器感染症が引き金となり、2〜8週間持続する咳」です。初期感染ではほとんど症状がないこともあるため、診断がはっきりしないまま2〜8週間持続する咳についても「感染後咳嗽」として組み入れられています。気管支喘息や胃食道逆流症などの他の疾患が原因の咳は対象外です。また、心不全や気管支拡張症などの咳を引き起こす重篤な慢性疾患は除外されました。

　試験参加者の咳の持続期間は約5週、過半数が4週以上持続しているということで、結構、長引いている患者さんが多いですね。ベースライン時の咳の重症度は「VASスコア」で平均約60mm（0〜100mmで高い方が重症）、咳症状に特異的なQOLの指標と

なる「レスター咳質問票（LCQ）」は平均約10点（3〜21点で高い方がQOL良好）です。

　LCQを主要評価項目として、ベースライン時から2週後と4週後のスコア変化をプラセボと比較したところ、モンテルカストの有効性は示されませんでした。むしろプラセボの方が0.5〜0.9点ほど改善の幅が大きかったのですが、臨床的に意義のある改善幅の最小値は1.3点とされており[1]、この差は偶発的なものであるとともに、臨床的な意義もないと思われます。咳の重症度（VASスコア→**201ページ参照**）については、プラセボと比較して若干、改善傾向にあったもののやはり有意差はありませんでした。

　咳喘息に対しては、小規模のランダム化比較試験でモンテルカストの有効性が示唆されているのですが[2]、感染後咳嗽に対しては効果が期待できそうにない印象です。そもそも感染後咳嗽は保険適用外ですしね。

　「咳嗽に関するガイドライン」[3]によると、ロイコトリエン拮抗薬はアトピー咳嗽には無効で、咳喘息には有効と評価されています（どちらも保険適用外）。ただ、咳喘息の第一選択薬は吸入ステロイドなので[3]、咳喘息に対するロイコトリエン拮抗薬は、吸入ステロイドが使えない場合や効果不十分な場合に考慮する薬剤といった位置づけでしょうか（ちなみ

感染症/呼吸器疾患　Chapter: 1

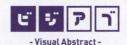

感染後咳嗽に対するモンテルカストの効果

(Lancet Respir Med. 2014 Jan;2(1):35-43.)

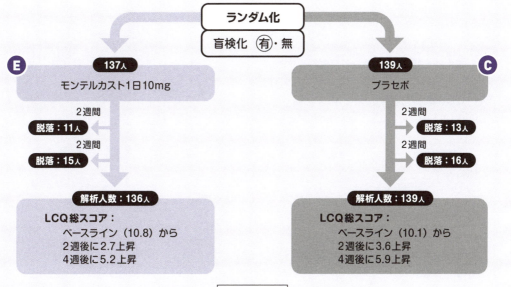

LCQ総スコアのベースラインからの変化（ベースライン調整済の平均差）：

2週後：
モンテルカスト vs 有意 プラセボ　-0.9（95%信頼区間 -1.7 to -0.04）　有意差あり
4週後：
モンテルカスト vs プラセボ　-0.5（95%信頼区間 -1.5 to 0.6）　有意差なし

※ 有意 ：スコアが有意に改善した

― 結　論 ―
感染後咳嗽に対してモンテルカストを投与しても、
プラセボと比較して、有意な改善は認められなかった。

に、吸入ステロイドも感染後咳嗽には無効との報告があります[4]）。

患者さんの咳が長引いている場合には、ただ単に長引いているからという理由でモンテルカストの使用を検討するのではなく、ロイコトリエン拮抗薬が有効な病態なのかどうかをしっかり吟味する必要があるということですね。

なお、この試験では実薬群でもプラセボ群でもほぼ同様に、ベースライン時に60mm（中央値）ほどだった咳の重症度（VASスコア）が、2週間ほどで10mmを下回ったことが示されています。感染後咳嗽であれば自然軽快が見込めるとの見方もできますので、来局患者さんから「風邪を引いてから咳が続いている」と相談を受けた際には、むやみに心配させ過ぎない配慮も必要かもしれませんね。もちろん、放っておけばよいというわけではなく、「自然軽快しない場合は他の疾患の可能性もあるので、再度、医療機関を受診してくださいね」といったフォローが大切ではないかと思います。

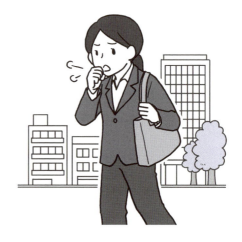

> **おまけ**
>
> 子どもを対象とした呼吸器感染症の症状持続期間についてのシステマティックレビューによると、咳の寛解率は10日で50％、25日で90％と報告されています[5]。風邪の咳が長引くのはそんなに珍しいことではないということが分かります。とはいえ、自分の愛する子どもが咳き込んでいる状態が長引いたら、親としてはやはり心配ですよね。というわけで、次項では意外な食品が子どもの咳に有効かもしれないということを示すエビデンスを取り上げます。

参考文献

1) Wang K, Birring SS, Taylor K, et al. Montelukast for postinfectious cough in adults: a double-blind randomised placebo-controlled trial. Lancet Respir Med. 2014;2(1):35-43. PMID:24461900

2) Spector SL, Tan RA. Effectiveness of montelukast in the treatment of cough variant asthma. Ann Allergy Asthma Immunol. 2004;93(3):232-6. PMID:15478381

3) 日本呼吸器学会 咳嗽に関するガイドライン第2版作成委員会編．「咳嗽に関するガイドライン第2版」
https://www.jrs.or.jp/modules/guidelines/index.php?content_id=57

4) Pornsuriyasak P, Charoenpan P, Vongvivat K, Thakkinstian A. Inhaled corticosteroid for persistent cough following upper respiratory tract infection. Respirology. 2005;10(4):520-4. PMID:16135178

5) Thompson M, Vodicka TA, Blair PS, et al. Duration of symptoms of respiratory tract infections in children: systematic review. BMJ. 2013;347:f7027. PMID:24335668

感染症 / 呼吸器疾患　Chapter: 1

Article
08

子どもの咳に
ハチミツは有効？

Effect of honey on nocturnal cough and sleep quality: a double-blind, randomized, placebo-controlled study.

夜間の咳と睡眠の質に対するハチミツの効果：二重盲検ランダム化プラセボ対照試験
Pediatrics. 2012;130(3):465-71.

「咳にはハチミツが効く」という話を聞いたことはありますか？「○○（食品）が△△（病気 / 症状）に効く！」といった有象無象の情報の中に埋もれそうですが、実は、ハチミツに関してはちゃんと効果が検証されています。米国小児科学会も子どもの風邪による咳に対する対症療法としてハチミツを推奨しているので（1歳未満はボツリヌス中毒の危険があるため禁忌！）[1]、そのエビデンス[2]を紹介しましょう。

ビジアブを見てください。試験に参加したのは1〜5歳の子どもたちです。いわゆる「風邪」が対象ですね。インフルエンザではないただの風邪とはいえ、小さな子どもが咳き込んでいたらお父さんお母さんは心配でたまらないでしょう。夜間の睡眠の質にも影響してしまいますからね。

本試験ではハチミツの種類による有効性の違いも検証するために、「ユーカリ」「シトラス」「シソ科」の3種類のハチミツが用意されました。対照群のプラセボには、ハチミツと見た目や味が似ている「Silan date extract」というナツメヤシの果実から抽出されたシロップ（デーツシロップ）が用いられました。300人の試験参加者を4群にランダムに割り付け、1日1回10gを就寝30分前に摂取してもらいました。介入は1晩のみ、主要評価項目は6点満点の「咳の頻度スコア」です。

結果を見てみると、3種類のハチミツ群はいずれも、デーツシロップ群と比べて、咳の頻度スコアが約1点有意に改善していました。デーツシロップ群も投与前と比べて1点ほど改善していますが、これはプラセボ効果だけでなく、自然経過によるものだと思います。風邪は自然に軽快していくものですからね。

ハチミツ3群のうちユーカリ群とシトラス群の脱落がやや多いのですが、論文の著者は「正確な理由は不明」と前置きした上で、これらのタイプのハチミツはにおいが強いため、嫌がる子どもがいたのではないかと考察しています。ハチミツの種類による効果の違いはなさそうなので、子どもが嫌がらないハチミツを選べばよいでしょう。

なお、「咳の頻度スコアが6点満点の1点改善って、たいしたことないんじゃない？」と思われるかもしれませんが、そもそも風邪による咳をピタリと止める治療法があるかというと微妙なところです。別の研究結果によると、ハチミツは、デキストロメトルファン（商品名：メジコンなど）と互角以上の改善が認められています[3]。

そんなわけでハチミツは咳に対する対症療法としてオススメできそうですが、あくまで短期間の使用にとどめるようにと論文の著者は述べています[2]。その理由は…「虫歯！！」とのこと。た、確かに…、そういう視点も大事ですね。

参考文献

1) Simple remedies often best for common colds in young children.the American Academy of Pediatrics News.November 27, 2011
https://www.aappublications.org/content/32/12/32.5

2) Cohen HA, Rozen J, Kristal H, et al. Effect of honey on nocturnal cough and sleep quality: a double-blind, randomized, placebo-controlled study. Pediatrics. 2012;130(3):465-71. PMID:22869830

3) Paul IM, Beiler J, McMonagle A, Shaffer ML, Duda L, Berlin CM. Effect of honey, dextromethorphan, and no treatment on nocturnal cough and sleep quality for coughing children and their parents. Arch Pediatr Adolesc Med. 2007;161(12):1140-6. PMID:18056558

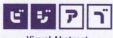

小児の夜間咳嗽と睡眠の質に対するハチミツの有効性

(Pediatrics. 2012 Sep;130(3):465-71)

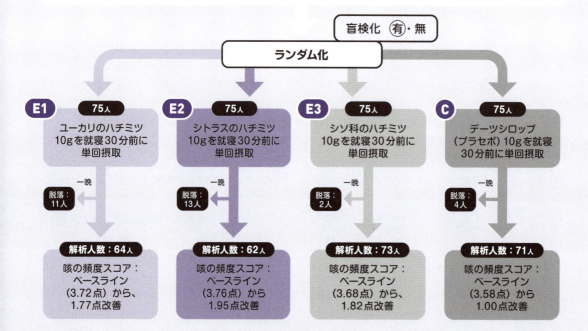

感染症／呼吸器疾患　Chapter: 1

Article
09

熱性けいれんの再発予防に
解熱薬は有効？

Acetaminophen and febrile seizure recurrences during the same fever episode.

同一の発熱エピソードでのアセトアミノフェンと熱性けいれんの再発
Pediatrics.2018;142(5).pii:e20181009

熱性けいれんを起こしている子どもを見たことはありますか？保護者の方はご自身のお子さんが熱性けいれんを起こしたら、心配で心配でたまらないことでしょう。私はプライベートでも仕事でも一度も見たことがないのですが、もし目の当たりにしたら、やはり「あわわわ…」と、アタフタしてしまうと思います。

熱性けいれんについて簡単におさらいしておきましょう。「熱性けいれん診療ガイドライン2015」によると、主に生後6カ月〜60カ月までの乳幼児期に起こる、通常38℃以上の発熱に伴う発作性疾患（けいれん性、非けいれん性を含む）と定義されています[1]。髄膜炎などの中枢神経感染症や代謝性疾患、てんかんなどは除外されます。原因が明らかでない発熱性の発作ということですね。

1度の発作が15分以上持続したり、24時間以内に複数回発作を起こす場合、全身性ではなく焦点性の発作（※脚注①）の場合には「複雑型熱性けいれん」に分類されます[1]。てんかんや中枢神経感染症の可能性を慎重に考慮する必要がありますが、単純型の熱性けいれんは一般的に予後良好で、過度な心配は不要とされています（※脚注②）。

とはいえ、やはり保護者の方は心配でしょう。子どもが以前にも熱性けいれんを起こしたことがあり、その際に、医師や薬剤師から適切な説明を受けていたとしても、けいれん発作を起こしているわが子を見て「大丈夫、大丈夫」と余裕が持てる方は少ないのではないでしょうか。発作を起こさないでほしい、予防できたらいいのに、と思うに決まっていますよね。

そこで、今回のテーマです。熱性けいれんは発熱をきっかけにして起こるわけですから、解熱薬を使用することで予防できるのではないかと考えるのは自然です。ただ、2015年発行のガイドラインにおいては、根拠が明確でないということで熱性けいれんの再発予防のための解熱薬使用は推奨されていません[1]。その一方、解熱薬使用後の、熱の再上昇による熱性けいれん再発のリスクについても、エビデンスはないとされています[1]。

つまりガイドラインでは、推奨はされないが、悪化させるわけでもなさそうだ…ということのようです。では、近年の研究報告ではどうなっているのでしょうか。今回は、この問題について検討した2018年発表の研究を取り上げたいと思います[2]。

※脚注①　焦点性発作：体の一部分に優位にみられる焦点性運動発作、半身けいれんや眼球偏位など左右差のある発作を指し、一点凝視や動作停止のみでいれんを伴わない意識障害も含む[1]。

※脚注②　ただし熱性けいれん後のてんかんの発症率は2.0〜7.5%程度と言われており、一般より高率[1]。

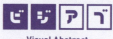

熱性けいれんの再発予防にアセトアミノフェン坐薬は有効？
(Pediatrics. 2018 Nov;142(5). pii: e20181009.)

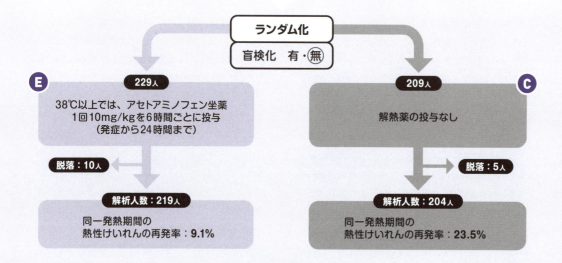

結論

小児へのアセトアミノフェン坐薬投与により、
同一発熱期間の熱性けいれんの再発が減少した。アセトアミノフェン坐薬は
熱性けいれんに安全に使用できる解熱薬であり、
同一発熱期間中の熱性けいれん再発を防ぐ可能性がある。

■ アセトアミノフェン坐薬で
　　熱性けいれんの再発が半減

　解熱薬の使用が、同一発熱期間における熱性けいれんの再発を減少させるかどうかを検討した研究です。大阪府枚方市の市立ひらかた病院で実施されました。38℃以上の発熱で熱性けいれんを起こした生後6カ月〜60カ月の子どもが試験に参加しました。

　発作が15分以上持続したり、同一発熱期間の発作が2回以上の患者さんは除外されました。また、抗けいれん薬のジアゼパム坐薬（商品名：ダイアップ）を使用後に受診した場合や、保護者から「ジアゼパムを使用したい」との希望があったケースも対象から外されています。

　さらに抗ヒスタミン薬を服用しているとけいれん発作の感受性を高める可能性があるため、これについても除外されました。使用薬剤がアセトアミノフェンの坐薬（商品名：アンヒバ、アルピニーなど）なので、患者さんが下痢を起こしていた場合も試験の対象外となっています。

　参加条件を満たした患者さんの背景を見てみると、年齢中央値は約20カ月で、4人に1人は熱性けいれんの既往がありました。今回、初めて熱性けいれんを起こした患者さんは4人に3人ということですね。受診時の体温の中央値はだいたい39.5℃ということで、かなり高熱の患者さんが多いようです。

　438人が、アセトアミノフェン坐薬投与群と、投与なし群（対照群）の2群に、ランダムに割り付けられました。盲検化はされていません。アセトアミノフェンの投与量は、1回10mg/kgです。受診時にまず1回分使用し、その後24時間以内は、38℃以上を目安に、6時間間隔で投与するよう保護者に指示されました。一方、対照群には解熱薬は投与されず、以前処方された解熱薬や、市販の解熱薬を自己判断で使用することも禁じられました。主要評価項目は「同一発熱期間における熱性けいれんの再発」です。

　なお、アセトアミノフェン群で10人（プロトコル逸脱7人、追跡不能3人）、対照群で5人（プロトコル逸脱3人、追跡不能2人）が解析から除外されていますが、結果が覆るほどの人数ではないと思います。

　さて結果ですが、同一発熱期間における熱性けいれんの再発率は、アセトアミノフェン群9.1%、対照群で23.5%でした。ほぼ半分に減っていますね。これはちょっと驚きました。同一の発熱期間において、けいれん発作の再発を防ぐ目的での解熱薬の使用は有用かもしれない、という結果です。

　本試験は盲検化されていませんでした。ランダム化比較試験においては盲検化されていないことがバイアスとなり得ますが、この試験はプラセボ効果が出やすい自覚症状を検討した試験ではないため、プラセボ効果だけでこのような改善が得られたとはちょっと考えにくい気がします。また、生活習慣の変化が試験結果に影響するような長期的なオープンラベル試験では、試験参加者の意識が変化し、介入群と対照群の行動に違いが出て結果に影響することもあるでしょう。しかし本試験は短期間の試験なのでそのようなバイアスも生じにくいと思います。

　正確な体温のフォローアップが不十分であることや、ジアゼパムと併用した場合はどうなのか、発熱の原因によって結果は変わるのか、などなど不明な点はあるものの、本試験においてはアセトアミノフェンの使用により発作の再発が減少したと解釈して良いのではないでしょうか。

　ただ、この試験結果の発表より前に、けいれん発作の再発に対する解熱薬の有効性を示したエビデンスは出ていません[1]。この試験結果1つで「熱性けいれんの再発予防に解熱薬を使用すべき！」と強く提案できるかどうかは微妙なところです。論文の著者も、熱性けいれんの診療においては、保護者を安心させるようにきちんと説明をして、個々の状況に応じてアセトアミノフェンを適切に使用することが重要だと結論づけています。患者さんごとにケースバイケースで対応を、ということですね。

繰り返しますが、日本のガイドラインにおいては、解熱薬の使用により熱性けいれん再発リスクが増加することを示すエビデンスはないとされています。しかし実際の臨床現場では、熱性けいれんを起こした子どもの保護者に対して、解熱薬はけいれん再発のリスクを高めると説明されている事例もあると本試験の論文で言及されています[2]。ガイドラインに「けいれん再発予防のための解熱薬の投与は推奨されない」と記載[1]されていることから、「熱性けいれん既往患者に禁忌である」「むしろ悪化させる」と誤認されている事例もあるのかもしれません。ただ、ガイドラインには「発熱による患者の苦痛や不快感を軽減し、全身状態の改善をはかり、家族の不安を緩和するために解熱薬を投与することはほかの発熱性疾患と同様に行い得る」との記述[1]があることから、禁忌扱いとなっているわけではないことがわかります。

　これまでは効果がないというエビデンスしかなかったのですが、日本で実施された本研究により、「解熱薬を使ってはダメなわけではない」「個々の状況に応じて使用を検討してもよい」ことが、改めて示されたと言えそうです。

　過去に熱性けいれんを起こしたことがあり、「解熱薬の使用は熱性けいれんのリスクを高める」と説明されたことのある子どもの保護者は、別の機会に別の医師から解熱薬を処方された場合、「熱性けいれんを起こさないか心配！」と思うでしょう。そのような保護者には本試験の結果を踏まえて、熱性けいれんの既往があるからといって解熱薬を使用してはいけないわけではないことをお伝えすると良いと思います。

　風邪による発熱に対する解熱薬の使用はあくまで対症療法なので、子どもが元気なら無理に使わなくても良いですが、高熱で消耗しているのであれば、熱性けいれんの既往にかかわらず、解熱薬を使用することができるということですね。本試験は治療の選択肢の拡大に寄与する、大変貴重なエビデンスだと思います。

参考文献

1) 「熱性けいれん診療ガイドライン2015」一般社団法人日本小児神経学会監修 熱性けいれん診療ガイドライン改訂ワーキンググループ編集
https://www.childneuro.jp/modules/about/index.php?content_id=33

2) Murata S, Okasora K, Tanabe T, et al. Acetaminophen and Febrile Seizure Recurrences During the Same Fever Episode. Pediatrics. 2018;142 (5) .pii:e20181009.
PMID:30297499

感染症／呼吸器疾患　Chapter: 1

Article
10

伝染性単核球症に
アモキシシリンを
投与した場合の
皮疹の頻度は？

*Incidence of rash after
amoxicillin treatment in children
with infectious mononucleosis.*

伝染性単核球症の小児におけるアモキシシリン治療後の発疹の発生率
Pediatrics. 2013;131(5):e1424-7.

　伝染性単核球症は発熱、咽頭炎、全身倦怠感、リンパ節腫脹などの症状を特徴とするウイルス性疾患です。原因ウイルスの大部分はEBウイルスで、思春期に多いとされており、唾液で感染するので「キス病」とも呼ばれています。薬局ではあまり馴染みのない疾患かな…と思いますが、ある薬剤の禁忌項目に記載されていることで有名ですね。

　アモキシシリン（商品名：サワシリンなど）やアンピシリン（商品名：ビクシリンなど）などのアミノペニシリン系抗菌薬は、伝染性単核球症の患者さんに投与すると皮疹の頻度を高める可能性があることから投与禁忌となっています。特にアンピシリンについては、皮疹の頻度が90～100％という報告もあり、「アンピシリン疹」とも呼ばれます。

　ここで問題となるのが、伝染性単核球症と症状が似ている溶連菌感染症の患者さんへの、アミノペニシリン系抗菌薬の投与です。溶連菌による咽頭炎にはペニシリン系抗菌薬が第一選択とされており、日本で広く使われているのはアミノペニシリン系のアモキシシリンです。伝染性単核球症の可能性が否定できない場合、皮疹のリスクを考慮して、代替薬を検討すべきかどうかの選択を強いられるわけです。

　リスクを考える上で知っておきたいのは、アモキシシリンを伝染性単核球症に対して投与してしまった場合の皮疹の頻度ですね。過去の報告で、アンピシリンの場合は100％近い頻度ということでしたが、アモキシシリンではどうでしょうか。伝染性単核球症に対する抗菌薬の投与と皮疹の有無について調査したイスラエルの研究が2013年に発表されているので紹介しましょう[1]。入院記録に基づく後ろ向きの観察研究で、アジア人を対象とした研究ではありませんが参考になるデータだと思います。

　ビジアブを見てください。皮疹の頻度は「抗菌薬投与あり群」が32.9％、「投与なし群」が23.1％でした。伝染性単核球症の症状の1つとして皮疹があるので、抗菌薬を投与されていない患者さんでも4～5人に1人は皮疹を起こしていますが、抗菌薬投与群では皮疹が増加していますね。

　抗菌薬の種類別に比較すると、アモキシシリンによる薬疹の頻度は29.51％でした。やはりアミノペニシリン系は高い傾向であるものの、9割以上という過去のアンピシリンの報告ほど高くはなさそうです。アミノペニシリン系抗菌薬の中でも、アモキシシリンはアンピシリンより皮疹を誘発しにくい可能性もありますね。今後さらなる検討が必要かと思いますが、この研究データは悩ましい症例における抗菌薬の選択の参考になるのではないかと思います。

　最後に余談ですが、「アモキシシリンで薬疹が出た」との副作用情報を患者さんから得た場合、「伝染性単核球症に対する投与だった」可能性を除外することが重要だと思います。医師から「副作用ではない」と説明されたとしても、患者さんが薬疹だと思い込んでしまう可能性もあるでしょう。患者さんのその後の人生においてアモキシシリンが使えなくなると治療の選択肢が狭められるので、正確な情報収集に努めたいですね。

参考文献

1)　Chovel-Sella A, Ben Tov A, Lahav E, et al. Incidence of rash after amoxicillin treatment in children with infectious mononucleosis. Pediatrics. 2013;131(5):e1424-7. PMID:23589810

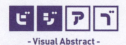

伝染性単核球症の小児に対するアモキシシリンの投与による皮疹の頻度

(Pediatrics. 2013 May;131(5):e1424-7.)

O 評価項目　皮疹の頻度

- **P**：患者
- **E**：曝露
- **C**：対照
- **O**：アウトカム

P 研究対象：238人

- EBウイルスによる伝染性単核球症
- 平均年齢6歳［0～18歳］
- ~~悪性腫瘍~~
- ~~先天性免疫不全~~

後ろ向きに入院記録を調査し、抗菌薬投与の有無に基づいて分類

E 173人　抗菌薬　投与あり → 皮疹の頻度：32.9%（57人）

C 65人　抗菌薬　投与なし → 皮疹の頻度：23.1%（15人）

抗菌薬により誘発された皮疹（薬疹）と判断された41症例について、抗菌薬別に発生頻度を比較

アモキシシリン	ペニシリン	アモキシシリン/クラブラン酸	セファロスポリン	マクロライド
薬疹の頻度：29.51%（18人/61人）	薬疹の頻度：8.57%（3人/35人）	薬疹の頻度：15.56%（7人/45人）	薬疹の頻度：15.38%（10人/65人）	薬疹の頻度：9.09%（3人/33人）

結論

伝染性単核球症におけるアモキシシリンによる薬疹の発生頻度は、アミノペニシリン系抗菌薬についての過去の報告例と比べて低かった。

Column 統計用語解説①
研究デザインの違いと特徴

　各種研究デザインの違いについて解説したいと思います。エビデンスレベルって聞いたことはありますか？診療ガイドラインを活用している方は、研究内容がエビデンスレベルでランク付けされた表を見たことがあると思います（**表1**）。レベル1とかレベル5とか言われると、有名なロールプレイングゲームのドラゴンクエストを思い浮かべてしまうのは私だけでしょうか。ドラクエでは強くなるほどレベルが上がっていきますが、エビデンスレベルは逆で、レベル1が最上級です。ちなみに「専門家の意見」はレベル6ですね。「えっ！最低ランクなの！？」と思ってしまいますが、エビデンスレベルとしては、そういうことになっています。

　最近は、研究デザインのみに基づいてエビデンスレベルを評価することに否定的な意見もあり、「Minds診療ガイドライン作成マニュアル2017」では、『『研究報告単位の研究デザインのみに基づいたエビデンスレベル付け』は、行なわなくてもよい」と記載されています[2]。確かに一つひとつの研究について内容をきちんと吟味することが大切ですよね。とはいえ、臨床論文の内容を吟味するためにも、研究デザインの違いとその特徴を知ることは大事だと思います。そこで本コラムでは、本書で取り上げた研究デザインを中心にその特徴を解説します！

ランダム化比較試験（無作為化比較試験）

　単一の試験としては最も質が高いとされる試験です。英語のrandomized controlled trialの頭文字をとってRCT（アールシーティー）とも呼ばれます。本書で一番多く取り上げた研究デザインでもありますね。ランダム化比較試験は因果関係を明らかにするのに適した試験で、新薬の承認申請を目的として実施される臨床試験（治験）の第3相試験はほとんどがランダム化比較試験です。いわば検証的試験とも言えるでしょう。

　では、ランダム化比較試験の概要は？ということで、簡単に説明します。まず、事前に設定した組み入れ基準と除外基準に沿って試験参加者を集めます。集められた患者さんはランダムに2つ（もしくはそれ以上）の群に振り分けられ、それぞれ指定の介入（治療）を受けます。そして事前に設定された評価項目について結果を比較検証し、有効性や安全性を評価します。

　ランダム化比較試験は介入研究ですから、時間軸は「前向き」です。研究のスタート時点では患者さんは介入（治療）開始前で、まだ結果は出ていません。「後ろ向き」に既存のデータを調査する研究ではないということです。

　試験参加者は、どんな介入を受けるかを自分では決められません。新薬A（介入群）と既存薬B（対照群）の比較試験において、「古い薬は嫌だから、新薬

表1 ● エビデンスレベル（文献1に基づいて作成）

エビデンスレベル	内容
1	システマティックレビュー／ランダム化比較試験のメタアナリシス
2	1つ以上のランダム化比較試験
3	非ランダム化比較試験
4a	コホート研究
4b	ケースコントロール研究、横断研究
5	記述研究（症例報告など）
6	患者データに基づかない、専門委員会や専門家の意見

Ａがいい！」という希望は通らないわけです。「そんなのかわいそう！」と思われるかもしれませんが、因果関係を明らかにするには「ランダム化」を行うことが重要なのです（→121ページ参照）。患者さんは介入群か対照群かにランダムに割り付けられ、それぞれの群で介入を受けることになります。

患者さんにとっては、受け入れがたい決まりかもしれませんね。試験の途中で「やっぱ、参加するのやめたい！」という方もいるでしょう。様々な理由で患者さんが試験を中断すること（脱落）がありますが、脱落が多いとバイアスが生じる原因となります（→132ページ参照）。

ランダム化比較試験は予期せぬ脱落をなるべく少なくするため、試験の参加条件（組み入れ基準／除外基準）がかなり細かく厳密に定められます。例えば心筋梗塞を減らすかどうか検証したい場合に、末期がんなどで余命が短いとされる患者さんが試験に参加したら、心筋梗塞のリスクを検証できずに他の要因で亡くなってしまったり、介入を継続できない状態に陥る可能性が高いです。よって重篤な合併症のある患者さんや超高齢の患者さんは、ランダム化比較試験では除外される傾向にあります。

ランダム化比較試験に参加する患者さんは、比較的、健康意識が高く、治療に対して前向きな方が多いという側面があります。そもそも、健康意識が低い患者さんは「臨床試験なんて参加したくない！」と敬遠するかもしれません。ですから試験参加者がどういった背景の人たちなのかも考え、試験結果が目の前の患者さんにも適用できるのかどうかを慎重に吟味する必要があります（外的妥当性の検討）。

なお、ランダム化比較試験は「害」を検証するには不向きです。例えばタバコの有害性をランダム化比較試験で検証することはできないでしょう。参加者の意思とは無関係に、明らかに害がある介入群に割り付けることには倫理的な問題があると思います。従って「害」を調べるためには、コホート研究やケースコントロール研究などの観察研究（疫学研究）で検証することになります。

コホート研究

お次は観察研究の一つ、コホート研究です。「コホートってなんだよ！」って話ですが、コホートとは研究対象集団のことです。コホートを調査して、曝露群と対照群に分類し、「アウトカム」の発生を追跡します。曝露と言われると、奥様／旦那様に言えないような秘密を抱えている人はドキッとするかもしれませんが、「暴露」ではなく「曝露」です。文春砲は飛んでこないのでご安心ください。曝露とは、「タバコ」などの要因にさらされることです。コホート内の喫煙者と非喫煙者を長期追跡し、肺がんや心筋梗塞などのアウトカムの発生数を比較調査したりするのがコホート研究というわけです。ランダム化比較試験でタバコの害を検証することには倫理的に問題があると述べましたが、コホート研究における喫煙者は無理やりではなく自分の意思でタバコを吸っているので、検証が可能ということですね。

もちろん「薬の服用」も曝露要因の一つなので、コホート研究で特定の薬の服用の有無に着目して比較検証することもあります。薬の有効性はランダム化比較試験で検証することが多いですが、安全性についてはコホート研究で検証することもあります（→222ページ参照）。曝露というとどうもイメージが偏ってしまうのですが、「ある特定の因子の有無で比較する」と捉えると分かりやすいかもしれません。例えば、「吸入薬のデバイスの違い」（→32ページ参照）、「腎機能のステージ」（→117ページ参照）、「食事のバランス」（→232ページ参照）など、様々な要因別に比較検証されています。

何らかの介入を行うわけではなく、自然経過を観察するわけですから、ランダム化比較試験などと比べると患者さんの負担は小さいと思います。ただ、コホート研究のような観察研究には、因果関係を明らかにすることは難しいという側面があります。というのも交絡バイアスが問題となるからです。これについては別途解説します（→192ページ参照）。

ケースコントロール研究（症例対照研究）

ケースコントロール研究も観察研究の一種です。症例対照研究とも呼ばれます。本書で取り上げたものの中では、重症薬疹のリスク要因の研究がケースコントロール研究です（→163ページ参照）。ケースコントロール研究はその名の通り、まずアウトカムを発生した症例群（ケース）と、アウトカムを発生していない対照群（コントロール）を抽出します。そして時間軸を遡って、要因の曝露の有無を調査し、症例群と対照群の曝露の割合を比較することで、アウトカムと曝露要因の関連性の強さを評価します。

1つ例を挙げましょう。肺がんの症例群と肺がんのない対照群の、喫煙歴を調べてみたら、症例群では喫煙歴のある患者さんが多くなると推察されます。両群の曝露の割合を比較することで、喫煙という要因と、肺がんというアウトカムの関連性の強さが評価できるわけです。コホート研究は発生率を比較するのに対し、ケースコントロール研究は曝露割合を比較するということですね（**表2、表3**）。

ケースコントロール研究の対照群の抽出の際には、なるべく症例群と対照群が似通った集団となるようにマッチング（→193ページ参考）をして、患者背景の偏りを小さくします。マッチングの割合は1：1だったり、1：2だったり、研究によって様々です。

表2 ● コホート研究のデータ分析

	肺がん発生	肺がんなし	
喫煙群	○○人	○○人	発生率を比較
非喫煙群	○○人	○○人	

表3 ● ケースコントロール研究のデータ分析

	喫煙あり	喫煙なし	
症例群（肺がん患者）	○○人	○○人	曝露割合を比較
対照群（肺がんなし）	○○人	○○人	

集団全体（データベースなど）から部分的に抽出することになるので、発生率を計算する上で必要な全体数（分母）が分からないため、発生率を比較することはできません。従って、リスク比を算出することはできず、リスク比ではなくオッズ比で評価されます（→167ページ参照）。

コホート研究とケースコントロール研究の違いを理解するには、それぞれの研究の時間の流れについて把握しておくとよいでしょう（**図1**）。ケースコントロール研究の最大の特徴は時間軸がアウトカムの発生から始まっている点です。アウトカムが先にあって、過去を遡って曝露の有無を比較するわけですね。よって、時間軸の向きはコホート研究とは逆向きとなります。

コホート研究には前向きコホート研究と後ろ向きコホート研究がありますが、時間軸はどちらも曝露の有無→アウトカム発生という順です。後ろ向きコホート研究は、研究を実施しよう！という時点で、すでにアウトカム発生までのデータは入手できています。過去のデータを利用して研究をするので「後ろ向き」と呼んでいるだけで、時間軸は逆転しません。

ケースコントロール研究もコホート研究と同じく、交絡などの様々なバイアスが生じるため、因果関係を証明するのは困難ですが、アウトカムの発生を追跡しなくていいので、ランダム化比較試験やコホート研究と比べると、時間やコストがかからないというメリットがあります。ただし、遡ってデータを収集する上で情報バイアス（→194ページ参照）が生じ、曝露情報の妥当性が低くなる可能性もあるので注意が必要です。

クロスオーバー試験

本編で比較的多く取り上げたクロスオーバー試験についても触れておきたいと思います。ランダム化比較試験と同じく、前向きの介入研究です。ランダム化比較試験というと、一般的に、並行群間比較試験を指します。試験参加者は2群にランダムに割り付けられ、どちらか1つの介入を受けます。

一方、クロスオーバー試験では、試験参加者は2

図1 ● 研究デザインと時間の流れ

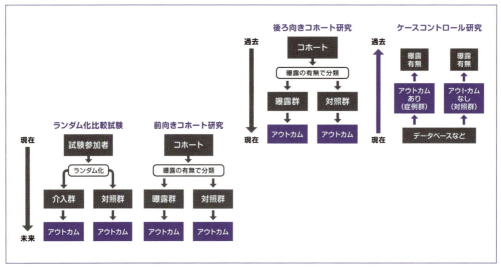

ビジアブのデザインに関しては、ケースコントロール研究も「矢印の向きは上から下」で統一（→164ページ参照）

群に分けられ、それぞれが1つの介入を受けた後、介入内容を交換してもう1つの介入も受けます。介入群と対照群が交差（クロスオーバー）するわけですね。試験参加者は時期をずらしてすべての介入を受けることになるので、並行群間比較試験で問題となる患者背景の偏りはないと考えられます（並行群間比較試験の場合、患者背景の偏りをなくすためランダム割り付けが必須となります）。

クロスオーバー試験は一人ひとりが介入群であると同時に対照群でもあるわけです。そのため、片方の介入しか実施できなかった患者さんは必然的に解析から除外されることになり、大幅に解析人数が減ってしまうという側面もあります。介入の時期が異なるため完璧とは言えませんが、脱落がなければ理想的な対照群となります。個人内比較となるため、個人間比較の並行群間比較試験と比べて結果のバラつきが小さくなるのが特徴です。

ただし、クロスオーバー試験ならではの欠点もあります。まず、1つ目の介入で完治してしまうような疾患には不向きです。例えば抗インフルエンザ薬の有効性をクロスオーバー試験で検証するのは難しいですね。1つ目の治療で軽快したら、次にインフルエンザに罹るのはいったいいつになることやら…。また、1つ目の介入の効果が長く持続する場合も困り

ますね。クロスオーバー試験では、持ち越し効果を懸念して、ウォッシュアウト期間を設けるのですが、2つ目の介入の結果に1つ目の介入が影響してしまう懸念がある場合は不向きだと思います。

長期試験も難しいです。クロスオーバーするわけですから、2倍の期間がかかります。死亡や合併症などを予防する介入の効果を検証するのも困難です。死亡率を評価するクロスオーバー試験…、うーむ…、不可能だというのが分かりますよね。

では、どんな場合にこの試験デザインが採用されるのでしょうか。例えば症状の変動が小さく、安定していて、かつ完治しない慢性疾患には適用できます。本書で取り上げた試験で言うと、不眠症を対象とした試験（→**206**ページ参照）が挙げられます。片頭痛発作についても、ずっと症状が持続する慢性症状ではないですが、発作が短期間に反復するため、発作時の治療についてクロスオーバー試験で検証することはできるでしょう（→**130**ページ参照）。

あとは、血中濃度の推移を比較する場合にもクロスオーバー試験が採用されることが多いと思います（→**67**ページ、**198**ページ参照）。お酒の種類と二日酔いの程度についてもクロスオーバー試験で検証されています（→**247**ページ参照）。二日酔いは文字通り翌日へ持ち越しますが、数日のウォッシュア

ト期間を空ければすっかり元通りですから、クロスオーバー試験が可能なわけですね（私は三日酔いは経験したことがありますが、数日空ければ体は元通り、「二度と飲まないぞ！」という決意も消失し、何もかも元通りです）。

> ### システマティックレビュー／
> ### メタアナリシス

　最後は、エビデンスレベルが最も高いと言われるシステマティックレビューです。まず、システマティックレビューとメタアナリシスの違いを簡単に述べると、システマティックレビューとはその名の通り系統的（システマティック）に過去の研究を集めてレビューすることです。系統的とはつまり、過去の研究を網羅的に集めるということですね。メタアナリシス（メタ分析）は、複数の研究結果を集めて、定量的に統合解析してリスク比やオッズ比を算出して評価する分析方法です。つまり両者は別物ですが、組み合わせることでエビデンスとしての質が高まります。

　「基準に適合する研究が少なかったため、メタアナリシスは実施できなかった」というシステマティックレビューもあります。複数の研究結果を統合的に解析できない場合は、結局、研究ごとに結果を一つひとつ参照することになります。それでも特定の一つのテーマに沿った研究がまとめられているととても参考になります。

　一方、「メタアナリシスを実施しているが、網羅的に過去の研究を集めたわけではない」という研究もあります。システマティックレビューではないメタアナリシスだと、エビデンスの質は落ちることになります。もしかしたら良い結果が出た研究だけが解析対象となっており、悪い結果が出た研究は解析に含まれていない可能性もあるからです。関連する研究を公平に漏れなく収集することが大事だということですね。

　網羅的に過去の研究をサーチするシステマティックレビューにおいても、論文のピックアップ漏れはゼロとは言えません。ピックアップ漏れによって生じるバイアスを出版バイアスと呼びます。システマティックレビューでは、事前に設定した基準に沿って適合

研究をサーチするのですが、例えば英語の論文だけを集めた場合、「出版バイアス」の懸念があります。有意差がつかなかった研究（仮説が証明されなかったネガティブな研究）が、英語ではない言語の医学雑誌（非英語圏の国の雑誌）でのみ発表されているかもしれないということです。あるいはネガティブな研究結果は論文発表されていない可能性もあります。従って質の高いシステマティックレビューでは、未発表の研究についても徹底的に検索・収集します。

　また、論文を選んで評価するのは人ですから、やはりバイアスが生じることがあります（評価者バイアス）。そこで、通常、独立した2人以上の評価者が論文をピックアップして評価することで論文の抽出・評価が偏らないように配慮されます。

　このように網羅的に集めた論文をメタアナリシスで統合的に解析することで、質の高いエビデンスとなります。メタアナリシスの論文を吟味する上では、これらのバイアスを考慮して、網羅的に論文が集められているかどうかを確認することが重要です。

　さて、基準に適合した研究を統合的に解析したら、ズバッとリスク比などの数値が割り出されるわけですが、ここでもバイアスを考慮しなくてはなりません。それは「異質性バイアス」です。研究によって、結果のバラつきが大きい（異質性が高い）場合、一つひとつの研究の中身が気になりますね。

　異質性が高かったらダメだというわけではありません。例えば、本書で取り上げた尿管結石のシステマティックレビューは有意差がついている研究とついていない研究があり、異質性が高かったのですが、さらに詳しい解析を行うことで新たな知見が得られました（→**186ページ参照**）。

　基準に適合した研究であっても、ところどころ患者背景が異なっていたり、介入内容が微妙に異なっていたりして、そのような違いが結果に影響することがあります。得られたデータを様々な角度から評価することが大事だということですね。

　また、集められた論文が、バイアスの懸念のある研究だった場合にはシステマティックレビュー／メタアナリシスであっても、エビデンスとしての質が落ちる可能性があり注意が必要です（元論文バイアス）。

　例えば、ランダム化比較試験のメタアナリシスで

有効性が認められたとしましょう。しかし、有効性が示されたのが盲検化されていない研究ばかりだったとしたらどうでしょうか。プラセボを用いて盲検化した試験では有効性が認められなかったとしても、盲検化されていない試験の結果に引っ張られてメタアナリシスでポジティブな結果が出ることもあります。もし、プラセボ効果が出やすい治療内容であれば、元論文バイアスの懸念があるということになります。どんなにエビデンスレベルが高い研究デザインであっても、その中身をきちんと吟味して評価する必要があるということですね。

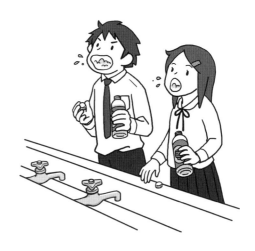

参考文献

1) Minds 診療ガイドライン選定部会（監修）「Minds 診療ガイドライン作成の手引き2007」医学書院

2) 小島原典子,中山健夫,森實敏夫,山口直人,吉田雅博 編集．「Minds 診療ガイドライン作成マニュアル2017」公益財団法人日本医療機能評価機構

※ その他、統計用語解説①〜⑩を通しての参考文献を195ページにまとめて記載。

Chapter
2

耳鼻咽喉科疾患/
アレルギー疾患

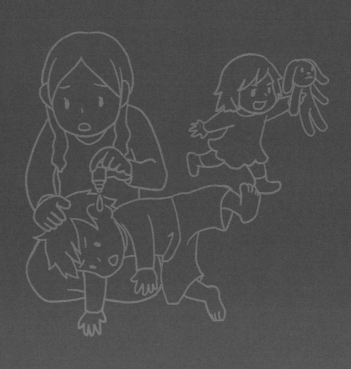

Article 11

ビラスチン vs フェキソフェナジン 有効性が高いのはどっち？

Efficacy and safety of bilastine in Japanese patients with perennial allergic rhinitis: A multicenter, randomized, double-blind, placebo-controlled, parallel-group phase III study.

通年性アレルギー性鼻炎の日本人患者におけるビラスチンの有効性と安全性：多施設共同、ランダム化、二重盲検、プラセボ対照、並行群間第3相試験
Allergol Int. 2017;66(1):97-105.

　日本人の花粉症の有病率は、2008年時点で29.8％と見積もられています[1]。すごいですね。およそ3人に1人が花粉症！確かにスギ花粉のシーズンに入ると、耳鼻科、眼科、内科のクリニックは花粉症患者さんでいっぱい。薬局のスタッフの中にもマスク着用者がチラホラ…。困ったことにインフルエンザの流行期と微妙に重なるため、花粉症の薬を受け取りに来て、インフルエンザに罹ってしまう患者さんもいたりします。「Go to the moon！」なんて、月への観光旅行が実現しそうな時代になっても、日本の春は花粉症に翻弄されているのですね…。

　花粉症の治療には抗ヒスタミン薬や点鼻ステロイドなどの薬剤が用いられます。抗ヒスタミン薬よりも点鼻ステロイドの方が、アレルギー性鼻炎の鼻症状には有効とされているのですが[2]、日本では点鼻薬という剤形に抵抗があるのか、「内服薬がいい！」という人が多いようです[3]（※脚注①）。

　抗ヒスタミン薬は開発された時期によって「第一世代」と「第二世代」に分類されます（表1）。花粉症の治療に用いられるのは主に第二世代ですね。2016年版の「鼻アレルギー診療ガイドライン」に掲載されているだけでも10種類以上あるのですが、さらに、2016年発売のビラスチン（商品名：ビラノア）、デスロラタジン（商品名：デザレックス）、2017年発売のルパタジン（商品名：ルパフィン）と近年も新薬が出てくる上に、初期の第二世代抗ヒスタミン薬であるエメダスチンには貼付剤（商品名：アレサガテープ）も登場しています。「もうおなかいっぱい！」「調剤室の在庫棚もいっぱい！」の状況です。

　これだけ多くの同効薬があると、「どの薬が一番効くの！?」「副作用が少ないのはどの薬！?」などの疑問が湧きますよね。一般の方の間でも、花粉症の季節になるとSNSなどで、「ビラノアやデザレックスは、アレグラよりも効果が強い」などといった情報が流れているようです。新薬の効果に期待する気持ちは分かるのですが、実際のところどうなのでしょうか。

　実は、ビラスチンとフェキソフェナジン（商品名：アレグラなど）については、ガチンコ対決のランダム化

※脚注①　国内のアレルギー性鼻炎患者さんを対象とした意識調査では、効果が同じと仮定した場合、点鼻薬よりも内服薬が好まれる傾向だった（どちらでもよい：27%、点鼻薬：12%、内服薬：61%）[3]。

耳鼻咽喉科疾患／アレルギー疾患　Chapter: 2

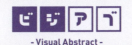

通年性アレルギー性鼻炎に対するビラスチンの有効性

(Allergol Int. 2017 Jan;66(1):97-105.)

O　主要評価項目　総合鼻症状スコア（TNSS）の変化［ベースライン→2週後］
（鼻水、くしゃみ、鼻づまり、鼻のかゆみを評価、合計0〜15点で高いほど重症）

P：患者
E：介入
C：対照
O：アウトカム

P　参加人数：765人

- 通年性アレルギー性鼻炎
- 平均罹病期間：約20年［2年以上］
- 平均年齢：約35歳［18〜74歳］
- 平均TNSS：約7.4点［3日間の合計点数（0〜15×3）が16点以上］
- 気管支喘息
- 副鼻腔炎、鼻ポリープ、薬剤性鼻炎など
- 鼻腔内手術や舌下免疫療法の実施歴

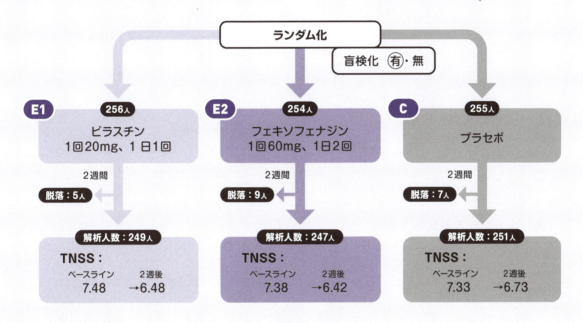

TNSSの変化：
　　ビラスチン vs フェキソフェナジン：0.00（95%信頼区間　-0.31 to 0.31）　有意差なし
　有意　ビラスチン vs プラセボ：-0.35（95%信頼区間　-0.65 to -0.05）　有意差あり

※　**有意**：スコアが有意に改善した

---- 結論 ----
ビラスチンは、通年性アレルギー性鼻炎に有効であり、
フェキソフェナジンと同程度の効果を示した。

表1 ● 第一世代抗ヒスタミン薬と第二世代抗ヒスタミン薬の比較（文献1を基に作成）

	第一世代	第二世代
薬剤	クロルフェニラミン、クレマスチンなど	エピナスチン、エバスチン、セチリジン、レボセチリジン、フェキソフェナジン、ロラタジン、オロパタジン、ベポタスチン、アゼラスチン、エメダスチン、メキタジン、オキサトミド、ケトチフェン
特徴	副作用として、眠気・作業効率低下・口渇・けいれん発作（小児）など 抗コリン作用により、緑内障（※脚注②）、前立腺肥大に禁忌	第一世代と比べて ・中枢鎮静作用、抗コリン作用が少ない ・鼻閉にやや有効 　（ただし、ケトチフェンなどの初期の第二世代は比較的鎮静性が強い）

表2 ● TNSSの評価の4項目（文献4を基に作成）

鼻水（rhinorrhea）	0〜4点
くしゃみ（sneezing）	0〜4点
鼻づまり（nasal congestion）	0〜4点
鼻のかゆみ（nasal itching）	0〜3点

比較試験が日本で実施されています[4]。花粉症ではなく通年性アレルギー性鼻炎を対象とした試験ですが、参考になるデータだと思うので紹介しましょう。

■ アレルギー性鼻炎の改善を「TNSS」で評価

「ガチンコ対決」と書きましたが、1対1の「タイマン勝負」ではなく、3群比較のランダム化比較試験です。プラセボを対照として行われたビラスチンの第3相臨床試験において、フェキソフェナジンにも戦いを挑んでいます。ビラスチン、フェキソフェナジンはともに眠気を起こしにくい（添付文書に運転の注意喚起記載がない）非鎮静性の抗アレルギー薬で、どちらが効果が強いのか、とても気になるところですよね。

ビジアブを見てください。試験の対象は、通年性アレルギー性鼻炎の患者さんです。試験の組み入れ基準は「鼻炎歴2年以上」なので、新規患者さんは含まれていません。試験参加者の患者背景を見ると、平均年齢は30代の半ばと比較的若いのですが、鼻炎歴は平均20年です。長く鼻炎症状に悩まされている方々が試験に参加しています。鼻炎の重症度は、最重症約2%、重症約20%、中等症約63%、軽症約15%といった割合になっています。

765人の試験参加者が、ビラスチン群（256人）、フェキソフェナジン群（254人）、プラセボ群（255人）の3群に、ランダムに割り付けられました。ビラスチンの用法・用量は1回20mgを1日1回、フェキソフェナジンは1回60mgを1日2回です。主要評価項目は、ベースラインから2週間後の「TNSS」の変化です。

「TNSSってなんだそれ！?」って感じですよね。TNSSとは「Total Nasal Symptom Scores（総合鼻症状スコア）」の略です。評価の4項目を**表2**にまとめました。患者さんの自己評価でそれぞれの項目にスコアを付け、合計点で評価します。本試験では「4項目15点満点」で、スコアが高い方が重症となります（TNSSは臨床試験によって定義が異なり、かゆみを除いた「3項目 12点満点」で評価する場合もあります→**62ページ参照**）。

ベースライン時から2週後のTNSSを比較し、有

※脚注② 以前は第一世代の抗ヒスタミン薬は緑内障に禁忌と添付文書に記載されていた（閉塞隅角、開放隅角にかかわらず「緑内障」に禁忌）。2019年5月に厚生労働省の安全対策調査会で使用上の注意の改訂が提案され、同年7月に、「緑内障に禁忌」→「閉塞隅角緑内障に禁忌」と添付文書が改訂された。

効性を評価しました。なお、試験中断は各群数人ずつありましたが、結果が覆るほどではなさそうな印象です（※**脚注③**）。

■ 有効性には有意差なし 即効性は…

さて結果です。ビラスチン群の2週間のTNSSの変化は-0.98、フェキソフェナジン群は同-0.96、プラセボ群は同-0.63でした。ビラスチン群、フェキソフェナジン群ともに、プラセボ群よりも有意にスコアが減少しています。一方、ビラスチン群とフェキソフェナジン群のスコアの減少幅はほとんど同じで、2剤の有効性に有意差はない（p=0.999）という結果になりました。

ただし、ビジアブには示していませんが、投与1日目のスコア変化に着目するとビラスチンのスコアは0.99改善、フェキソフェナジンは0.62改善ということで、有意差あり（p=0.032）となっています。

おっ、これは…！？ビラスチンには「即効性」が期待できる？

本試験の主要評価項目は、あくまでも2週間のTNSSの変化です。「1日目のTNSS」については、論文の有効性評価についての項目で、副次有効性変数(The secondary efficacy variables)の1つとして記載されています（臨床試験の事前登録情報の副次評価項目[Secondary Outcome]には「1日目のTNSS」という記載はありません）。従って1日目のスコア変化については、「たまたま有意差がついただけ」の可能性も否めないところで、「投与初期においてはビラスチンがより有効かもしれない」くらいの解釈になると思います。

それでも、投与初期においてビラスチンの方がちょっとイイ感じのデータが得られたのは事実なの

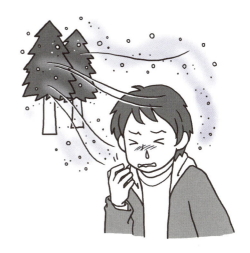

で、もし私自身が、花粉症で受診し、鼻水ズルズルの状態でこの研究結果を見せられ、医師に「どっちの薬がいい？」と尋ねられたら、即効性を期待して、「ビラスチン！」と答えるかもしれません。

ただ、主要評価項目以外の項目で示された速やかな症状改善だけを強調して、「フェキソフェナジンよりビラスチンの方が有効性が1ランク上の薬だ」と評価できるかどうかは意見の分かれるところでしょう。即効性が期待できる可能性はあるものの、連日投与において有効性に差がないことが示されたわけですから、1ランク上だと言えるほどの差はないと私は思います。

「前のパラグラフで言ってたことと違うじゃないか！」とツッコまれるかもしれませんね（汗）。有望な治療の選択肢は患者さんのその場の状況によって変わります。今まさに症状がひどい患者さんに対しては、即効性を期待してビラスチンを使うという考え方もあると思います。

ただ、「一刻も早く症状を軽くしたい」患者さんが薬局に来られたのだとしたら、薬剤師としてオススメする薬は変わりますね。処方薬しかないビラスチンは受診しないと入手できません。花粉シーズンで混雑しているときに病院やクリニックを受診するのは

※脚注③　ビラスチン群は試験中断人数よりも解析除外人数が多く、フェキソフェナジン群とプラセボ群は試験中断人数の方が解析除外人数よりも多い。この試験では、少なくとも1回分は試験薬を服用し、有効性の評価を実施できた人が解析対象であり、各群に割り付けられた後に、試験参加基準から逸脱していたと判断した患者さんは解析から除外されている。よって、試験中断したが解析対象となっている例や、試験中断していなくても解析から除外されている例もあったと推察される。

表3 ● 化学構造による第二世代抗ヒスタミン薬の分類（文献6を基に作成）

ピペリジン／ピペラジン系	三環系
オキサトミド、エバスチン、フェキソフェナジン、ベポタスチン、セチリジン、レボセチリジン	ケトチフェン、アゼラスチン、エピナスチン、ロラタジン、オロパタジン

待ち時間もかかるでしょうから、フェキソフェナジンのOTC購入を勧めた方が、症状緩和までの道のりは近そうですよね。その場ですぐに飲めますから…。

また、ビラスチンは食後投与だと吸収が低下するので、「空腹時服用」という用法上の縛りもあります。患者さんによっては、継続服用が難しい場合もあるように思います。薬剤の特徴が個々の患者さんに適しているかどうかを考慮することが大事だと思います。

ちなみに米国耳鼻咽喉科・頭頸部外科学会のアレルギー性鼻炎のガイドライン[5]では、一般的に使用される第二世代の抗ヒスタミン薬として、フェキソフェナジン、セチリジン（商品名：ジルテックなど）、レボセチリジン（商品名：ザイザル）、ロラタジン（商品名：クラリチンなど）、デスロラタジンを挙げ、これらの薬の比較試験のエビデンスは少ないと前置きした上で、セチリジンとレボセチリジンが最も強力、ただし、他の薬剤と比べて鎮静作用のリスクがあると言及しています。

花粉症に使用される第二世代抗ヒスタミン薬の有効性はどれも似たりよったりですが、私自身の経験から、あえて優劣をつけるのであれば、米国のガイドラインにもある通り、鎮静作用がある薬の方が主要な効果も少し強いかなぁ？といった印象です。

ただ、患者さんによって反応が様々であり、ロラタジンの方が効くという患者さんもいればセチリジンの方が効くという患者さんもいます。どんな患者さんに対しても、鎮静作用がある薬の方がよく効くとは一概には言えないのが難しいところです。

第二世代の抗ヒスタミン薬は、**表3**の通り、化学構造の違いによって「ピペリジン／ピペラジン系」と「三環系」の2種に分類されるのですが、それぞれの系の薬剤で薬物動態や薬理作用に類似性がみられるそうです[6]。もし効果が認められない場合には、化学構造が異なる薬剤を試してみるという手もあります。

それでもダメなら、冒頭に述べたように抗ヒスタミン薬より有効とされる点鼻ステロイドの使用を検討してみると良いのではないでしょうか。

■ 抗ヒスタミン薬 有効性以外の着目ポイントは？

同効薬の評価は難しい問題です。特に抗ヒスタミン薬については、ガチンコ対決はいくつか実施されているものの、ランク付けは難しいですね。試験ごとに結果が一致しないこともあり悩ましい限りです。ただ、有効性に大差がないからこそ、その他の違いに注目して、患者さんに合った薬を提案することが大切だと思います。そこで、有効性以外で、私が個人的に着目する抗ヒスタミン薬選択のポイントをまとめてみました。

・服用回数：「1日2回も飲むのはめんどくさい！飲み忘れてしまう！」と言う患者さんもいれば、「1日2回飲まないと十分に効かない気がするので、1日1回しか飲めない薬は嫌だ」と言う患者さんもいる。
・服用時点：例えばビラスチンは空腹時服用でないと吸収が低下する。
・剤形：嚥下困難な患者さんには、貼付剤のエメダスチンテープが使用可能（→**62ページ参照**）。
・眠気：添付文書上、運転に関する注意喚起が

ない薬剤はロラタジン、フェキソフェナジン、ビラスチン、デスロラタジンの4種類。

- **相互作用**：フルーツジュースとの併用で効果が落ちる可能性がある薬もある（→**67ペー ジ**参照）。
- **腎機能／肝機能**：例えば、セチリジンやレボセチリジンは腎機能低下例では用量調整が必要。
- **入手方法**：OTCが購入できる薬剤もある（フェキソフェナジン、エピナスチン、エバスチン、ロラタジン、セチリジンなど）。
- **薬価**：後発医薬品が発売されていない薬剤もある。患者さんの懐事情も大事！（日本の医療費抑制も大事）

　私は眠くなりやすい体質なので（ただ単に寝るのが好きなだけという説もあります）、薬を処方してもらうときには、眠気が出にくい薬が良いですね。ただ、皮膚疾患（湿疹、じんましんなど）で抗ヒスタミン薬を処方されている場合には、「かゆくてかゆくて眠れないので、眠気が出る薬の方がいい！」と言う方もいるかもしれません。どちらが良いかはケースバイケースでしょうか。

　また、先に述べたように、忙しくて受診する時間がない患者さんにとっては、薬局やドラッグストアでOTCが購入できる方がメリットが大きい場合もあるでしょう。薬剤師としては、「処方せんでしか手に入らない新薬の方が効果が強い！」といった誤解を患者さんに与えないようにしたいですね。

　そしてやはり「お金」でしょう。効果に差がないなら安い方がいいという患者さんは多いのではないでしょうか。以上のように、抗ヒスタミン薬については効き目以外の薬剤のプロファイルも考慮して、目の前の患者さんに適した薬はどれかを考えて差し上げるのが良いと思います。

参考文献

1) Okubo K, Kurono Y, Ichimura K, et al. Japanese guidelines for allergic rhinitis 2017. Allergol Int. 2017;66(2):205-219. PMID:28214137

2) Weiner JM, Abramson MJ, Puy RM. Intranasal corticosteroids versus oral H1 receptor antagonists in allergic rhinitis: systematic review of randomised controlled trials. BMJ. 1998;317(7173):1624-9. PMID:9848901

3) 高崎 賢治、江夏 薫、高橋 晴雄. 季節性アレルギー性鼻炎患者の内服治療，局所点鼻治療に関する患者意識調査.日本鼻科学会会誌2009年48巻4号 p. 378-384

4) Okubo K, Gotoh M, Asako M, et al. Efficacy and safety of bilastine in Japanese patients with perennial allergic rhinitis: A multicenter, randomized, double-blind, placebo-controlled, parallel-group phase III study. Allergol Int. 2017;66(1):97-105. PMID:27421817

5) Seidman MD, Gurgel RK, Lin SY, et al. Clinical practice guideline: Allergic rhinitis. Otolaryngol Head Neck Surg. 2015;152(1 Suppl):S1-43. PMID:25644617

6) 黒野 祐一. ガイドラインのワンポイント解説鼻アレルギー診療ガイドライン―通年性鼻炎と花粉症―2016年版（改訂第8版）―抗ヒスタミン薬使用のポイント―.アレルギー2016年65巻8号 p. 982-986

Article

12

エメダスチンテープは
内服の抗ヒスタミン薬より有効？

Efficacy and safety of the emedastine patch, a novel transdermal drug delivery system for allergic rhinitis: Phase III, multicenter, randomized, double-blinded, placebo-controlled, parallel-group comparative study in patients with seasonal allergic rhinitis.

アレルギー性鼻炎に対する新規経皮薬物送達システムのエメダスチンパッチの有効性と安全性：季節性アレルギー性鼻炎患者における第3相多施設共同ランダム化二重盲検プラセボ対照並行群間比較試験
Allergol Int. 2018;67(3):371-379.

世界初の経皮吸収型抗ヒスタミン薬としてテレビなどでも話題になったエメダスチンテープ（商品名：アレサガテープ）の国内第3相試験[1]を紹介しましょう。内服薬（商品名：レミカット）として販売されているエメダスチンの貼付剤ですね。内服薬は皮膚炎などの皮膚疾患にも保険適用がありますが、エメダスチンテープはアレルギー性鼻炎のみです（2019年8月時点）。

本試験は花粉症（季節性アレルギー性鼻炎）の患者さんを対象とする、4群比較のランダム化比較試験です。エメダスチンテープ4mg、エメダスチンテープ8mg、レボセチリジン錠5mg（商品名：ザイザル）、プラセボの4群です。主要評価項目は2週間後のTNSSの変化です。

結果ですが、エメダスチンテープ4mg、エメダスチンテープ8mgともに、プラセボ群に比べて花粉症に有効であることが示されました。

本試験の主目的はエメダスチンテープとプラセボとの比較であり、レボセチリジンはあくまで参考としての対照薬でした。そのため症例数が少なく設定されており、エメダスチンとレボセチリジンの効果について有意差の有無は記載されていません。ただ、TNSSのスコアを見る限り、効果は同程度のようです。エメダスチン8mgが最も効力が強いように見えますが、レボセチリジンの最高用量は10mgです。レボセチリジン10mgとエメダスチン8mgの比較だったら、どんな結果になっていたか気になるところですね。

■ テープ剤でも
「眠気」が出ないわけではない

副作用がどうだったのかが気になりますよね。貼付剤ということで、眠気が出にくいのかな？という気がしますが、レボセチリジンよりも眠気が多い傾向でした（**表1**）。テープ剤だからといって、眠気が出にくいとは限らないということですね。添付文書にも「自動車の運転等危険を伴う機械の操作には従事させないよう十分注意すること」と注意喚起されています。テープ剤なら眠くならないだろうと患者さんが誤解する可能性があるので要注意です。

耳鼻咽喉科疾患／アレルギー疾患　Chapter: 2

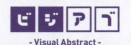
- Visual Abstract -

エメダスチンテープの有効性と安全性
（プラセボ、レボセチリジンとの比較）

(Allergol Int. 2018 Jul;67(3):371-379.)

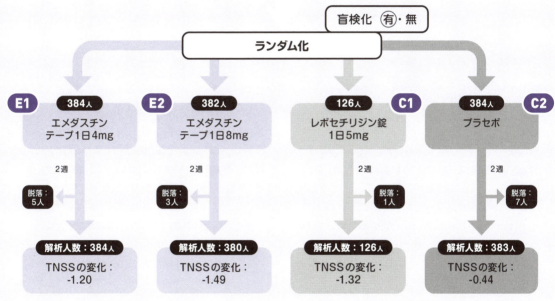

結論

エメダスチンテープは臨床的に重大な安全性の問題はなく、
季節性アレルギー性鼻炎に有効であることが示された。

表1 ● 副作用の発生率（文献1を基に作成）

	エメダスチン4mg	エメダスチン8mg	レボセチリジン5mg	プラセボ
貼付部位の紅斑	3.9%	5.0%	3.2%	4.9%
貼付部位のかゆみ	2.3%	2.6%	2.4%	3.9%
眠気	3.4%	4.7%	1.6%	0.5%

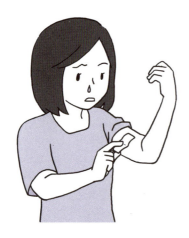

　貼付部位の紅斑、かゆみはどうでしょうか。プラセボに対して増加してはいないように見えますが、この結果の解釈には注意が必要だと思います。というのも、本試験では盲検化のために、プラセボ群やレボセチリジン群にもプラセボテープを貼付しているからです。実臨床において内服薬のみが処方された場合には、テープによるかぶれは起こらないはずですよね。

　従って、プラセボ群やレボセチリジン群と比較してかぶれの増加がなかったとはいえ、貼付剤に共通する有害事象の一つとして、エメダスチンテープのかぶれには注意すべきだと思います（薬によっては、プラセボテープよりもかぶれが多発する貼付剤もあるので、エメダスチンテープは貼付剤の中では、比較的かぶれにくい製剤なのかもしれません）。

　というわけで、エメダスチンテープは、内服困難な患者さんには有用だと思いますが、内服可能な健康な成人には、従来の内服薬で十分じゃないかなぁ…

という印象です。強いて言うなら、「エメダスチンテープは経皮薬物送達システムにより安定した血中濃度を維持することで効果を持続させることが期待される」という点がメリットでしょうか。

　ビジアブには示していませんが、日中に薬効の低下を感じた患者さんの割合はレボセチリジン群34.9％に対して、エメダスチンテープ4mg群は27.6％、8mg群は26.3％と優れた結果でした。ただし、プラセボ群は30.0％で、レボセチリジン群よりも優れた結果になっているのが不思議ですね。プラセボはそもそも薬効がないはずなので、レボセチリジンよりも日中の効果の"低下"を実感しにくかったのかもしれません。主要評価項目ではないため、偶発的な差である可能性も残されており、この結果をどう解釈するかは意見が分かれるところでしょう。

　主要評価項目の症状スコアにはほとんど差がないため、薬効の持続性については別途検証の余地があると思います。ただ、貼付剤は内服薬と違って、「貼っている間は効果が持続しているはずだ」という患者さんの期待がプラセボ効果を生む可能性はありますから、「薬を飲んでも夕方までに効果が切れてしまう！」という患者さんには試してみてもよいかもしれませんね。

参考文献

1) Okubo K, Uchida E, Terahara T, Akiyama K, Kobayashi S, Tanaka Y. Efficacy and safety of the emedastine patch, a novel transdermal drug delivery system for allergic rhinitis: Phase III, multicenter, randomized, double-blinded, placebo-controlled, parallel-group comparative study in patients with seasonal allergic rhinitis. Allergol Int. 2018;67(3):371-379. PMID:29395965

Article 13

耳鼻咽喉科疾患／アレルギー疾患　Chapter: 2

小青竜湯は通年性鼻アレルギーに有効？

小青竜湯の通年性鼻アレルギーに対する効果

耳鼻咽喉科臨床1995年88巻3号 p. 389-405

　花粉症に使用される漢方薬といえば「小青竜湯」ですよね。私の周りにも愛用している人がいて、鼻水がズルズルしているときにオススメされて飲んだことがあります。「味はまずいよ！」とアドバイスを受けたので、あえて、舌の上に乗せてザラザラと転がしてから水で飲み込んでみました。

　服薬指導に生かすために漢方薬の味を知っておくべきであろうということで、口の中で漢方薬の味を堪能する私の姿には、グラスを揺らしながらワインの香りを確かめるソムリエのような品格が漂っていたはずです。本当のところは、鼻炎症状がひどすぎて味も香りもよく分からなかったのですが…。

　さて、根強い人気を誇る小青竜湯ですが、臨床効果はどうなのでしょうか。1990年代に、小青竜湯の有効性を検証したプラセボ対照ランダム化比較試験が実施されているので紹介しましょう[1]。

　対象は通年性の鼻アレルギー患者さんです。小青竜湯およびプラセボは、株式会社ツムラから提供を受けたとあります。漢方薬の味は独特ですが、識別不可能なプラセボが用意されたそうです。ただ、小青竜湯を飲んだことがある人なら本物かプラセボか分かってしまうかもしれませんね。そこで、盲検化を維持するために、小青竜湯を服用したことがある患者さんは試験から除外されています。評価項目は、2週間後の全般改善度などです。

　結果ですが、全般改善度は小青竜湯の方が有意に優れていました。症状別改善度においては、くしゃみ、鼻水、鼻閉などの自覚症状で、有意な改善が認められました。副作用の発現は両群ともに7人ずつで、小青竜湯群では頭痛や消化器症状、顔面浮腫が報告されていますが、いずれも重篤なものではありませんでした。介入期間が2週間の本試験では有害事象の顕著な増加はありませんでしたが、通年性の鼻炎で長期連用するとなると、改めて安全性を評価する必要があるように思います。

　漢方の有用性を検証する上では、患者さんの「証」の評価も必要ですよね。小青竜湯には麻黄が含まれていることもあり、胃腸虚弱な方が試験から除外されています。証についての基準は組み入れ基準には記載されていないようですが、この試験に参加した患者さんの大部分は中間証で、小青竜湯の証に合致している患者さんが多かったようです。この試験では、体質別の有効性も検証されています（**表1**）。

　さて、本試験の結果からは、アレルギー性鼻炎に対する小青竜湯の短期使用は、患者さんにお勧めできそうな印象です。ただ、味が苦手であれば我慢してまで飲むかどうかの判断は、個々の患者さんの価値観次第でしょうね。なお、小青竜湯には麻黄が含まれ、胃腸障害、不眠、動悸、頭痛、尿閉などを起こす可能性があるので、その点は薬剤師として注意が必要かと思います。

表1 ● 体質別の小青竜湯の有効性
（文献1を基に作成）

	有意差あり	有意差なし
体格	「ふつう」 「筋肉質でガッチリ」	「肥満」 「やせている」
手足の あたたかさ	「あたたかい」 「どちらでもない」	「冷える」
汗	「かきやすい」 「どちらでもない」	「かきにくい」

参考文献

1) 馬場 駿吉ほか，小青竜湯の通年性鼻アレルギーに対する効果．耳鼻咽喉科臨床1995年88巻3号 p.389-405

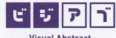

小青竜湯の通年性鼻アレルギーに対する効果

(耳鼻咽喉科臨床 1995年 88巻 3号 p. 389-405)

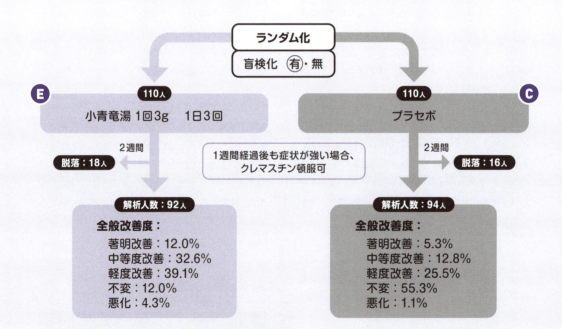

耳鼻咽喉科疾患/アレルギー疾患　Chapter: 2

Article 14

後発医薬品に変更したら
効果が減弱、その原因は？

The pharmacokinetic exposure to fexofenadine is volume-dependently reduced in healthy subjects following oral administration with apple juice.

健常者がリンゴジュースを経口摂取した際のフェキソフェナジンへの薬物動態学的曝露は用量依存的に減少する
Clin Transl Sci. 2016;9(4):201-6.

薬局で日々働いているといろんなことがありますよね。例えばこんな事例…。

患者さん「今年の花粉症の薬、ぜんぜん効かないんだけど！これってジェネリックに変更したからじゃないの？ 薬剤師さんが勧めるからジェネリックにしたのに、去年飲んでた先発品の方が調子が良かったわ！ジェネリックは効きが悪いんでしょ！？ネットにも書いてあったわよ！」

（うぐっ！後発医薬品に替えたら効き目が悪いっていうパターンか…。生物学的同等性は認められているはずだけど…。待てよ…、そもそもうちが採用している後発医薬品は「オーソライズド・ジェネリック（AG）」だ…。添加物も同じなんだけど…。）

これは架空のお話ですが、多くの薬剤師が似たような事例に遭遇したことがあるのではないでしょうか。さあ、どうする！？

① 患者さんの意向通り先発医薬品で調剤
② AGについて説明、効果はまったく同じはずなので、引き続きAGの使用を推奨
③ 管理薬剤師を呼んで丸投げする

③を選びたいところですが、1つ言えるのは「患者さんは効き目が弱いと感じており、花粉症状が改善しなくて困っている」ということですね。それは事実なので、何とかしてあげなくてはいけません。

実際のところ、先発医薬品に戻したら「絶好調！」となるケースも多いので（これも一種のプラセボ効果でしょうか？）、患者さんの要望通り先発医薬品に戻して様子見ということでいいのかもしれません。

でも、ちょっとこの問題について振り返ってみましょう。去年はフェキソフェナジンの先発医薬品（商品名：アレグラ）を服用、今年はフェキソフェナジンのAGを服用したところ、効きが悪いと感じている…。なぜでしょうね。患者さんは先発医薬品から後発医薬品（AG）への変更が原因だと思っているわけですが、去年と今年で、他に何か相違点はないのでしょうか。

・ 花粉飛散量の違いは？
・ 生活環境に変化はないか？
・ 併用薬はないか？
・ やっぱりプラセボ効果？

などなど、いろいろ考えられます。改めてフェキソ

067

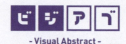
-Visual Abstract-

フェキソフェナジンとリンゴジュースの飲み合わせは？
(Clin Transl Sci. 2016 Aug;9(4):201-6.)

O 主要評価項目
フェキソフェナジンの薬物動態（AUC（ng・h/mL）の幾何平均値の比）

- P：試験参加者
- E：介入
- C：対照
- O：アウトカム

P 参加人数：10人
- 年齢：20～35歳
- 健康な日本人
- BMI：18～23

ランダム化クロスオーバー　盲検化　有・㈲無

E1 リンゴジュース600mL＋フェキソフェナジン60mg
→ ウォッシュアウト1週間以上 →
E2 リンゴジュース300mL＋水300mL＋フェキソフェナジン60mg
→ ウォッシュアウト1週間以上 →
E3 リンゴジュース150mL＋水450mL＋フェキソフェナジン60mg
→ ウォッシュアウト1週間以上 →
C 水600mL＋フェキソフェナジン60mg

- 解析人数：10人　AUC（AJ600）：668
- 解析人数：10人　AUC（AJ300）：1072
- 解析人数：10人　AUC（AJ150）：1598
- 解析人数：10人　AUC（水）：1736

群間差は？

フェキソフェナジンのAUC幾何平均値の比：
- **有意** AJ600 vs 水：0.385（90%信頼区間　0.321 to 0.462）**有意差あり**
- **有意** AJ300 vs 水：0.593（90%信頼区間　0.494 to 0.712）**有意差あり**
- AJ150 vs 水：0.903（90%信頼区間　0.752 to 1.085）**有意差なし**

※ **有意**：AUCが有意に減少した

結論
リンゴジュースは用量依存的にフェキソフェナジンの血中濃度曲線下面積（AUC）を減少させるが、150mL程度の少量であれば、臨床的に意味のある影響はないようである。

フェナジンの添付文書を見てみると、制酸剤（水酸化アルミニウム・水酸化マグネシウム含有）との併用により、吸収量が減少して作用が減弱することがあると記載されています。その辺りはどうでしょうか？

患者さん「他に飲んでいる薬なんてないわよ。去年も今年も花粉症の薬だけ！」

やはりプラセボ効果なのでしょうか…。念のため、食生活に変化がなかったかも聞いてみましょう。

患者さん「え？特に変わったことはないと思うけど…。強いて言えば、最近、果汁100％のジュースを飲んでいるわ。体にいいって言うから」

ジュース…？ちょっと気になりますね。医薬品と相互作用を起こすジュースといえば、グレープフルーツジュース。フェキソフェナジンの添付文書に特に記載はないですが、血中濃度を減少させるという報告[1]もあるようです。ちょっと確認してみましょう。

薬剤師「さては、そのジュースって…（タメの時間）… グレープフルーツジュースですね！？」

患者さん「はぁ？違うわよ。リンゴジュースよ。知らないの？リンゴジュースはお肌にいいしダイエット効果もあるのよ。朝と晩の食事のときにコップ2～3杯は飲んでいるわね」

薬剤師探偵、ハズしてしまったようです…。

■ 相互作用でAUCが半分以下に

リンゴジュースに「肌に良い」「ダイエットに役立つ」といった有益な効果があるのかどうかは華麗にスルーさせていただいて、本項ではフェキソフェナジンとリンゴジュースの相互作用について考えます。グレープフルーツジュースは肝臓の代謝酵素であるシトクロムP450（CYP）を阻害したり、トランスポーターにも影響するため、添付文書の併用注意の項目でお馴染みですね。一方、リンゴジュースについての記述は添付文書では見かけませんが、実は、フェキ

ソフェナジンとリンゴジュースの同時摂取により血中濃度が低下するという報告があります[2]。

ビジアブを見ていきましょう。この研究はフェキソフェナジンを水で服用する群を比較対照として、リンゴジュースで服用するとフェキソフェナジンの血中濃度に変化があるかどうかを、日本人志願者10人を対象として検討した比較試験です。試験参加者は20～35歳、BMIは18～23の健康な人たちです。

クロスオーバー試験なので、研究に参加した10人全員の試験参加者が4パターンの服用方法でフェキソフェナジンを飲み、血中濃度の測定を受けています。その4パターンとは、①水600mLで服用（比較対照群）、②リンゴジュース150mL＋水450mLで服用、③リンゴジュース300mL＋水300mLで服用、④リンゴジュース600ｍＬで服用です。少なくとも1週間の休薬期間（ウォッシュアウト）が設けられ、参加者ごとに指定の順番で実施しました。

さて、結果はというと、リンゴジュースでフェキソフェナジンを服用すると、血中濃度曲線下面積（AUC）が減少しました。用量依存性があり、リンゴジュースの量が多くなるほど影響が大きくなっています。リンゴジュース600mLで飲んだときのAUCは水600mLで飲んだときの半分以下でした。ちなみに、Cmax（最高血中濃度）も同程度の減少率です。

なぜこんなことが起こるのでしょうか…。メカニズムは完全には解明されていませんが、フェキソフェナジンの吸収にはトランスポーター（OATP2B1など）が関与しており、リンゴジュースがこのトランスポーターに影響を与えるためだと考えられています。代謝／排泄ではなく、吸収過程における相互作用というわけですね。この研究では臨床効果を直接比較したわけではありませんが、同時に摂取するリンゴジュースの量によっては、フェキソフェナジンの血中濃度が大幅に低下し、効果が減弱する可能性は十分に考えられます（※**脚注①**）。

■ 服用時点の変更も対応の一手

　というわけで、患者さんが「薬の効きが悪い」と感じた原因は、先発医薬品からAGに変更したことではなく、ノェキソフェナジンをリンゴジュースと併用したことによる薬効低下だった可能性があります。従って適切な情報提供が必要だと思います。リンゴジュースを中止して症状が改善するか試してみてほしいところですが、「健康に良いから」と愛飲しているのに、安易に中止を促すわけにもいかないので、患者さんの希望に沿う代替案が欲しいところです。

> ・ フェキソフェナジンにこだわりがないなら、別の抗ヒスタミン薬を検討
> ・ 本研究で示唆された通り、リンゴジュースの摂取量を150mL以下にして様子を見る
> ・ リンゴジュース摂取とフェキソフェナジン服用の時間をずらす

　どれが正解とは言えませんが、様々な選択肢が考えられます。フェキソフェナジンの添付文書を確認すると、用法については「1日2回投与」と記載されており、食事に関する指定はありません。食事による影響は、食後投与の場合は食前投与に比べてCmaxが15％減少、AUCが14％減少とありますが、この程度であればそれほどこだわる必要はないでしょう。

　患者さんは食事の際にリンゴジュースを摂取しているので、フェキソフェナジンの服用を食事とずらしてみるのも一手かと思います。フェキソフェナジンの最高血中濃度到達時間（Tmax）は約2時間ですから、フェキソフェナジンを服用した後、2時間以上経ってからを目安にリンゴジュースを飲むようにすれば影響は小さくなると考えられます。患者さんの食生活、フェキソフェナジンとの相互作用、そして患者

さんの意向を確認。これらを踏まえた上で服用時間の変更や、他剤への変更について、処方医に相談／フィードバックすると良いのではないでしょうか。

　なお、リンゴ以外のフルーツジュースの影響はどうかについてですが、フェキソフェナジンとの相互作用が報告されているのはグレープフルーツジュースとオレンジジュースです[1],[3]。その他のフルーツジュースとの相互作用についても不明な部分が多いものの、少なくとも報告があるフルーツジュースについては必要に応じて指導をした方がよいと思います。

　さて、今回の疑問の入り口は「後発医薬品変更時のトラブル」でしたが、結果的にはフルーツジュースと薬剤の相互作用を検討することになりました。日々、様々な事例があると思いますが、薬剤師としては、患者さんの訴えを頭ごなしに「気のせいでしょ」で終わらせるのではなく、まずはお話をしっかりお聞きして、原因を探るスタンスを忘れないようにしたいと思います。

参考文献

1) Dresser GK, Kim RB, Bailey DG. Effect of grapefruit juice volume on the reduction of fexofenadine bioavailability: possible role of organic anion transporting polypeptides. Clin Pharmacol Ther. 2005;77(3):170-7. PMID:15735611

2) Luo J, Imai H, Ohyama T, et al. The Pharmacokinetic Exposure to Fexofenadine is Volume-Dependently Reduced in Healthy Subjects Following Oral Administration With Apple Juice. Clin Transl Sci. 2016;9(4):201-6. PMID:27197662

3) Dresser GK, Bailey DG, Leake BF, et al. Fruit juices inhibit organic anion transporting polypeptide-mediated drug uptake to decrease the oral availability of fexofenadine. Clin Pharmacol Ther. 2002;71(1):11-20. PMID:11823753

4) Bronsky EA, Falliers CJ, Kaiser HB, Ahlbrandt R, Mason JM. Effectiveness and safety of fexofenadine, a new nonsedating H1-receptor antagonist, in the treatment of fall allergies. Allergy Asthma Proc. 1998;19(3):135-41. PMID:9642436

※脚注① 季節性アレルギー性鼻炎に対する、フェキソフェナジン1日2回、1回40mg、60mg、120mgの3通りの用量の効果を検討したランダム化比較試験[4]では、低用量の40mgにおいてもプラセボに対する優越性は示しているものの、効果減弱の可能性は否定できないように思われる。ただ、本試験のリンゴジュースと併用したフェキソフェナジンのAUCデータ[2]を見ると、個人差が大きいようで、リンゴジュースと併用しても、効果の減弱を自覚しない患者さんもいるかもしれない。

Article 15

耳鼻咽喉科疾患／アレルギー疾患　Chapter: 2

口内炎にステロイド軟膏は有効？

Efficacy and safety of dexamethasone ointment on recurrent aphthous ulceration.

再発性アフタ性潰瘍に対するデキサメタゾン軟膏の有効性と安全性
Am J Med. 2012;125(3):292-301.

医師「ステロイド軟膏って口内炎にはあまり効かないんじゃないかって話を聞いたんだけど、そうなの？そこんとこ、薬剤師としてどう思う？」

　こんな質問を医師から投げかけられたら、ちょっとドキッとしますよね。「薬剤師としてどう思う？」と意見を求められるのはとてもありがたいことですが、ズバッと即答できないこともあります。「どうして調べておかなかったんだぁー！」と心の中で叫びながら、「お調べしますので少々お時間をください」と一端電話を切るしかありません。すぐさま、パソコンで作業している後輩薬剤師を「ごめんッ」と跳ねのけて、超特急で情報収集する私の姿を職場スタッフはしばしば目の当たりにしていることでしょう。

　この口内炎についての疑問ですが、私もそれ以前に、ステロイド軟膏はあまり効かないんじゃないの？みたいな話をどこからともなく耳にしていました。口内炎の治療に用いられていたトリアムシノロンアセトニド軟膏の「ケナログ口腔用軟膏」が発売中止になるという案内が流れた頃だったと思います。口内炎といえばケナログといってもいいくらい知名度の高い商品だったので、まさかの発売中止ということで話題になりましたよね。

　このケースで医師が薬剤師に求めている情報が「口内炎に対して適応があるので効きます」でないこ

とは明白ですよね。そんなことを聞きたくて薬剤師に意見を求めているのではないと思います。期待しているのは「どのくらい効くのか？」「何かデータはあるのか？」といったことのはずです。

　しかし、改めて「どれくらい効くのか？」と問われると回答が難しいですね。発売中止となった商品は置いといて、代替品となるデキサルチン口腔用軟膏（一般名：デキサメタゾン）のインタビューフォームを見てみましょう。

　国内8施設で放射線口内炎を主な対象として実施された二重盲検比較試験を含む臨床試験（計49例）の概要を**表1**に示します。二重盲検ということはプラセボなどの対照薬も設定されているはずですが、デキサメタゾンのデータしか記載されていませんね。比較データがないので、デキサメタゾンが口内炎にどれくらい効くのか、いまいちピンときません。また、このデータは対象が主に放射線口内炎なので、一般外来に多いアフタ性口内炎に対してはどうなのか？も知りたいところです。

　そこで論文検索してみたところ、中国の医療機関5施設で実施されたランダム化比較試験の結果が2012年に発表されていました[1]。プラセボと比較した研究であり、「デキサメタゾンは口内炎にどれくらい効くのか？」という疑問への答えが得られそうで

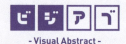

再発性アフタ性口内炎に対するデキサメタゾン軟膏の有効性と安全性

(Am J Med. 2012 Mar;125(3):292-301.)

O 主要評価項目
- 口内炎のサイズの変化
- 口内炎の痛みの変化（NRSで評価、0〜10で高い方が痛みが強い）

P：患者
E：介入
C：対照
O：アウトカム

P 参加人数：240人

- 再発性アフタ性口内炎［6カ月以上］
- 平均年齢：32歳［18〜60歳］
- 口内炎発生から48時間以内
- 口内炎の数：1〜3個（直径10mm未満）
- ~~ヘルペス様潰瘍~~
- ~~ベーチェット病~~
- ~~1カ月以内のステロイド使用（外用薬も含む）~~

ランダム化
盲検化 (有)・無

E 120人
デキサメタゾン軟膏 1mg/g
1日3回 食後に塗布
5日間治療
脱落：6人
解析人数：114人

	治療前	6日目
口内炎のサイズ：	8.079 →	0.860 mm²
痛み：	5.912 →	0.316

C 120人
プラセボ軟膏
1日3回 食後に塗布
5日間治療
脱落：3人
解析人数：117人

	治療前	6日目
口内炎のサイズ：	7.679 →	3.333 mm²
痛み：	6.009 →	1.068

群間差は？

- 口内炎のサイズ： [有意] デキサメタゾン軟膏 vs プラセボ [有意差あり] (p=0.000*)
  ※ [有意]：口内炎のサイズが有意に縮小した
- 口内炎の痛み： [有意] デキサメタゾン軟膏 vs プラセボ [有意差あり] (p=0.001)
  ※ [有意]：口内炎の痛みが有意に改善した

*p=0というわけではなく、0.001より小さいことを意味する

結論

デキサメタゾン軟膏は、プラセボと比較して、
再発性アフタ性口内炎のサイズ、痛みの改善に有効だった。

表1 ● 国内8施設で実施された臨床試験の結果 (デキサルチン口腔用軟膏のインタビューフォームを基に作成)

	著明改善	改善	やや改善	不変	悪化
治療効果	3例	13例	23例	8例	2例

	良い	やや良い	普通	やや悪い	悪い
使用感	11例	21例	10例	5例	2例

	きわめて有用	有用	やや有用	無用	使用不可
有用度	1例	22例	22例	4例	0例

す。早速、この研究の概要を見てみましょう。

■ 6日目のサイズと痛みを評価

口内炎の中で、一般的に最も多くみられるのがアフタ性口内炎ですが、その決定的な病因は不明であり、局所的外傷、免疫不全、栄養欠乏、感染、アレルギー性物質など多くの要因が関与していると考えられています。

再発性アフタ性口内炎は3つに分類されます。約8割を占めるのが小型アフタ性潰瘍（Minor aphthous ulcer）です。通常、3〜10mmの口内炎が1〜5個発生し、瘢痕はできずに治癒します。サイズが10mm以上に及ぶ大型アフタ性潰瘍（Major aphthous ulcer）や、複数の潰瘍が融合するのが特徴的なヘルペス様潰瘍（Herpetiform ulcer）は、より専門的な治療が必要とされています[2]。ちなみに、紛らわしいことこの上ないのですが、ヘルペス様潰瘍は、ヘルペス性口内炎（herpetic stomatitis）とは別物です。

ビジアブを見ていきましょう。この試験の参加者は、「口内炎の数が1〜3個、サイズが10mm未満」の患者さんですから、小型アフタ性潰瘍を対象とした試験ということになります。「6カ月以上前から口内炎を繰り返している再発性アフタ性口内炎」が対象なので、たまたま、ポッと口内炎ができただけの患者さんは対象外です。

さらに「6カ月以上前から」といっても、ずーっと口内炎ができっぱなしというわけではなく、「本試験登録時の口内炎ができたのが48時間以内」とのこと。その他、ベーチェット病による口内炎や、重篤な口腔粘膜疾患は除外され、ステロイド（外用・内服）使用中の患者さんも除外されました。

参加条件を満たした患者さん240人がデキサメタゾン軟膏塗布群とプラセボ軟膏塗布群の2群にランダムに割り付けられました。中国で実施された試験ですが、試験に用いられたデキサメタゾン軟膏は日本で使用されているものと同じ1mg/g製剤です。これを1日3回、5日間塗布して、6日目に口内炎のサイズや痛みを評価しました。

口内炎のサイズについては治験医師が評価し、痛みについては患者さん自身が痛みの度合いを0〜10の数値で評価しました。この11段階の数値で評価する方法はNRS（Numeric Rating Scale）と呼ばれ、数字が大きくなるほど痛みが強いことを示しています。

参加者のうち5人が試験途中で追跡不能となり、4人が試験を中断しました。試験中断の理由としては、他剤を併用してしまった人が3人、全身性の皮疹のために中断となった人が1人（プラセボ群）です。試験完了しなかった9人は解析から除外され、有効性の解析対象は231人となりました。

■ 口内炎のサイズが有意に縮小

　結果を見てみると、デキサメタゾン群の口内炎のサイズは、プラセボ群と比べて有意に縮小しています。小型アフタ性潰瘍は通常10~14日間で自然に治癒するので[2]、プラセボ群でもサイズは縮小しています。しかしデキサメタゾン群の縮小幅が有意に大きく、ステロイドの抗炎症作用により治癒が促進されていることが分かります。

　痛みについては、6日目の時点では、プラセボ群でもほとんど改善されており、群間差は小さくなっていますね。投与開始初期（2～3日目）の痛みがどうだったのか知りたいところですが、論文には経時的なデータは記載されていません。従って鎮痛効果についてははっきりしない部分もありますが、口内炎のサイズがデキサメタゾン群でより速やかに縮小していることから、痛みも速やかに緩和されるのではないかと期待されます。

　有害事象については、プラセボ群8例、デキサメタゾン群4例でした。プラセボ群の1例は全身性の皮疹で試験中断となりましたが、その他は重篤な事例はなく、口周りの発疹や喉の熱感などの軽度なもので、特に治療せずに自然軽快しています。血中濃度も測定しており、軟膏使用後のデキサメタゾンの検出は認められなかったそうです（0.502ng/mL未満）。ステロイドについては、全身性の副作用を心配される患者さんもいますが、この研究（5日間の使用）ではまず心配ないと思われます。

　というわけで、冒頭の医師からの質問「口内炎に口腔用ステロイド軟膏は有効か?」についてですが、この試験結果を見た限りでは、個人的には効いているという印象を受けます。実際、アフタ性口内炎のレビュー[2]においても、治療オプションとしてステロイド軟膏が掲載されており、まったくの無益ということはないでしょう。

　ただ、アフタ性口内炎に対するステロイド軟膏の塗布はあくまで対症療法であり、再発を防ぐための治療ではありません。効果が実感できるかどうかは患者さんによって異なると思われますので、使用するか否かの判断においては、患者さんの希望、QOLが重視されるべきではないでしょうか。

　医師が患者さんにステロイド軟膏の効果について説明し、処方を決める際、客観的な比較データがあると参考になりますよね。なので、このような情報を医師と薬剤師の間で積極的に共有できれば良いと思います。

　特に、かかりつけ医としてプライマリ・ケアを担っている先生方は、ご自身の専門外の領域の薬も扱います。使い慣れない薬の疑問について「薬剤師に聞いてみよう!」と思ってくれる医師が増えてくれればなぁ…と思う一方で、期待に応えなくては!というプレッシャーもありますよね。こればかりは日々勉強…という感じなのですが、医師の信頼を得るために、速やかに適切な情報を提供できるようになりたいと思っています。

参考文献

1) Liu C, Zhou Z, Liu G, et al. Efficacy and safety of dexamethasone ointment on recurrent aphthous ulceration. Am J Med. 2012;125(3):292-301. `PMID:22340928`

2) Scully C. Clinical practice. Aphthous ulceration. N Engl J Med. 2006;355(2):165-72. `PMID:16837680`

耳鼻咽喉科疾患／アレルギー疾患　Chapter: 2

Article 16

点耳薬の耳浴時間、短縮した場合の有効性は？

オフロキサシン耳用液の有用性と耳浴時間に関する臨床的研究

耳鼻咽喉科展望 1994年 37巻 3号 p. 380-387

患者さんのお母さん「昨日、息子と娘に出してもらった点耳薬なんですけど、耳に垂らしてから10分くらいそのまま横になって待つんですよね？でも、うちの子たち、ぜんぜん言うこと聞いてくれなくて。10分もジッと横になっていられないんです。これって最低何分待てばいいんでしょうか？10分待たないと効果が落ちてしまうんでしょうか？」

　抗菌薬の点耳薬をお渡しした3歳と5歳の患者さんのお母さんからお電話です。電話の向こうから、元気な子どもたちの声が聞こえてきます。ドッタンバッタン大騒ぎ！ 10分間の耳浴なんてムリ！というお母さんの悩みがヒシヒシと伝わってきます。夜の分は子どもが寝てからチョロッと垂らす手もありますが、朝はどうしたらいいんだろうかと途方に暮れるでしょうね…。

　処方された薬はオフロキサシン耳科用液（商品名：タリビッド耳科用液など）です。外耳炎や中耳炎に適応を有するキノロン系の抗菌点耳薬ですね。中耳炎に対する点耳薬は、「小児急性中耳炎診療ガイドライン」[1]によると、「鼓膜換気チューブ留置などで中耳腔に薬液が十分投与・到達可能な症例への使用を推奨する。」と記載されており、中耳炎なら何でもかんでも適応となるわけではありません。用法は「1日2回、1回6〜10滴点耳後、約10分間の耳浴（小児は適宜滴数を減ずる）」とされています。

　なるほど、添付文書にも「10分」と明記されているんですね。ちなみに海外の添付文書では「5分」のようです。うーん、子どもにとっては5分も厳しいでしょうか…。では、5分より短かった場合の効果はどうなのか…？この疑問に答えてくれそうな文献を調べてみると、ありました！耳浴時間について検討した試験が、20年以上前に実施されていました！[2] なんと日本語です。母国語、最高！早速、内容を見ていきましょう。

■ 通常通り10分 vs 2〜3分に短縮

　まず、この研究の背景と目的についてです。オフロキサシン耳科用液の耳浴時間は添付文書に10分と記載されているものの、これは経験的に決められたものだそうです。そこで、患者さんの時間的負担の軽減のため、この「10分」が妥当なものかどうかを検討したとあります。

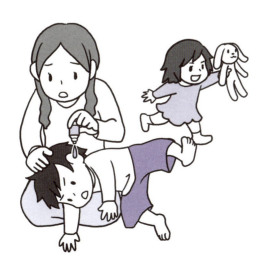

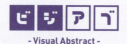

点耳薬の耳浴時間が短いと効果が落ちる？

(耳鼻咽喉科展望 1994年 37巻 3号 p. 380-387)

O 評価項目　臨床効果（「著効」「有効」「やや有効」「どちらともいえない」「無効」の5段階評価）

P：患者
E：介入
C：対照
O：アウトカム

P 参加人数：258人

鼓膜炎、慢性化膿性中耳炎、真珠腫性中耳炎の感染時、中耳術後の再感染症例

平均年齢：約50歳　　~~局所抗菌療法が対象外の患者~~　　~~原因菌がオフロキサシン耐性~~

ランダム化（施設ごと）
盲検化　有・(無)

E 110人
オフロキサシン耳科用液
1回6〜10滴、1日2回
耳浴時間：2〜3分
（小児は滴数を適宜減量）

7日間以上　脱落：0人

解析人数：110人
臨床効果
（改善率；著効・有効の割合）：
90.9%

C 148人
オフロキサシン耳科用液
1回6〜10滴、1日2回
耳浴時間：約10分
（小児は滴数を適宜減量）

7日間以上　脱落：0人

解析人数：148人
臨床効果
（改善率；著効・有効の割合）：
77.7%

群間差は？

オフロキサシン耳科用液の臨床効果（改善率；著効・有効の割合）：
耳浴時間2〜3分 vs 耳浴時間約10分　有意差なし

結論

オフロキサシン耳科用液は、2〜3分の耳浴時間でも、
10分の耳浴と同様に高い臨床効果と安全性を認めた。

24施設、258人の外来患者さんが本試験に参加しました。対象となったのは鼓膜炎、慢性化膿性中耳炎（急性増悪を含む）、真珠腫性中耳炎の感染時、中耳術後の再感染症例のいずれかです。慢性化膿性中耳炎が約6割と最も多く、鼓膜炎、中耳術後の再感染症例がそれぞれ1〜2割となっています。参加者の年齢は0歳から80代まで幅広い年代の方々が参加していますが、ほとんどが成人で、40〜69歳で約7割を占め、平均年齢はおおよそ50歳です。

試験参加者を、「通常群」（耳浴時間は添付文書通り約10分、148人）と「短縮群」（耳浴時間は2〜3分、110人）の2群に分けて、最短でも7日以上治療しました。使用された薬剤はオフロキサシン耳科用液で、試験期間中、他の抗菌薬の併用は禁じられました。両群で異なるのは耳浴時間のみで、「1回6〜10滴、1日2回点耳」の用法・用量は共通です。盲検化はされていません。

なお、この試験では、参加者一人ひとりをランダムに割り付けるのではなく、参加した24施設をランダムに振り分ける「クラスターランダム化」という手法を取っています。施設を丸ごと、「通常群」か「短縮群」のどちらかにランダムに振り分けたということですね。

評価項目は臨床効果です。効果判定は投与前後の自覚症状と他覚所見をもとに、主治医が「著効」「有効」「やや有効」「どちらともいえない」「無効」の5段階で評価しました。起炎菌が同定されている場合には、細菌学的効果についても「菌消失」「菌減少」「不変」「菌交代」「不明」のいずれかで判定しています。特に脱落例はなかったようで、全例が解析対象となりました。

■ 耳浴時間を短縮しても臨床効果に有意差なし

結果ですが、5段階評価の「著効」と「有効」を合わせた改善率は短縮群90.9%、通常群77.7%で有意差はなし。一方、まったく効かなかった無効例は、短縮群4.5%、通常群4.7%でこちらもほとんど差

がありません。従って耳浴時間短縮による効果減弱は認められなかったということになります。細菌学的効果については、短縮群110例中50例、通常群148例中93例のみの効果判定でしたが、菌消失の割合は短縮群90%、通常群84.9%で、これについても有意差はありませんでした。安全性については、両群ともに副作用ゼロでした。この結果を踏まえて論文の著者は、オフロキサシンの耳浴時間は2〜3分でも十分な効果が得られると結論づけています。

なお、有意差はないものの通常群（77.7%）より短縮群（90.9%）の方が改善率が高かったことについて、論文の著者は、両群の患者背景の違いが反映されたのではないかと考察しています。患者さん一人ひとりを単位としてランダム化した試験と比べて、クラスターランダム化比較試験では患者背景がバラつきやすいと考えられています[3]。施設ごとに患者層の違いがあると考えると、場合によっては偏りが生じるのもうなずけます。しかし患者背景が大きくバラついていると、「耳浴時間を短縮しても同等の効果が得られる」という結論自体が覆りかねません。

そこで改めてベースラインの患者背景を確認してみると、2群間に有意差はないものの、確かに多少のズレがあるようです。病名については、「中耳術後の再感染症例」の割合は短縮群の方が多く（通常群16.3%に対して短縮群24.5%）、「慢性化膿性中耳炎」の割合は通常群の方が多い（短縮群53.6%に対して通常群60.5%）。重症度については通常群の方が重症例が多く（短縮群1.9%に対して通常群4.2%）、併用療法ありは短縮群の方が多い（通常群8.8%に対して短縮群14.5%）といった具合です。ただ、これが結果を覆すほどのものかというと、それほど大きな影響はないような気がします。

個人的には、それよりも、各群での実際の投与期間と、治療期間が延長した症例の割合がどうだったのかが気になりました。投与期間について論文には、「7日間が両群ともに過半数を占めたが、一部長期にわたるものもみられた」とありますが、明確には記載されていません。もしも短縮群で長期治療の割合が高かったとすると、「耳浴短縮により即効性が落ち

た」という説が浮上します。

　治療期間の延長の割合に群間差があり、研究結果に影響を及ぼすような場合には、論文の中で言及されているはずです。従って恐らく問題はなかったのでしょうけれど、ちょっと気になりました。

　読者の中には、盲検化されていないことによるバイアスの可能性が気になる方もいるかもしれませんね。「10分耳浴するのだからよく効くはずだ」というプラセボ効果が患者さんに生じた可能性はあるかもしれません。また、医師の臨床評価においても、「10分耳浴の方が効いているだろう」という先入観が生じる可能性がありますし、あるいは、「2〜3分の耳浴でも有効だというデータが得られれば、患者さんにとって有益だなぁ」という期待が臨床評価に多少のバイアスを生んだかもしれません。ただ、施設ごとに通常群と短縮群に割り付けられており、1人の医師が通常群の患者さんと短縮群の患者さんを並行して診察していたわけではないので、臨床評価におけるバイアスの影響はそれほど大きくないような気もします。

　短縮群の方が改善率が高い傾向にあった（短縮群90.9％、通常群77.7％）理由には、このような様々なバイアスの影響も含まれているのかな？という印象です。しかし、そういった可能性はあるものの、個人的には、耳浴時間を2〜3分に短縮しても問題なさそうだなぁと感じました。

　念のため、他の文献も探してみると、同じテーマを検討した試験が同時期に日本で行われていました[4]。この試験も「オフロキサシン2〜3分耳浴」vs「同10分耳浴」の比較ですが、ランダム割り付けではなく、受診順に交互に割り付ける方法を取っています。症例数は約50例と少なめです。こちらの試験でも、臨床効果に有意差はなく、2〜3分間の耳浴で十分な効果があると結論づけられています。

　というわけで、「どうしても10分の耳浴は無理！5分でも厳しい！」というケースにおいては、本試験のエビデンスを踏まえて、耳浴時間の短縮について処

方医に提案してみてはいかがでしょうか。可能であれば、このような症例に遭遇することを想定して、耳浴を嫌がる子どもたちに対しては「耳浴時間を短縮してもよい」と薬局で説明しても良いかどうかについて、事前に医師に相談しておくと連携がスムーズになると思います。

参考文献

1) 日本耳科学会／日本小児耳鼻咽喉科学会／日本耳鼻咽喉科感染症・エアロゾル学会（編）「小児急性中耳炎診療ガイドライン2018年版」金原出版

2) 原田 勇彦, 加我 君孝, 水野 正浩 他　オフロキサシン耳用液の有用性と耳浴時間に関する臨床的研究　耳鼻咽喉科展望 1994年 37巻 3号 p. 380-387

3) Meurer WJ, Lewis RJ. Cluster randomized trials: evaluating treatments applied to groups. JAMA. 2015;313(20):2068-9. PMID:26010636

4) 蓑田 涼生, 宇野 研吾, 福島 正人 他　オフロキサシン点耳液の効果（耳浴時間による検討）　耳鼻と臨床 1994年 40巻 5号 p. 780-786

Column 統計用語解説②

PECOって何？

みなさん、PECO（ペコ）って聞いたことはありますか？お菓子「ミルキー」のマスコットキャラクターのことではありません（それはスペル違いの「PEKO」）。PECOは、「エビデンスに基づく医療（EBM）」（→**210ページ参照**）の第1ステップである、臨床疑問の定式化フォーマットのことです。下記の項目から頭文字を取っています。

P：Patient/Participant（患者/参加者）
E：Exposure/Intervention（曝露/介入）
C：Comparison（比較対照）
O：Outcome（転帰/結果/評価項目）

うーむ…。どうもピンときませんね。意訳してみましょう。

P：どんな患者さんに
E：どんなことをすると
C：何と比べて
O：どんな結果になるのか

こう考えると分かりやすいですね。アウトカム（Outcome）は転帰や結果という意味ですが平たく言えば「どんな結果になるのか」です。アウトカムについては別のコラムでも詳しく解説します（→**96ページ参照**）。EのExposureはどんな要因の曝露を受けたのかを意味します。観察研究なら「曝露」でいいと思うのですが、ランダム化比較試験などの介入研究では、積極的に介入するわけですから言葉のニュアンスにちょっと違和感があるかもしれませんね。なのでPECOのEを介入（Intervention）のIに置き換えて、PICO（ピコ）と呼ぶこともあります。

本書のビジアブでは頭文字はPECOで統一していますが、Eに対応する日本語は、試験デザインの違いに応じて観察研究では「曝露」、介入研究では「介入」としました。厳密な使い分けの決まりはないので、「ペンパイナッポーアッポーペン！」（※世界的に大ヒットしたピコ太郎の歌より）と踊るのが好きな方は、脳内でPECOをPICO（ピコ）と読み替えてください。ミルキーでもアッポーペンでもどっちでもOKです！大事なのは疑問の定式化ですね。

日常生活の中の疑問もPECOにまとめることができます。例えば…。

P：モテたい男子高校生が
E：髪の毛を染めると
C：染めないのと比べて
O：彼女ができるか

うーむ…。興味深い疑問ですね。盲検化はできませんが、ランダム化比較試験を実施してみたいところです。安全性評価として、「先生に怒られる」「停学になる」「他校の生徒にからまれる」などの有害事象の発生が懸念されるところです。ちなみに私は他校の生徒にからまれたくなかったので、髪の毛の色はずーっと黒です。最近、白色が混ざり始めたので、違う意味で染めてみようかと検討中ですが…。

こんな感じで楽しみながら、疑問をPECOで定式化してみましょう。ふと気付けば、どんな疑問もPECOでまとめるクセがついていると思います。

患者さんとの対応の中でも、様々な疑問が生じますよね？それを頭の中でPECOに置き換えるのです。本書でも取り上げた例ですが（→**75ページ参照**）、患者さんからこんな質問を受けたらどうしますか？

「昨日、息子と娘に出してもらった点耳薬なんですけど、耳に垂らしてから10分くらいそのまま横になって待つんですよね？でも、うちの子たち、ぜんぜん言うこと聞いてくれなくて。10分もジッと横になってい

られないんです。これって最低何分待てばいいんでしょうか？ 10分待たないと効果が落ちてしまうんでしょうか？」

薬歴を見ると、中耳炎でオフロキサシン耳科用液を処方されていました。さっそくPECOで疑問を定式化してみましょう。

P：中耳炎の子どもに
E：点耳薬の耳浴時間を短縮して投与すると
C：耳浴時間10分と比べて
O：効果は落ちるのか

この疑問の答えとなる研究論文を探せば良いわけです。役に立ちそうな論文を見つけたら、今度はその研究内容をPECOでまとめてみて、該当患者さんの状況と合致するかをチェックするのです。なお、本書で取り上げた論文のPは大部分が大人でしたが、参考になるエビデンスであろうということで取り上げています（→**75ページ参照**）。

ビジアブにまとめる

私の場合、論文の内容をビジアブとして図解で描くようにしています。ビジアブの記載内容がPECOに直結するようになっているため、ビジアブでまとめれば、自然とPECOもはっきりするという仕組みです。私は「小説よりもマンガ！」の世代なので、何でも図にしてみたいという気持ちがフツフツと湧き起こってくるのです（絵心はありませんが…）。図にすると視覚的にパッと頭に入ってきて分かりやすいですよね。

ビジアブの書き方は簡単です。まず、論文から次のポイントをピックアップします。

・どんな患者さんなのか（P）
・何と何を比べているのか（EとC）
・どんなアウトカムを検討したのか（O）
・結果／群間差はどうだったのか

・論文の結論は何か

これをフローチャート式にまとめれば、ビジアブのでき上がりです。パソコン上でエクセルやパワーポイントを利用して作成する場合には、空白のビジアブ（ひな型）を用意しておくと短時間で描き上げることができます（※**脚注①**）。論文抄読会を実施している方々は、ビジアブのひな型を用意して、みんなで話し合いながらビジアブを作成していくのも有用だと思います。

研究内容によっては、介入群（E）と対照群（C）の区別で混乱するかもしれません。特に2通りの介入を行っている場合には、どちらが対照群なのかが分かりにくいです。ただ、個人的には、EとCの区別は、あまり意識しなくてもよいのではないかと思っています。重要なのは、「何と何を比べているのか」だからです。本書でも介入と対照の区別が分かりにくい研究については、「C（対照）」ではなく、「E1（介入1）」、「E2（介入2）」として分類しています。

研究の種類によっては、どうもPECOがまとめにくいなぁ…という場合もあります。本編で取り上げた研究のうちの2本（→**163ページ、218ページ参照**）は、PECOでまとめていません。

個人的にはPECOが分かりにくいときには、無理にまとめなくてよいと思っています。研究デザインによっては、直接、ビジアブでまとめた方が研究の重要なポイントが一目でわかることもあるのでオススメします！

参考文献

統計用語解説①〜⑩を通しての参考文献を**195ページ**にまとめて記載。

※**脚注①**　著者のブログにて、ブログ版ビジアブのひな型を公開中（http://ph-minimal.hatenablog.com/entry/2018/05/25/010253）。

Chapter
3

循環器疾患

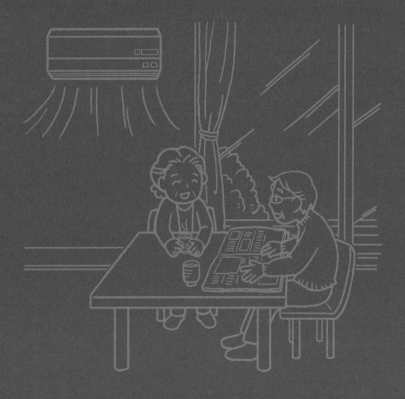

Article **17**

アムロジピン 5 mg の降圧効果は、アゼルニジピン何 mg に相当？

Azelnidipine and amlodipine: a comparison of their pharmacokinetics and effects on ambulatory blood pressure.

アゼルニジピンとアムロジピン：薬物動態と自由行動下血圧への効果の比較
Hypertens Res. 2003;26(3):201-8.

血圧を下げる薬、たくさんありますよね。たくさんありすぎて、もう何がなにやら…。

そうは言っても薬剤師たるもの、薬剤情報はきちんと把握しておかなくてはなりません。添付文書の記載内容に加えて、添付文書には載っていないような情報まで収集できるかどうかが大事だと思うのです。例えば、このような問い合わせを受けたら、どうやって調べましょうか？

医師「○○（降圧薬の名前）から△△（○○の同効薬）に切り替えたいんだけど、用量はどうすればいいかな？」

ハッとしますよね。薬の切り替え方法は添付文書には載っていません。「高血圧治療ガイドライン」にも同効薬の等価換算についての記載はありません。製薬会社に問い合わせるという手もありますが、他社の薬剤との比較については、明快な回答が難しいケースもあるでしょう。

例えばアムロジピン（商品名：アムロジン、ノルバスクなど）は、添付文書では通常量が1日2.5～5mgで上限10mg、アゼルニジピン（商品名：カルブロックなど）は通常量が1日8～16mgで上限16mgです。アムロジピン2.5～5mgとアゼルニジピン8～16mgが同程度の効果だということでよい

のでしょうか？

今回はこの2剤の等価換算の用量について考えてみましょう。日本で実施された、アムロジピンとアゼルニジピンの降圧効果の比較試験を紹介します[1]。

■ アムロジピン 5 mg と、アゼルニジピン 16 mg の効果を比較

ビジアブを見てください。試験に参加したのは軽度～中等度の本態性高血圧の患者さんです。外来診察時の血圧が140/90mmHg以上で、日中の平均血圧が135/85mmHg以上の方が対象となりました。拡張期血圧120mmHg以上の重症の高血圧患者さんは対象外です。その他にも、二次性高血圧、心疾患、進行性の肝機能障害、糖尿病、グレードⅡ、Ⅲの房室伝導障害（完全房室ブロックなど）、心房細動の患者さんは除外されました。

参加条件をクリアしたのは46人です。患者背景を見ると平均年齢は54歳、座位血圧の平均値は約154/97mmHg、参加者の約6割は降圧薬服用歴がありました。なお、試験参加前に降圧薬を服用中だった方については、2～6週間の休薬期間を設けています。

循環器疾患　Chapter: 3

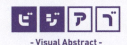

アゼルニジピンとアムロジピンの降圧効果の比較

(Hypertens Res. 2003 Mar;26(3):201-8.)

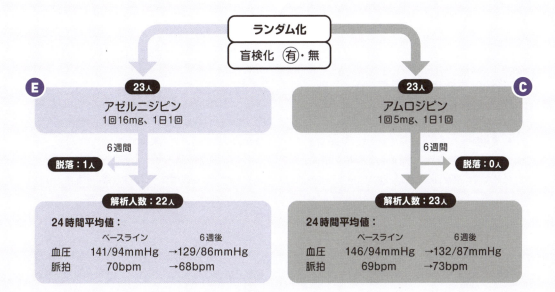

6週後の24時間平均値の変化（ベースライン調整済み）：
　　収縮期血圧：アゼルニジピン vs アムロジピン　0（95%信頼区間 -5.5 to 4.1）　有意差なし
　　拡張期血圧：アゼルニジピン vs アムロジピン　-1mmHg（95%信頼区間 -4.2 to 2.7）　有意差なし
　　脈拍：　有意　アゼルニジピン vs アムロジピン　-6bpm（95%信頼区間 -8.8 to -2.7）　有意差あり

※　有意：脈拍が有意に減少した

結論

アゼルニジピンとアムロジピンは、同程度の降圧効果を示したが、
脈拍に関しては、アゼルニジピン群はアムロジピン群と比較して有意に低かった。

46人の参加者が、アムロジピン群（23人）とアゼルニジピン群（23人）の2群にランダムに割り付けられました。拡張期血圧の差が小さくなるように割り付けられましたが、ベースライン時の収縮期血圧はややアムロジピン群の方が高くなっています。

用法・用量は、アムロジピンは1回5mgを1日1回、アゼルニジピンは1回16mgを1日1回で、両剤とも朝食後の服用、投与期間は6週間です。

2週間おきに座位血圧と脈拍の測定を行った他、試験開始前と終了時（開始から6週間後）には携帯型の自動血圧測定器で24時間にわたり血圧と脈拍を測定しました。全例が試験を完遂しましたが、アゼルニジピン群の1人のみ、試験終了時の24時間血圧測定中に体調不良であったため解析から除外されています。

■ 降圧効果はほぼ同程度 ただし脈拍には相違も

結果を見てみましょう。まず、試験開始前と試験終了時（6週間後）の24時間血圧のデータの比較です。アゼルニジピン群はベースラインの141/94mmHgが6週間後には129/86mmHgに、アムロジピン群は同146/94mmHgが同132/87mmHgに変化していました。両群ともに低下しており、有意差は認められませんでした。日中、夜間の血圧の平均値の変化についても有意差はありませんでした。

また、ビジアブには示していませんが、試験開始から2週間おきに測定された座位血圧についても、両群の推移はおおむね重なっていました。これらの結果から、「アムロジピン5mgとアゼルニジピン16mgがほぼ同程度の降圧効果を示した」と言えるでしょう。

なお、本試験では血中濃度も測定されており、アムロジピンの半減期は38.5時間であったのに対し、アゼルニジピンは8.68時間でした。アゼルニジピンの半減期が短いにもかかわらず、両群ともに24時間

表1 ● 作用するカルシウムチャネルのサブタイプ
（文献2を基に作成）

	L型	T型	N型
アムロジピン	○	×	?
アゼルニジピン	○	○	×
ニフェジピン （商品名：アダラートなど）	○	×	×
ベニジピン （商品名：コニールなど）	○	○	○
シルニジピン （商品名：アテレックなど）	○	×	○

※「?」：未検討（not examined）

安定した降圧効果が得られたことになります。論文の著者はこの点について、アゼルニジピンは脂溶性が高いため、血管壁に保持され、降圧効果が持続すると述べています。

アムロジピン群とアゼルニジピン群の比較で、一点、違いがみられたのは脈拍数です。2週間おきに測定した診察時の脈拍数に有意な群間差はなかったのですが、試験開始前と6週間後に測定した24時間平均の脈拍数の変化は、アムロジピン群は1分間当たり4回増加だったのに対し、アゼルニジピン群は2回減少していました。

アムロジピン群の方が若干ベースライン時の収縮期血圧が高かったため、反跳性の脈拍数増加を招きやすかったのかもしれないとも思いましたが、両群の血圧の低下の度合いに差はなかったわけですし、ベースライン時の血圧のズレを調整しても、同様の結果となりました。

この相違の理由は、作用するカルシウムチャネルのサブタイプの違いによるものと考えられます（表1）[2]。L型チャネルは心筋や血管平滑筋に存在し、血管選択性の高いジヒドロピリジン系のカルシウム拮抗薬が降圧薬として用いられています。T型チャネルとN型チャネルは、腎臓の輸入細動脈に分布するL型チャネルと異なり、輸出細動脈にも分布しているため、T型とN型を抑制する薬剤は糸球体内圧低

下をもたらし、尿たんぱく減少効果が示唆されています。

また、T型やN型を抑制すると心拍数は低下すると言われており、これがアムロジピン群とアゼルニジピン群の脈拍数の変化に違いをもたらした原因だと考えられます。作用するカルシウムチャネルのサブタイプの違いが、患者さんに臨床的にどれほどの有益性をもたらすかについてはまだはっきりしない部分もあるようですが、このような薬理作用の相違を把握しておくことも、臨床試験の結果を考察する上では大事ですね。

さて、今回のテーマである降圧薬の等価換算に話を戻しましょう。本試験では、アムロジピン5mgとアゼルニジピン16mgが同程度の降圧作用を示しましたが、念のため他の報告についても調べてみると、オープンラベルのランダム化比較試験が日本で実施されていました[3]。

試験参加人数は47人です。血圧140/90mmHg未満を目標として、アムロジピン群は2.5〜7.5mgの範囲で、アゼルニジピン群は8〜16mgの範囲で用量を漸増調節したところ、両薬剤の平均投与量はアムロジピン4.9mg、アゼルニジピン14.5mgとなりました。

以上の2つの試験のデータを踏まえると、アムロジピンとアゼルニジピンの切り替え時の用量はアムロジピン5mgに対してアゼルニジピン16mgとするのが妥当ではないかと思います。

今回の検討テーマであったアムロジピンとアゼルニジピンの等価換算は、結果だけ見ると、添付文書の通常量通りでOKというオチになりましたね…。ただ、私は、適切なデータを踏まえて情報提供をした方がよいと思っています。ひと手間かかりますが、医師に薬剤情報を提供する上では、今回のように論文情報の収集も必要ではないかと思います。

参考文献

1) Kuramoto K, Ichikawa S, Hirai A, Kanada S, Nakachi T, Ogihara T. Azelnidipine and amlodipine: a comparison of their pharmacokinetics and effects on ambulatory blood pressure. Hypertens Res. 2003;26(3):201-8. PMID:12675275

2) 阿部 雅紀. 特集 循環器系薬剤のトレンド2 カルシウム拮抗薬. 日大医学雑誌 2014年 73巻1号 p.12-13

3) Eguchi K, Tomizawa H, Ishikawa J, et al. Effects of new calcium channel blocker, azelnidipine, and amlodipine on baroreflex sensitivity and ambulatory blood pressure. J Cardiovasc Pharmacol. 2007;49(6):394-400. PMID:17577104

Article **18**

アジルサルタンとアムロジピン、降圧効果が高いのは？

Age-related difference in the sleep pressure-lowering effect between an angiotensin II receptor blocker and a calcium channel blocker in Asian hypertensives: the ACS1 Study.

アジア人高血圧症患者におけるARBとカルシウム拮抗薬の睡眠時降圧効果の加齢による差異：ACS1研究
Hypertension. 2015;65(4):729-35.

アンジオテンシンII受容体拮抗薬（ARB）とカルシウム拮抗薬の降圧効果を比較した日本の研究を紹介しましょう。発売当時、「最強のARB」と言われたアジルサルタン（商品名：アジルバ）と、カルシウム拮抗薬として根強い人気のアムロジピン（商品名：アムロジン、ノルバスクなど）のガチンコ対決です。

試験に参加したのは心血管疾患などの合併症がない高血圧の患者さんです。半数以上の試験参加者には降圧薬の服用歴がなく、1種類の降圧薬を服用していた方には、導入期間中に服薬を中止してもら

いました。2種類以上の降圧薬を服用している患者さんは試験から除外されています。試験期間中は、試験薬以外の降圧薬や狭心症治療薬、ジギタリス製剤、抗不整脈薬、カリウムサプリメントなどは服用が禁止されました。主要評価項目は、夜間睡眠時収縮期血圧の、ベースラインから8週後の変化です。

■ アムロジピン 60歳以上に対して大きな効果

結果はというと、何と、アムロジピンの方が有意に

表1 ● 60歳以上・未満に分けて収縮期血圧を比較解析（文献1を基に作成）

	アジルサルタン	アムロジピン	降圧効果の群間差
60歳以上			
夜間睡眠時SBP	-12.0mmHg	-18.3mmHg	有意 6.3mmHg（3.3 to 9.3）
24時間SBP	-13.2mmHg	-18.6mmHg	有意 5.4mmHg（2.8 to 8.0）
診察室SBP	-16.4mmHg	-21.5mmHg	有意 5.2mmHg（2.5 to 7.9）
60歳未満			
夜間睡眠時SBP	-13.5mmHg	-16.4mmHg	2.8mmHg（-0.6 to 6.3）
24時間SBP	-15.0mmHg	-15.9mmHg	0.9mmHg（-1.9 to 3.6）
診察室SBP	-18.0mmHg	-16.9mmHg	-1.1mmHg（-4.3 to 2.2）

※ 有意 ：アムロジピンがSBPを有意に低下させた。

循環器疾患 Chapter: 3

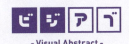

ARB（アジルサルタン）とCa拮抗薬（アムロジピン）の降圧効果の比較

(Hypertension. 2015 Apr;65(4):729-35.)

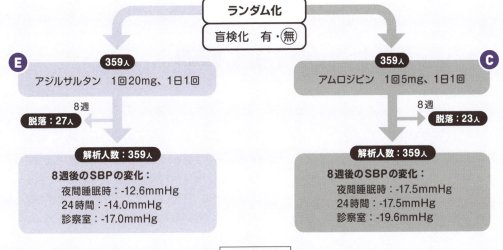

8週後のSBPの変化：
　夜間睡眠時：
　　アジルサルタン vs 有意 アムロジピン　+4.8mmHg（95%信頼区間2.6 to 7.1）有意差あり
　24時間：
　　アジルサルタン vs 有意 アムロジピン　+3.5mmHg（95%信頼区間1.6 to 5.4）有意差あり
　診察室：
　　アジルサルタン vs 有意 アムロジピン　+2.6mmHg（95%信頼区間0.5 to 4.7）有意差あり

※ 有意：有意に血圧が低下した

結論
60歳以上におけるアムロジピンの降圧効果は、アジルサルタンと比較して、優れていることが示唆された。

表2 ● 各種ARBの降圧効果の比較（文献2より一部抜粋）

	アジルサルタン	カンデサルタン	ロサルタン	オルメサルタン	イルベサルタン	バルサルタン	テルミサルタン
	各種ARBの用量（「→」は漸増）と収縮期血圧/拡張期血圧の減少効果						
Oparil et al,2001			50mg 9/6mmHg	20mg 13/9mmHg	150mg 11/7mmHg	80mg 8/6mmHg	
Brunner et al,2003		8mg 21/15mmHg		20mg 21/16mmHg			
Giles et al,2007			50→100mg 13/12mmHg	20→40mg 14/12mmHg		80→320mg 15/12mmHg	
White et al,2004						80→160mg 11/7mmHg	40→80mg 12/8mmHg
Mancia et al,2002					150mg 16/11mmHg	80mg 10/7mmHg	
White et al,2011 （※SBPのみ）	40mg 13mmHg / 80mg 15mmHg			40mg 12mmHg		320mg 10mmHg	
Lacourciere & Asmar,1999		8→16mg 13/9mmHg	50→100mg 9/7mmHg				
Vidt et al,2001		16→32mg 13/11mmHg	50→100mg 10/9mmHg				

収縮期血圧を低下させました。この試験結果を知るまでは、アジルサルタンは最強のARBだと認識していたので、カルシウム拮抗薬に劣ることはないだろうと思っていました。この結果には、びっくりしましたね。アムロジピン強し…。

本研究ではさらに、年齢別に降圧効果を比較しているのですが、60歳未満では両群に有意差はなく、60歳以上の患者さんにおいてのみ、アムロジピン群の方が有意に血圧が低下していたことが分かりました（表1）。加齢とともに血管が硬くなることや、レニン・アンジオテンシン系の機能が弱くなることが、ARBと比較してカルシウム拮抗薬の有効性を高める原因かもしれませんね。

この試験はあくまで2剤の降圧効果を比較したもので、心血管イベントなどの合併症予防効果は検証していません。ですからもちろん、本試験の結果のみを踏まえて、「アムロジピンの方が有益な薬だ」と言うことはできませんが、患者さんの血圧を適切に管理するための薬剤選択を考える上で、参考になる貴重なデータだと思います。

おまけ

ARBのレビュー論文より、各種ARBの降圧効果を検証した研究結果をまとめました（表2）。各群100例以上の研究を一部抜粋しています。研究ごとに患者背景が異なるので、別々の研究結果を比較するのは困難です（表の上下間の数値の比較は困難）。日本と比べて、用量設定が異なるのですが、ARBの降圧効果の用量換算に活用できるのではないでしょうか。

参考文献

1) Kario K, Hoshide S. Age-related difference in the sleep pressure-lowering effect between an angiotensin II receptor blocker and a calcium channel blocker in Asian hypertensives: the ACS1 Study. Hypertension. 2015;65(4):729-35. PMID:25646296

2) Abraham HM, White CM, White WB. The comparative efficacy and safety of the angiotensin receptor blockers in the management of hypertension and other cardiovascular diseases. Drug Saf. 2015;38(1):33-54. PMID: 25416320

循環器疾患　Chapter: 3

Article **19**

モーニングサージの抑制に暖房の予約運転は有効？

Short-term effects of instruction in home heating on indoor temperature and blood pressure in elderly people: a randomized controlled trial.

高齢者の血圧と室内温度に対する家庭暖房についての指導の短期的影響：ランダム化比較試験
J Hypertens. 2015;33(11):2338-43.

「日本には四季がある」と言われます。海外の国々にも季節の変化はあるのでしょうけれど、4つの季節の移り変わりが実感できること、そしてそれを楽しむ心の余裕は日本独特なのかもしれませんね（桜が咲いても気づかない私が言うのも何ですが…）。

でも、患者さんは、季節の変化を楽しんでばかりもいられません。心地よい春風も、花粉症の患者さんにとっては花粉を運ぶ苦々しい風にすぎないでしょう。「夏だ！海だ！野外フェスだ！」と若者が大はしゃぎする猛暑になると、熱中症で救急搬送される高齢患者さんが多くなります。それから高血圧の患者さんは、冬になると血圧が高くなる傾向にあり、薬が増量になったりしますよね。日本では、季節の変化に応じた健康管理も大切なのではないかと思います。

というわけで今回は、高血圧の患者さんにおける、冬場の血圧上昇防止対策を取り上げたいと思います。一般的に体が冷えると血管が収縮して血圧が上昇すると言われています。体温を維持するために交感神経が亢進し、皮膚の血管を収縮させて体熱の放散を防止しつつ、四肢への血流を減らして体幹や頭部など大事な臓器の体温を維持しようとします。その結果として血圧が上昇するわけですね。

従って冬になると私たち薬剤師は、高血圧の患者さんに「体が冷えないように注意してくださいね」などとアドバイスするわけです。しかし患者さんの中には、「具体的にどんなことに気を付ければいいの？」「どのくらい血圧上昇を防げるの？」といった素朴な疑問を持つ方もいるのではないでしょうか。

外出時にはしっかり着込んでいただくとして、自宅ではどのような対策をとればよいでしょうか。そこで今回は、「暖房の予約運転」のアドバイスが早朝血圧にどのような影響を及ぼすかを検討した研究[1]を紹介します。

■ 起床1時間前から居間の暖房を運転開始

ビジアブを見てください。日本の冬の寒い時期（外気温の平均値は5〜6℃）に実施された試験です。参加基準は「60歳以上の男女」で、実際の参加者の平均年齢は72歳でした。「高血圧」という組み入れ基準は設けられておらず、降圧薬を服用していない方も含まれています。参加者の収縮期血圧の平均値は136mmHgでした。居間の暖房使用についての介入ということで、居間と寝室が同じ住居で暮らしている方は除外されました。

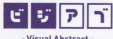

冬場の早朝の予約暖房使用が血圧に及ぼす短期的な影響

(J Hypertens. 2015 Nov;33(11):2338-43)

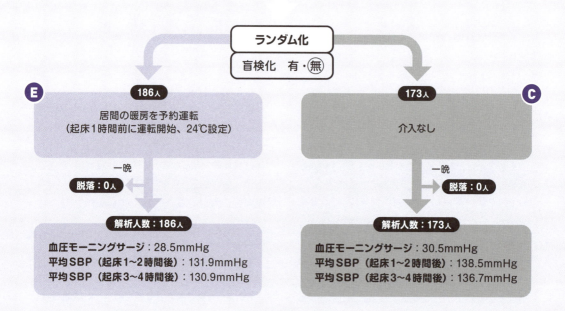

結論

高齢者に対する暖房の予約運転のアドバイスは、血圧モーニングサージの抑制に有効とは言えなかったが、起床後の血圧は、非介入群と比較して有意に低下した。

循環器疾患　Chapter: 3

359人の試験参加者が、介入群（186人）と対照群（173人）の2群にランダムに割り付けられました。介入群に対しての具体的な指示内容は、「居間の暖房の予約運転を起床予定時刻の1時間前に運転開始、24℃設定でセットする」です。さらに、可能であれば、起床後2時間は居間で過ごすように指示されました。これに対し、対照群は特に指示を受けていません。暖房の使用を禁じられてもいません。

主要評価項目は、夜間の収縮期血圧の最低値と起床後2時間の平均収縮期血圧の差です。介入は1日のみです。暖房の予約運転をアドバイスすることで、冬場の血圧モーニングサージ（夜間と起床後の収縮期血圧の差）が抑制できるかどうかを検証したということですね。血圧の測定については、携帯型の自動血圧計で就寝中から起床後4時間にわたり、30分間隔で測定しました。試験参加者に用いた血圧計はすべて同じで、測定機器の違いによる誤差が生じないよう配慮されています。

1日限りの介入ということで脱落例はなく、359人全例が解析対象となりました。参加者の背景を見ると降圧薬を服用している人の割合が10%ほど対照群で多くなっていますが、ベースライン時の血圧はほぼ同等でした。

■ 有意差はつかず　ただし検出力不足の可能性も

さて、結果です。暖房の予約運転で居間を暖めておくことで、朝の血圧に変化はあったのでしょうか。主要評価項目である夜間と起床後の収縮期血圧の差については、暖房の予約運転を指示した介入群の方が2mmHg低かったものの、有意差はつきませんでした。

一応、他のパラメータも比較してみると、起床後の収縮期血圧については、介入群の方が有意に低いという結果でした。30分ごとに測定された血圧を見ても、介入群は対照群に比べて血圧は低めに推移しています。

ランダム化比較試験において検証できる仮説は、基本的には主要評価項目だけです。従って本試験の結果をまとめると、「起床後の血圧は介入群において低めの傾向だったが、主要評価項目であるモーニングサージについては有意差はつかなかった」ということになります。

ただ、この結果を基に、「暖房の予約運転は早朝血圧に影響しない」とは言い切れないような気がします。というのは、本試験では、検出力不足の問題が生じていたからです。

ランダム化比較試験を実施する際には、事前に仮説を立てて必要な症例数を見積もります。この試験では、朝の居間の室温を対照群より7℃上昇させれば、モーニングサージが5mmHg抑制できると仮定し、この差を検出するために必要な症例数を400例と見積もっていました。しかし中間解析で、介入群の居間の温度が対照群と比べて期待したほど高くなっておらず（2〜3℃の差）、両群のモーニングサージの差は2mmHgにとどまっていることが明らかになったのです。

2mmHgの差が有意かどうかを検討するのに必要な症例数を改めて見積もると2700例となったため、初期設定の400例を達成することもなく、試験は中断となりました。そのまま発表されたのが、本試験の内容ということになります。

改めて簡単にまとめると、暖房の予約運転による居間の室温の上昇が、対照群と比べて思ったより小さかった。その結果、モーニングサージの抑制も想定より小幅となり、有意差を検出するための症例数が不足していた可能性がある。そのような理由で有意差がつかなかったのではないか、ということですね。

起床前からの暖房の予約運転により、起床時の居間の温度は、対照群の12℃に対して介入群は15℃でした。その後、2〜3℃の差がついたまま、両群ともにゆるやかに上昇しています。もっと室温の差が開いていたらモーニングサージを有意に低下させたのでしょうか…。

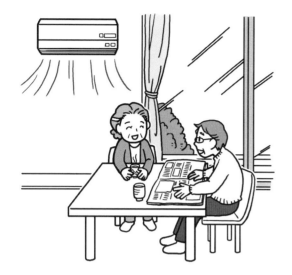

こればかりは何とも言えませんが、同じ研究グループによる先行研究では、室温を上げることで、モーニングサージが有意に低下したという結果が得られています[2]。こちらの試験は高血圧ではない健常者を対象として、自宅ではなく研究のために用意された部屋で一晩過ごしてもらったランダム化比較試験です。強暖房の部屋（約24℃）と、弱暖房の部屋（約14℃）で就寝・起床してもらったところ、モーニングサージはそれぞれ14.3mmHg、21.9mmHgでした。たった2〜3℃の差では、モーニングサージへの影響が小さかったのもうなずけます。

読者の中には、逆に、「居間の室温の差はたった2〜3℃だったのに、起床後の血圧がやや低い傾向になったことの方が意外」という見方の方もいるでしょうか。この点についてはもしかしたら、もう1つの介入も影響しているのかもしれません。「可能であれば、起床後2時間は居間で過ごすように」というアドバイスですね。私の個人的な推測ですが、起床後にいきなりいろいろな活動をせず、暖房を効かせた居間でゆったりと過ごすことが、血圧の上昇を防いだのかもしれません。

様々な可能性が考えられますが、一晩限りの介入なので、長期的な効果は不明です。暖房の予約運転により、長期的にモーニングサージを抑制し、血圧コントロールが改善するのかどうかについては別途検証の余地があります。心血管イベントなどの合併症のリスクを減らせるかどうかも不明です。

ただ、どうでしょうか。有効性に不明な部分はあるものの、この介入は冬の朝、部屋を暖かくするだけですから副作用はないですよね。電気代はタダではないのでコストの問題はありますが、冬の朝に室内が暖かいことを嫌がる人は少ないと思います。

そんなわけで私は、高血圧の患者さんにはこの研究結果についてお話しすることが多いです。冬になると血圧が高くなって降圧薬が増量になる方が多いので、それを防ぐためのアドバイスの一つとしてお話ししています。薬が増量になるのを嫌がる患者さんは多い印象です。

反応は様々ですね。「それはいい話を聞いた！」という患者さんもいれば、「ふーん…」と反応が薄い患者さんもいます。こればかりは患者さんの価値観にもよるのでしょう。

なおアドバイスをする場合、暖房の使用法については、この研究の介入内容をそっくりそのままなぞる必要はありません。「夜も暖房はつけっぱなしよ！」という患者さんもいますからね。それぞれの家庭の事情に合わせて、朝、体が冷えないような室温管理を意識していただければよいのではないでしょうか。

参考文献

1) Saeki K, Obayashi K, Kurumatani N. Short-term effects of instruction in home heating on indoor temperature and blood pressure in elderly people: a randomized controlled trial. J Hypertens. 2015;33(11):2338-43. PMID:26372318

2) Saeki K, Obayashi K, Iwamoto J, et al. Influence of room heating on ambulatory blood pressure in winter: a randomised controlled study. J Epidemiol Community Health. 2013;67(6):484-90. PMID:23447647

Article
20

循環器疾患　Chapter: 3

サイアザイド系利尿薬の２型糖尿病のリスクは？

A randomised controlled trial for the evaluation of risk for type 2 diabetes in hypertensive patients rec eiving thiazide diuretics: Diuretics In the Management of Essential hypertension (DIME) study.

サイアザイド系利尿薬を投与されている高血圧患者における２型糖尿病のリスク評価のためのランダム化比較試験：本態性高血圧症の管理における利尿薬（DIME）研究
BMJ Open. 2014;4(7):e004576.

　サイアザイド系利尿薬は高血圧治療において有用な薬剤ですが、耐糖能低下など代謝系の悪影響も知られています。そこで、糖尿病ではない高血圧の患者さんを対象に、サイアザイド系利尿薬を投与することで、２型糖尿病の新規発症リスクが増加するかを検証するランダム化比較試験が日本で実施されました[1]。

　1000人を超える高血圧患者さんをランダム化して２群に割り付け、血圧140／90mmHg未満を目標とする降圧療法が実施されました。介入群では低用量サイアザイド系利尿薬を中心とした降圧療法が行われました。具体的な使用薬剤は、インダパミド1mg（商品名：ナトリックス）、トリクロルメチアジド1mg（商品名：フルイトランなど）、ヒドロクロロチアジド12.5mg（先発医薬品は販売中止、各種ARBとの配合剤あり）のいずれかです。降圧不十分な場合には他剤の併用も許可されています。一方、対照群ではサイアザイド系利尿薬以外の降圧薬を用いて降圧療法が行われました。

　他の薬剤の使用率は、アンジオテンシン変換酵素（ACE）阻害薬が約１割、アンジオテンシンⅡ受容体拮抗薬（ARB）が6〜7割、カルシウム拮抗薬が5〜

8割、β遮断薬が約２割、α遮断薬が数％でした。対照群はサイアザイド系利尿薬を使用しない代わりに、他剤の使用率は全体的に高くなっています。

■ 従来の報告とは異なる結果に「低用量」が理由か

　結果ですが、試験終了時の血圧は介入群135／78mmHg、対照群135／77mmHgということで両群ともに目標値を達成していました。主要評価項目の糖尿病の新規発症はほぼ同率で有意差はありませんでした。HbA1cの平均値の推移もほぼ同等でした（ビジアブに示したHbA1cはJDS値であり、現在使用されているNGSP値と比べると約0.4％低い値）。

　ちなみにもう一つの懸念事項である尿酸値は、対照群は5.6→5.6mg/dLで変化はありませんでしたが、介入群は5.5→5.8mg/dLで有意差あり。ただし痛風発作の発症は介入群６人、対照群７人で有意差なしの結果でした。

　サイアザイド系利尿薬が糖尿病の発症と関連するというこれまでの知見[2]と異なる結果となりました

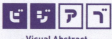
- Visual Abstract -

低用量サイアザイド系利尿薬の2型糖尿病発症リスクは？

(BMJ Open. 2014 Jul 16;4(7):e004576.)

O 主要評価項目　2型糖尿病の新規発症

- **P**：患者
- **E**：介入
- **C**：対照
- **O**：アウトカム

P 参加人数：1130人

- 本態性高血圧
- 平均血圧：154/88mmHg
- 平均年齢：63歳［30〜79歳］
- 降圧薬服用あり：86%
- ~~糖尿病~~
- ~~痛風~~
- ~~低カリウム血症(3.5mEq/L未満)~~
- ~~腎機能障害（sCr2.0mg/dL以上）~~

ランダム化
盲検化（結果の評価者のみ）　有・無

E 544人
低用量サイアザイド系利尿薬を投与
　ヒドロクロロチアジド1日12.5mg
　or トリクロルメチアジド1日1mg
　or インダパミド1日1mg

4.4年　脱落：45人

目標血圧140/90mmHg未満

C 586人
サイアザイド系利尿薬投与なし
利尿薬以外の降圧薬を使用

4.4年　脱落：36人

解析人数：544人 (499人*)
2型糖尿病の発症：25人
HbA1cの平均値：
　ベースライン　4.4年後
　　5.3%　→　5.4%

解析人数：586人 (550人*)
2型糖尿病の発症：29人
HbA1cの平均値：
　ベースライン　4.4年後
　　5.3%　→　5.4%

*完全な情報が得られた人数

群間差は？

2型糖尿病の発症リスク：
低用量サイアザイド系利尿薬投与 vs 投与なし
ハザード比0.93（95%信頼区間0.54 to 1.59）　有意差なし

結論

低用量サイアザイド系利尿薬による高血圧治療と、
2型糖尿病の新規発症との関連は認められなかった。

循環器疾患　Chapter: 3

表1 ● プラセボと比較した平均血圧減少効果と有害事象発現率（文献3を基に作成）

	半量	通常量	倍量
サイアザイド系利尿薬	7.4/3.7mmHg 2.0%	8.8/4.4mmHg 9.9%	10.3/5.0mmHg 17.8%
β遮断薬	7.4/5.6mmHg 5.5%	9.2/6.7mmHg 7.5%	11.1/7.8mmHg 9.4%
ACE阻害薬	6.9/3.7mmHg 3.9%	8.5/4.7mmHg 3.9%	10.0/5.7mmHg 3.9%
ARB	7.8/4.5mmHg -1.8%（※）	10.3/5.7mmHg 0%	12.3/6.5mmHg 1.9%
Ca拮抗薬	5.9/3.9mmHg 1.6%	8.8/5.9mmHg 8.3%	11.7/7.9mmHg 14.9%

※マイナスになっているのは、プラセボより有害事象が少なかったことを意味する

が、その理由の一つとして、論文の著者は、本試験ではサイアザイド系利尿薬を低用量に設定したことを挙げています。糖尿病の新規発症増加を示唆する研究の多くがヒドロクロロチアジド25mg以上の高用量投与だったので、低用量であれば、糖尿病リスクは小さくなることを示唆しているのかもしれませんね。

なお、本研究では盲検化されていなかったため、利尿薬を投与された患者さんが自ら血糖値が上昇しないように、生活習慣に気を付けていたというバイアスの可能性もあります。臨床試験に参加する患者さんは健康意識が高い傾向にあるというバイアスもあるでしょう。ただ、仮にそうであったとしても、「生活習慣に気を付ければ、低用量サイアザイド系利尿薬による糖尿病発症のリスクは小さい」と言えそうです。サイアザイド系利尿薬を使用する場合には、低用量で開始し、血糖値や尿酸値のモニタリングを定期的に行っていけば良いのではないかと思います。

おまけ

サイアザイド系利尿薬は用量依存的に有害事象が顕著に増加する一方で、降圧効果は期待したほど増強しないことを示唆するデータもあるようです（**表1**）[3]。低用量での使用が向いている薬剤なのかもしれませんね。

（表1は300本以上のプラセボ対照ランダム化比較試験を解析したデータです。用量依存的に降圧効果と有害事象がどのように変化するか解析していますが、薬剤間の比較についてはこのデータからは一概には言えないと思いますのでデータの解釈にはご注意ください。）

参考文献

1) Ueda S, Morimoto T, Ando S, et al. A randomised controlled trial for the evaluation of risk for type 2 diabetes in hypertensive patients receiving thiazide diuretics: Diuretics In the Management of Essential hypertension (DIME) study. BMJ Open. 2014;4(7):e004576. PMID: 25031188

2) Sarafidis PA, Bakris GL. Antihypertensive therapy and the risk of new-onset diabetes. Diabetes Care. 2006;29(5):1167-9. PMID: 16644658

3) Law MR, Wald NJ, Morris JK, Jordan RE. Value of low dose combination treatment with blood pressure lowering drugs: analysis of 354 randomised trials. BMJ. 2003;326(7404):1427. PMID:12829555

Column 統計用語解説③
アウトカムって何？

「アウトカム（Outcome）」とは「転帰」や「結果」という意味ですが、一般的にはあまり馴染みのない言葉でしょうか。私は初めてアウトカムという言葉を知ったとき、「出てったり（Out）、やって来たり（Come）、どっちなの！?」と思ってしまいました。アウトカムは転帰という意味だと知っても、「転帰」の意味がピンと来ないかつての私…（語彙力の欠如）。

転帰とは「試験に参加した患者さんがどうなったか」ということですね。臨床論文を読む際には、「評価項目」と置き換えると分かりやすいと思います。臨床試験を実施するときには、事前に「患者さんのどんな転帰を評価するのか」を設定します。これが評価項目（アウトカム）ですね。アウトカム（Outcome）の代わりに「エンドポイント（Endpoint）」と記載されている論文もありますが、ほぼ同じニュアンスだと捉えてよいと思います。

臨床試験を実施するときは事前に評価項目を設定すると述べました。それはなぜでしょうか？評価項目なんて試験が終わった後に決めればいいじゃん！と思いませんか？せっかくだからいろんなデータを検証したいですよね。

ところがそうもいかないのです。詳細は改めて解説しますが（→153ページ参照）、仮説として検証できるアウトカムは事前に設定した主要評価項目（一次アウトカム）だけだからです。副次評価項目（二次アウトカム）で有意差が認められた場合、将来の試験実施に向けて、新たな仮説を立てるための重要な知見となります。しかしそれ自体から結論を引き出すことはできないと言われています。

ただし「副次」であっても、重大な評価項目で差がついた場合には、その結果を慎重に捉える必要があります。本書でも取り上げましたが、糖尿病における強化療法の有効性を検証したACCORD試験では、中間解析で「総死亡」に有意差がつき世界中の医師・薬剤師に衝撃を与えました。介入群の総死亡が減ったのではなく、増えたのです。この試験の主要評価項目は「心血管イベントの複合アウトカム」であり、総死亡は副次評価項目でしたが、「死亡が増える可能性がある」という結果は見過ごせませんから、試験は中断となりました（→100ページ参照）。

真のアウトカムと代用のアウトカム

「真のアウトカム」と「代用のアウトカム」についても触れておきましょう。聞き慣れない表現ですよね。「真」と「代用」…？なんじゃそりゃ？　例えを挙げた方が分かりやすいと思います（表1）。

明確な線引きは難しいのですが、私は、患者さんの立場に立ってみて、「つらいと実感する事象」が真のアウトカムだと捉えています。表1に挙げた代用のアウトカムはどれも検査数値で悪化や改善が分かるもので、悪化していても、患者さん自身はほとんど痛みや痒みなどの苦痛を実感しないですよね（血圧が高くて頭痛や肩こりが出ることはありますが）。もちろん、真のアウトカムとの関連が明らかになっているからこそ、代用のアウトカムを指標として治療をするわけで、重要ではないということではありません。

ただ、骨密度が低くなっても、骨折を起こさず、特に症状もなければ、患者さんに支障はないですよね。たとえば、骨密度を上昇させるけど（代用のアウトカムを改善）、骨質が悪化して骨折が増えてしまう新薬が開発されたらどうでしょうか。おそらく承認されないでしょう。大事なのは真のアウトカムである骨折を防ぐことだからです。

前述のACCORD試験では、血糖値を積極的に下げたら、総死亡が増えました。代用のアウトカム（HbA1c）は改善されたのに、真のアウトカム（総死

表1 ● 真のアウトカム / 代用のアウトカムの例

	真のアウトカム	代用のアウトカム
糖尿病	死亡、心筋梗塞、糖尿病性合併症など	血糖値、HbA1c
高血圧	死亡、脳卒中など	血圧
骨粗しょう症	骨折	骨密度
インフルエンザ	症状持続期間、肺炎などの合併症	ウイルスの力価

亡）は悪化してしまったわけです。この試験は、代用のアウトカムにとらわれ過ぎず、真のアウトカムを検証することが大事だということを知らしめた一例だったとも言えるでしょう。

　私は、真のアウトカムを検証した研究報告があればそちらを優先してチェックしていますが、だからといって代用のアウトカムを検証した研究に価値がないとはまったく思っていません。そもそも、すべての臨床疑問が、真のアウトカムを主要評価項目として検証されているとは限りません。

　本書で取り上げた、糖尿病患者さんにおける果物摂取のランダム化比較試験は、代用のアウトカム（HbA1c）を検証した試験です（→106ページ参照）。このテーマで真のアウトカムを検証した研究はありません。代用のアウトカムを評価した試験であっても有用な情報だと思えば、参考にするようにしています。その研究の内容が「目の前の患者さんに役に立つかどうか」が大事だと思います。

> ## 「真のアウトカム」は人それぞれ

　なお、むし返すようですが、真のアウトカムか代用のアウトカムかの線引きは難しいです。患者さんが「つらいと実感する事象」が真のアウトカムだと述べましたが、患者さんのつらさはそれぞれ違うからです。例えば、「骨粗しょう症の両親が治療を受けず、2人とも骨折して寝たきりになってしまい、介護が大変だった」と訴える患者さんがいたとしましょう。その患者さん自身の骨密度が低くなってきたとき、それだけで

不安が募り、「薬を飲んで、少しでも骨密度を改善したい！！」と思うかもしれません。この患者さんにとっては骨密度の改善そのものが、満足／幸せにつながるのかもしれないわけです。

　ただし、代用のアウトカムにとらわれ過ぎないような適切な指導も必要です。例えば、美容目的のダイエットの真のアウトカムは「スタイル改善による容姿の美しさ」だと思いますが、「体重」という代用のアウトカムにこだわりすぎて、利尿作用のあるダイエット食品で健康を害する事例もあります。体重が減っても、脱水を起こしているだけなのであれば真のアウトカムは改善しませんよね。

　真のアウトカムと代用のアウトカムについては、様々な意見があることでしょう。患者さんの幸せにつながるからといって、患者さんの希望に応じて持病のない軽症の風邪に対しても不要な抗菌薬を投与すべきなの？と問われると、「うーむ…」と腕を組んで無言になってしまいますよね（※**脚注①**）。エビデンスが示唆する医学的知見と、患者さんの価値観の間で、適切な調整を行うのが医師・薬剤師の役目なのかもしれません。

参考文献

1）　厚生労働省健康局結核感染症課「抗微生物薬適正使用の手引き 第一版」
　　https://www.mhlw.go.jp/file/06-Seisakujouhou-10900000-Kenkoukyoku/0000166612.pdf

※ その他、統計用語解説①〜⑩を通しての参考文献を195ページにまとめて記載。

※脚注①　「抗微生物薬適正使用の手引き 第一版」[1]によると、「感冒に対しては、抗菌薬投与を行わないことを推奨する」とされている。

Chapter 4

內分泌代謝疾患

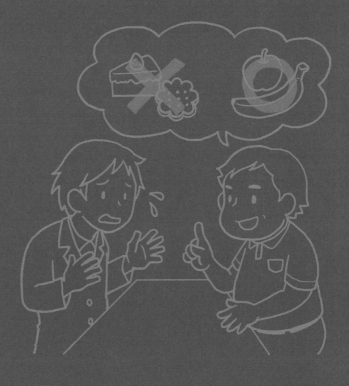

Article 21

血糖コントロールを強化すると
死亡が増える？

Effects of intensive glucose lowering in type 2 diabetes.

２型糖尿病患者における強力な血糖値降下治療の効果（ACCORD試験）
N Engl J Med. 2008;358(24):2545-59.

中堅〜ベテランの薬剤師に「インパクトが大きかった糖尿病の研究と言えば？」と聞いたら、2008年に発表された「ACCORD試験」[1]を挙げる人が多いのではないでしょうか。

この試験結果が発表された当時、私もすでに大学を卒業して薬局薬剤師として働き始めていましたが、まだ、「エビデンス？何それ？」という状態でした。当時の私は音楽が大好きで（今もですが）、論文を漁るよりも、かっこいい曲を漁るのに夢中でしたね（今もですが…）。

そんなわけで、私は「ACCORD試験の衝撃」をリアルタイムに味わってはいないのですが、当時から糖尿病関連の報告に注目していた医師や薬剤師はびっくりしたことでしょうね。何しろ、「がんばって血糖値を下げたら、死亡が増えてしまった」という論文が、世界で一番の影響力を誇る医学雑誌「NEJM（The New England Journal of Medicine）」に掲載されたのですから…。

■ 目標HbA1c
6.0%未満 vs 7〜7.9%

ACCORD試験は、心筋梗塞などの心血管イベントを起こすリスクが高い、HbA1cが7.5%以上の2型糖尿病患者さんを対象として実施されました。過去に心血管イベントを起こしたことがある患者さん

も対象としています。ざっくり言うと、ハイリスクな患者さんが対象の試験だったということですね。

ビジアブに示した通り、参加条件をクリアして試験に参加したのは1万251人。なんと1万人超えです。平均年齢は62歳（40〜79歳）、糖尿病の罹病期間の中央値は10年、BMIの平均は32、HbA1cの中央値は8.1%です。

これをランダム化して、「HbA1c6%未満」という厳しい目標を掲げて治療する「強化療法群」と、「HbA1c 7〜7.9%」を目標とする「通常療法群」の2群に割り付けて試験を開始したのです。主要評価項目は「心血管イベントの複合アウトカム（非致死性心筋梗塞、非致死性脳卒中、心血管死）」、副次評価項目は「総死亡」などです。

試験開始から1年後のHbA1cの中央値は、強化療法群が6.4%、通常療法群は7.5%となっていました。さすがに強化療法群でも目標の「HbA1c6%未満」は達成できなかった人が多かったようですが、通常療法群と比較するとすでに約1%の差がついています。両群のHbA1cはそのままほぼ横ばいで、約1%の差がついたまま推移していったのです。

なお、数百例の試験中断がありましたが、追跡できなかったのは50人のみであり、追跡率は十分だと思います。

内分泌代謝疾患　Chapter: 4

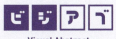

2型糖尿病に対する血糖降下強化療法の効果
(N Engl J Med. 2008 Jun 12;358 (24):2545-59.)

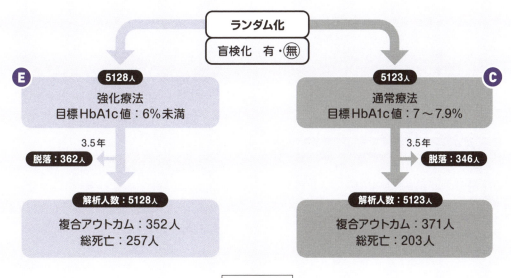

結論

2型糖尿病ハイリスク患者に対する血糖降下強化療法は、
心血管イベントの有意な減少をもたらさず、総死亡が増加した。

■ 強化療法で総死亡が増加

さて、約1％のHbA1cの差がどんな結果につながったかというと、中間解析（平均追跡期間3.5年）で、強化療法群の「総死亡（副次評価項目）」が通常療法群に比べて増えていることが分かり、強化療法は中止となりました。死因は様々ですが、心血管疾患による死亡数は強化療法135人で、通常療法の94人と比較すると有意に増加しています。

なぜ、このような結果になったのでしょうか。この試験結果を基に、糖尿病の患者さんに対して、一律に、「血糖コントロールを緩くした方がよい」と言えるのでしょうか？

本試験において総死亡が増加してしまったことの原因については様々な議論が展開されています。試験参加者の罹病期間（中央値）が10年程度と長かったことや、平均年齢が62歳と比較的高齢であったこ

となどが結果に影響している可能性があります。また、強化療法群における急激な血糖値の変化に伴う低血糖や体重増加の影響が大きいのではないかとの説も有力です。

ACCORD試験の結果をさらに紐解いてみましょう。低血糖の発現頻度と体重の変化はどうだったのでしょうか。強化療法群では、通常療法群と比べて、低血糖と体重増加が明らかに多くなっていますね（**表1**）。これが原因と断定することはできませんが、悪い結果につながった一因である可能性があります。

強化療法と通常療法を比較した試験としては、ACCORD試験の他にも、ADVANCE試験[2]とVADT試験[3]があります。低血糖と心血管イベントの関連について検討したレビューで、これら3つの試験の結果が比較されています（**表2**）[4]。

こうして比較してみると、やはり重篤な低血糖が、予後の悪さに関連している印象を受けます。他にもいろいろと細かいところで相違があるでしょうが、影響を与え得る因子と言えるでしょう。

これらの3つの試験における強化療法群のHbA1cの平均値はどの試験も6％台でした。「それほどHbA1cが下がりすぎたわけではないのに、低血糖が問題となってしまうのが意外だな」と思う方もいることでしょう。

実はHbA1cには個人差があるので注意が必要だと指摘されています[5]。HbA1c(%)とは、グルコース

表1 ● 低血糖の発現頻度と体重変化
（文献1を基に作成）

	強化療法	標準療法
治療を必要とする低血糖	10.5%	3.5%
何らかの介助を必要とする低血糖	16.2%	5.1%
10kg以上の体重増加	27.8%	14.1%
体重変化（3年間）	+3.5kg	+0.4kg

表2 ● 強化療法と通常療法を比較した3本の試験の比較 （文献4を基に作成）

	ACCORD	ADVANCE	VADT
糖尿病罹病期間	10年	8年	11.5年
重篤な低血糖	16.2% vs 5.1%	2.7% vs 1.5%	21.2% vs 9.9%
インスリン治療あり	77% vs 55%	40% vs 24%	89% vs 74%
心血管死	35%上昇（有意差あり、p=0.02）	12%低下（有意差なし）	25%上昇（有意差なし）

内分泌代謝疾患　**Chapter: 4**

表3 ● HbA1cの変動と赤血球の寿命の関係 (文献5を基に作成)

	HbA1c低下	HbA1c上昇
赤血球寿命の変化	短縮 (赤血球の損失、産生率上昇など)	延長 (産生率の低下など)
具体例	出血、溶血、肝硬変、薬剤の投与(鉄剤、ビタミンB_{12}、エリスロポエチン)	鉄欠乏、ビタミンB_{12}欠乏

表4 ● ACCORD試験で使用された薬剤の割合 (文献1を基に作成)

使用薬剤	強化療法	通常療法
メトホルミン (メトグルコ)	94.7%	86.9%
グリメピリド (アマリール)	78.2%	67.6%
レパグリニド (シュアポスト)	50.2%	17.7%
チアゾリジン系薬剤	91.7%	58.3%
αグルコシダーゼ阻害薬	23.2%	5.1%
シタグリプチン (ジャヌビア、グラクティブ)	5.7%	0.9%
エキセナチド (バイエッタ)	12.1%	4.0%
インスリン製剤	77.3%	55.4%

※参考までに日本での代表的な商品名を併記しています

と結合して変化したヘモグロビンの割合を指し、過去1〜2カ月の平均血糖値を反映すると言われています。血液検査のときだけ節制して、血糖値を改善しようと努力してもHbA1cの数値を見れば、血糖値が高い状態が続いていたことがバレてしまうわけです。とても有用な検査ですね!

ただし、HbA1cは赤血球の寿命などによって変動すると言われています (**表3**)[5]。血糖値が同じ推移でも、鉄欠乏性貧血の患者さんはHbA1cが高くなる可能性があります。一方、鉄欠乏性貧血だった患者さんに鉄剤を投与すればHbA1cは低下すると考えられます。血糖値が同じでもヘモグロビンとの結合の度合い (ヘモグロビン糖化) には個人差があり、必ずしも一律とは限らないということですね。

そこで、ヘモグロビン糖化が起こりやすい (見かけ上、HbA1cが高くなる) 患者さんと、ヘモグロビン糖化が起こりにくい (見かけ上、HbA1cが低くなる) 患者さんを分けて、ACCORD試験の結果が事後解析されました[6]。

ヘモグロビン糖化が起こりやすい患者さんは強化療法における低血糖リスクが高く、総死亡の有意な増加 (ハザード比1.41 [95%信頼区間 1.10 to 1.80]) が認められた一方で、ヘモグロビン糖化が起こりにくい患者さんは強化療法で心血管イベントが有意に減少していました (ハザード比0.75 [95%信頼区間 0.59 to 0.95])。この結果から、事後解析の論文の著者はHbA1cは万能の指標ではないと指摘しています。

さて、私がもう一つ気になったのは、ACCORD試験の強化療法で「どんな薬剤を使ったのか」、つまり、低血糖や体重増加を来す薬剤の種類と使用率はどうだったかです。研究開始時点での糖尿病治療薬の使用割合は、インスリン製剤35%、メトホルミン60%、SU薬50%、チアゾリジン系薬19%でした。

目標HbA1cの達成に向けて、各群の使用割合はどのように変化したのでしょうか?

表4に試験中の使用薬剤の割合を示しました。チアゾリジン系薬として用いられたのは主にロシグリタゾン(日本では未発売)で、αグルコシダーゼ阻害薬は主にアカルボース(商品名:グルコバイなど)です。本試験の実施当時、SGLT2阻害薬はまだ発売されていませんでした。

インスリン製剤や、血糖値に依存せずにインスリン分泌を促すSU薬(グリメピリド)には低血糖のリスクがあります。グリニド系薬(レパグリニド)も超速効型とはいえ、少なからず低血糖のリスクがあると言えるでしょう。

体重増加が懸念される薬剤としては、インスリン、SU薬、グリニド系薬、チアゾリジン系薬などが挙げられますね。これらの薬剤は、通常療法群に比べて、強化療法群で使用割合が大きいので、表1に示した低血糖・体重増加への影響が考えられます。

では、もし強化療法群で、体重増加や低血糖を来しにくいDPP-4阻害薬(シタグリプチンなど)やGLP-1受容体作動薬(エキセナチドなど)、当時発売されていなかったSGLT2阻害薬を多用していたら、良い結果が得られたのでしょうか?

これらの薬剤の心血管イベント抑制効果については大規模臨床試験が実施されていますが(※脚注①)、強化療法について検証した試験ではありません。強化療法として、これらの薬剤を使用したらどうなるかについては、神のみぞ知る…ですね。

■ ACCORD試験の結果は 目の前の患者さんに適用できる?

では最後に、仮想症例の検討です。

> 症例・42歳男性
> 3年ぶりの健康診断(健診をサボっていた…)で血糖値が高いと指摘された自称「健康な働き盛り」。再検査でHbA1c7.5%、2型糖尿病と診断された。身長170cm、体重80kg(5年で10kg太った)。食事は不規則で偏食気味、運動ゼロ。自動車通勤で、普段はほとんど歩かない。

ACCORD試験の結果を踏まえて、この患者さんへの対応は、「死亡が増えるから、治療はせず現状維持」で良いのでしょうか?血糖値を下げたらまずいのでしょうか?

HbA1cは、ACCORD試験の通常療法群の目標値「7～7.9%」の範囲内なので、「このままでも良いのかな?」と思ってしまいそうです。しかしこの症例においては「現状維持で良い」とは言えないと思います。患者さんの背景が全然違うからです。

ACCORD試験の参加者は平均年齢62歳で、罹病期間が約10年と長く、すでに糖尿病の治療を受けていて、それでもHbA1cが高いハイリスクな人たちでした。それに対して本症例の患者さんは40歳代で、今回初めて糖尿病と診断された方です。臨床現場でエビデンスを活用する上で大事なのは、そのエビデンスが目の前の患者さんに適用できるかどうかをしっかり検討することです(※脚注②)。

日本のガイドライン[7]によると、血糖正常化を目指す際の目標がHbA1c6.0%未満、合併症予防のための目標が7.0%未満、治療強化が困難な際の目標が8.0%未満となっています。一見、明快に見えますが、「どの目標を設定すべきか」が悩ましいところですね。この辺りは患者さんごとに、様々な背景を検討した上で判断することになるでしょう。

※脚注①　2019年7月時点でDPP-4阻害薬、GLP-1受容体作動薬、SGLT2阻害薬の大規模臨床試験が10本以上報告されている。文献[5]に主要な研究結果がまとめられているので、興味がある方は参照されたい。

※脚注②　これを外的妥当性と呼ぶ。ランダム化比較試験では治療薬の効能を厳密に評価するため、厳格な研究組み入れ基準と除外基準を設けて内的妥当性を高める。その結果、ある意味で特殊な集団になることもあるため、患者背景の違いに注意する必要がある。

内分泌代謝疾患　Chapter: 4

　前述の患者さんについても、まずは食事療法・運動療法（目安：有酸素運動を週3回以上、計150分以上[7]）を2〜3カ月実施するのが最初の一手で、改善が見られなければ薬物療法も視野に入れることになるのではないでしょうか。

　ちなみに薬物療法については、「UKPDS34試験」[8]で、新規に診断された肥満のある2型糖尿病患者さんへのメトホルミンの有用性が示唆されています。薬剤費が安いというメリットも考慮すると、この症例ではメトホルミンが有力な選択肢になると思います。

　薬物療法の導入前・導入後の、食事療法・運動療法のアドバイスは、薬局薬剤師の大切な役割でもありますね。食事は不規則、偏食、運動ゼロ、ほとんど歩いてもいない…、こんな生活習慣ではちょっとまずいですからね…。

　「患者さん、まずいですよ、そんなに好き放題食べて（グサッ！）、運動もせず（グサッ！）…」

　ううぅ、背中に激痛が…。おや、ブーメランが突き刺さっていますね。「おまえもな！」と書いてあります。仮想の症例を書きながら「はて、どこかで見覚えのある生活習慣だが…」と首をひねっていたのですが、なるほど、私自身のことでしたか。

　確かに昨夜も仕事が終わらずゲンナリしてしまい、職場の同僚と深夜に焼肉をもりもり食べてしまいましたからね（おかげさまで、あら不思議、すっかり元気に！ベルトははち切れる寸前！）。運動らしい運動もここ何カ月もしていませんし…。もう若くはないので、来年こそ、こんな生活から卒業したいのですが…（留年中）。

参考文献

1) Gerstein HC, Miller ME, Byington RP, et al. Effects of intensive glucose lowering in type 2 diabetes. N Engl J Med. 2008;358(24):2545-59. PMID:18539917

2) Patel A, MacMahon S, Chalmers J, et al. Intensive blood glucose control and vascular outcomes in patients with type 2 diabetes. N Engl J Med. 2008;358(24):2560-72. PMID:18539916

3) Duckworth W, Abraira C, Moritz T, et al. Glucose control and vascular complications in veterans with type 2 diabetes. N Engl J Med. 2009;360(2):129-39. PMID:19092145

4) Frier BM, Schernthaner G, Heller SR. Hypoglycemia and cardiovascular risks. Diabetes Care. 2011;34 Suppl 2:S132-7. PMID:21525444

5) Ikeda M, Shimazawa R. Challenges to hemoglobin A1c as a therapeutic target for type 2 diabetes mellitus. J Gen Fam Med. 2019;20(4):129-138. PMID:31312579

6) Hempe JM, Liu S, Myers L, McCarter RJ, Buse JB, Fonseca V. The hemoglobin glycation index identifies subpopulations with harms or benefits from intensive treatment in the ACCORD trial. Diabetes Care. 2015;38(6):1067-74. PMID:25887355

7) 日本糖尿病学会 編・著「糖尿病診療ガイドライン2016」南江堂

8) Effect of intensive blood-glucose control with metformin on complications in overweight patients with type 2 diabetes (UKPDS 34). UK Prospective Diabetes Study (UKPDS) Group. Lancet. 1998;352(9131):854-65. PMID:9742977

Article **22**

糖尿病でも果物なら
いくら食べても大丈夫？

Effect of fruit restriction on glycemic control in patients with type 2 diabetes--a randomized trial.

2型糖尿病患者の血糖管理に対する果物摂取制限の影響 – ランダム化試験
Nutr J. 2013;12:29.

来局された糖尿病患者さん（肥満体型）との会話です。

患者さん「今回の検査でHbA1cが高くなっていたんだよ」

薬剤師「何か思い当たることはありますか？」

患者さん「いやぁ、特に悪いことはしてないのに…。何でだろう」

薬剤師「食生活など、お変わりないですか？何か健康に良いものを摂るようにしたとか…？（※脚注①）」

患者さん「うーん。変わったこと…、健康に良いことか…。そうだなぁ。奥さんが本やネットで勉強してくれたんだけど、果物は丸ごと食べれば大丈夫らしいので毎日食べているね。糖尿病って言われてから、甘いものはセーブしてたつもりだけど、ビタミンとか豊富で体に良いって言うから果物は結構食べているなぁ」

薬剤師「（結構食べている…！？）確かに果物にはビタミンやミネラル、食物繊維なども含まれていますね。どのくらい食べてるんですか？」

患者さん「そうだなぁ。甘いもの好きだから、メロンとか桃とか…『果物は血糖値を上昇させない』って奥さんが言うからさぁ～、もう食べ放題だよ！」

薬剤師「食べ放題はさすがにちょっと…」

確かに、果物に含まれる果糖は「グリセミック指数（※**脚注②**）」が低く、ブドウ糖などと比べると、食後血糖値が上昇しにくいとされています。でも、だからといってたらふく食べてもいいか？と言われると、「いやいや、ちょっと待って！」という感じですよね。

論文検索してみると、果物の摂取制限と血糖値への影響について検討した研究が報告されていました[1]。恐らくこの論文の二次、三次情報が患者さんの奥さんの耳（目）に入り、誤解を招いてしまったのでしょう。早速、論文の概要と結果を見てみましょう。

■ 糖尿病患者さんを対象に 果物高摂取vs果物低摂取

ビジアブを見てください。試験はデンマークの病院で行われました。試験の対象者は、かかりつけ医から栄養療法のために同病院に紹介されてきた2型糖尿病患者さんです。平均体重は90kg超え、平均BMIは約32、栄養療法が必要な患者さんということで、ほとんどが肥満患者さんだと考えられます。

組み入れ基準は「糖尿病の罹病期間1年以内」で

※脚注① 「健康に良くないこと」を聞いても、患者さんは「健康に良い」と思って実施しているため思い付かない場合がある。なので患者さんの生活の変化を探る際には、「健康に良いことを始めていませんか」と尋ねてみると、思いもよらない発見があることも。

※脚注② グリセミック指数（Glycemic Index;GI値）とは、ブドウ糖摂取後の血糖上昇率を100として血糖値の上昇率を食品ごとに表した指標。GI値が高いほど食後血糖値が上昇しやすい。

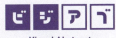

2型糖尿病患者における果物制限の血糖への影響
(Nutr J. 2013 Mar 5;12:29.)

O 主要評価項目　HbA1cの変化

P：患者
E：介入
O：アウトカム

P 参加人数：63人
- 2型糖尿病
- 平均罹病期間：約1カ月［12カ月以内］
- 平均年齢：58歳
- 平均HbA1c：6.6%［12%以下］
- 平均体重：92kg
- 平均BMI：32
- 重篤な心疾患、腎疾患など

ランダム化
盲検化　有・無

E1 32人 果物多
果物：1日2ピース以上
12週間
脱落：0人

E2 31人 果物少
果物：1日2ピース以下
12週間
脱落：0人

肥満患者：摂取カロリーを制限

解析人数：32人
1日果物摂取量：194g→319g
ベースラインからの変化：

	ベースライン	12週後
HbA1c:	6.74 →	6.26%
体重:	92.4 →	89.9kg
ウエスト:	103 →	99cm

（ウエストの解析人数は27人）

解析人数：31人
1日果物摂取量：186g→135g
ベースラインからの変化：

	ベースライン	12週後
HbA1c:	6.53 →	6.24%
体重:	91.2 →	89.6kg
ウエスト:	107 →	103cm

（ウエストの解析人数は22人）

群間差は？

12週後のHbA1cの変化（ベースライン調整後の平均差）：
　　果物高摂取群 vs 低摂取群　−0.06%（95%信頼区間　−0.38 to 0.49）　有意差なし

体重の変化：
　　果物高摂取群 vs 低摂取群　−0.9kg（95%信頼区間　−2.2 to 0.4）　有意差なし

ウエストの変化：
　　果物高摂取群 vs 低摂取群　−1.2cm（95%信頼区間　−3.0 to 0.5）　有意差なし

結論
新規に診断された肥満の2型糖尿病患者に対する果物摂取制限は、HbA1cや体重に影響を及ぼさなかった。

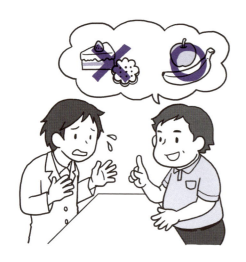

したが、参加者の中央値は1カ月程度でした。診断されたばかりの方が多かったようですね。罹病期間が短いこともあり、参加者のHbA1c平均値も6.6%とさほど高くないです（HbA1cの組み入れ基準はHbA1c12％未満だった）。重篤な心血管疾患や腎疾患、内分泌疾患の患者さんは除外されました。

試験の介入内容は2通りで、ざっくり言うと、果物を多く摂取するか、少量摂取するかのどちらかです。具体的には63人の試験参加者を、「果物を少なくとも1日2ピース以上食べるように」と栄養士から指示を受ける群（高摂取群、32人）と、「1日2ピースを超えて食べてはいけない」と指示を受ける群（低摂取群、31人）にランダムに割り付けました。

本試験で「果物1ピース」は、「約10gの炭水化物を含む果物の量」と標準化されています。これはリンゴなら100g、バナナなら50g、オレンジなら125gに相当する量で、試験参加者には「1ピース」の量が、書面と写真で説明されました。

摂取する果物の形態については、フルーツジュースや缶詰、ドライフルーツはなるべく避け、新鮮なもの（果物丸ごと）にするよう推奨されました。

両群のすべての肥満患者さんは、試験期間中も摂取カロリーの制限を守るよう指示されています。決められた摂取カロリーの範囲内で果物の摂取量を増減させたわけですから、結果として、高摂取群は果物の比率が高くなり、低摂取群は果物の比率が低くなるというわけです。

ここが重要なポイントですね。果物高摂取群であっても、「通常の食事に加えて、果物を無制限に食べてよい」と指示されたわけではありません。食べ放題プランではないのです。

主要評価項目は12週間後のHbA1cの変化です。副次評価項目として体重やウエストが測定され、果物の摂取量の変化についても記録されました。

■ 果物摂取制限は
  HbA1cの変化に影響しなかった

ビジアブに示した通り、1日当たりの果物の摂取量（平均値）は、果物低摂取群は186g→135g、高摂取群は194g→319gと、指示に応じて増減していました。高摂取群で1人だけ1日の果物摂取量が2ピースを下回っていましたが、このコンプライアンス不良例を除外しても結果に影響はなかったとのことなので、さらに結果を見てみていきましょう。

主要評価項目のHbA1cの変化は、果物高摂取群で6.74％→6.26％、低摂取群では6.53％→6.24％となり、むしろ高摂取群の方がHbA1cの改善幅は大きい結果でした。ただ、この試験では両群のベースラインの経口糖尿病治療薬の使用割合が少しズレていたので、それを調整すると差は0.06％となり、「ほぼ差はない」という結果になりました。

両群ともに体重やウエストは試験開始時と比べて減少しており、群間差はありませんでした。服用中の経口糖尿病治療薬については特に制限されていませんでしたが、試験期間中の薬の増量は果物高摂取群2人、果物低摂取群3人ということでやはり両群間に大きな違いはありません。

小規模の試験のため、両群の患者背景に少しバラつきがあったり、盲検化ができないことによるバイアスの可能性もありますが、糖尿病患者さんに対する

果物制限の介入は、血糖コントロールに大きな影響を及ぼさないことが示唆されたと言えるでしょう。

肥満ではない糖尿病患者さんだとどうなのか、罹病期間が長い患者さんだとどうなのか、もっと長期的にフォローしたらどうなのかなどなど、不明な部分もあるものの、この結果を踏まえて論文の著者は、糖尿病患者さんの食事について、「果物の制限は必要ないのではないか」と述べています。

この研究を患者さんや家族が知った場合、誤解を招く可能性があります。冒頭の患者さんの奥さんもネットなどで部分的に内容を知り、「糖尿病患者の果物制限は必要ない」＝「果物はいくらでも食べてよい」と解釈してしまったものと考えられます。

しかし前述のように、本試験では、すべての肥満患者さんに、摂取カロリー制限が指示されていました。総カロリー摂取量は測定されていないため確定的なことは言えませんが、論文の著者も、果物摂取量の変化に伴い、他の食品の摂取量が増減して、結局のところ総カロリーは同じくらいになったのではないかと指摘しています。

果物高摂取群にのみ、果物を無制限に摂取させたわけではないのです。従って冒頭の患者さんのように「糖尿病でも果物はいくら食べても大丈夫！」と、従来の食事量に上乗せで果物をたくさん食べたら、血糖コントロールが悪くなってしまう可能性があります。

一方で、「糖尿病 ⇒ 甘いものはダメ ⇒ 果物もダメ」という印象を抱きがちですが、糖尿病だからといって一概に果物はダメというわけではないことが本試験で示されたことになります。大事なのは1日の総カロリー摂取量と食品のバランスということですね。

ちなみに日本の「糖尿病診療ガイドライン2016」[2]でも、「果物は1単位程度の摂取は促してよい」と記載されており、ある程度の果物摂取は許容されています。

表1 ● 果物「1単位」の目安量 (文献3を基に作成)

果物	1単位（芯などを含む）	目安
みかん	200g (270g)	中2個
りんご	150g (180g)	中1/2個
もも	200g (240g)	大1個
なし	200g (240g)	大1/2個
バナナ	100g (170g)	中1本
ぶどう	150g (180g)	巨峰10〜15粒
キウイフルーツ	150g (180g)	中1個半
かき	150g (170g)	中1個
パイナップル	150g (270g)	
いちご	250g (260g)	

ガイドラインにおける1単位は80kcalに相当する量ですが、いまいちピンとこないと思うので、主要な果物の1単位相当量を示しておきます（**表1**）。食べ過ぎなければ大丈夫そうですね。食べ放題というわけではありませんが、果物好きの糖尿病患者さんには朗報でしょう。

なお、「糖尿病診療ガイドライン」では、「ショ糖を含んだ甘味やジュースは、血糖コントロールの悪化、メタボリックシンドロームの助長を招く可能性があり、控えるべきである」とのことですので、加工されたジュースを飲むよりは、果物を食べた方が良さそうです。ちなみに、表1に示した果物のうち、1単位中に食物繊維を2g以上含むのは、みかん、りんご、もも、キウイフルーツ、かき、パイナップル、いちごです[3]。

というわけで、冒頭の患者さんには本試験のビジアブを示して、誤解を解いておく必要がありそうです。健康に関する情報は伝言ゲームのように、患者さんの耳に届くまでに微妙にニュアンスが変化することが多いものです。患者さん自身が、情報を都合良く解釈してしまいがちだという一面もあると思います。特に健康本やネットなどからの一方通行の情報伝達では、このような問題が生じるリスクが高いですね。

医師や薬剤師が直接指導する場合であっても、あまり一方的な指導をしてしまうと、患者さんが間違った捉え方をしてしまうことはあり得ます。私たちも服薬指導の際、患者さんが理解できたかどうか、確認を怠らないようにしたいところですね。

補足

「いやいや、通常の食事に上乗せで果物を摂取しても血糖コントロールに悪影響はないよ！」というご意見があるかもしれないので補足しておきます。果物やフルーツジュースなどの果糖含有食品と血糖コントロールについての研究論文155報を分析したシステマティックレビューでは、様々な解析がなされており、なんとカロリー増加を伴う果物の摂取についての7本の研究論文（n=180）を解析したとろ、空腹時血糖値の有意な上昇はなかったそうです（HbA1cについてはデータなし）[4]。

ただし、参加人数10〜20人程度の小規模な試験が多く、その中にはランダム化されていない試験が含まれています。そもそも糖尿病患者さんを対象とした研究は7本のうち1本だけです。長期的な影響も不明ですので、個人的には「糖尿病でも果物は好きなだけ食べて良い」と言い切るのはちょっと早計かな…?という印象です。

ただ、このレビューにおいても、果物丸ごとよりも、フルーツジュースの方が血糖コントロールに悪影響を及ぼす結果となっており、果物を食べたいなら、やはり加工されていない果物を丸ごと食べた方が良いと思います。

果物の摂取と血糖コントロールについてはまだまだ議論の余地はありそうですが、現時点では、総カロリーに注意しながら「1日1単位」の範囲内で摂取してもらうのが良いと思います。患者さんがあまり極端な方向へ走らないようバランスをとりながら、快適な食生活を維持できるようにアドバイスをしてあげたいですね。

参考文献

1) Christensen AS, Viggers L, Hasselström K, Gregersen S. Effect of fruit restriction on glycemic control in patients with type 2 diabetes--a randomized trial. Nutr J. 2013;12:29. PMID:23497350

2) 日本糖尿病学会 編・著「糖尿病診療ガイドライン2016」南江堂

3) 日本糖尿病学会 編・著 「糖尿病食事療法のための食品交換表 第7版」 日本糖尿病協会・文光堂

4) Choo VL, Viguiliouk E, Blanco mejia S, et al. Food sources of fructose-containing sugars and glycaemic control: systematic review and meta-analysis of controlled intervention studies. BMJ. 2018;363:k4644. PMID:30463844

内分泌代謝疾患　Chapter: 4

Article
23

スタチン服用者の筋肉痛は「ノセボ効果」?

Adverse events associated with unblinded, but not with blinded, statin therapy in the Anglo-Scandinavian Cardiac Outcomes Trial-Lipid-Lowering Arm (ASCOT-LLA): a randomised double-blind placebo-controlled trial and its non-randomised non-blind extension phase.

ASCOT-LLA試験における非盲検スタチン療法と関連し、盲検スタチン療法とは関係しない有害事象：ランダム化二重盲検プラセボ対照試験およびその非ランダム化非盲検延長フェーズ。
Lancet. 2017; Jun 24;389(10088):2473-2481.

　みなさんは週刊誌を購読していますか?「人気タレントが熱愛!?」みたいな記事に興味がない人は、あまり手に取ることがないかもしれませんね。私も週刊誌を買う習慣はないのですが、最近は患者さんの不安を煽るような医療関連の記事も多く、医療従事者としては違う意味で時々チェックの必要がありそうです。

　例えば、脂質異常症でスタチンを服用している患者さんから、このような訴えを聞いたことはないでしょうか?

患者さん「コレステロールの薬で筋肉痛の副作用が出たので飲むのをやめたんだ」

　何年もスタチンを飲んでいる患者さんです。相互作用を起こす併用薬の追加など、何か誘因となる出来事があったのかというと、そういうわけでもなく…、よくよく聞いてみると、「週刊誌に『筋肉が溶ける』って書いてあった。最近、どうも体が痛いのは、薬のせいだったんだ!」と…。

　患者さんの気持ちも分かります。スタチンを服用しているのは比較的高齢の方で、「体のあちこちが痛い」といったケースも多いでしょう。そんな中で、「服用中の薬で筋肉が溶けることがある!」だなんて、恐怖を煽るような副作用情報を聞いたら「この痛みはもしかして…」と不安になるのは当然です。

　あるいは、「副作用が起こるかもしれない」という情報に曝露されたことにより、本当に、有害な症状が出てしまったのかもしれません。

　「効果がある薬だ」と意識することで、有効成分を含まない偽薬でも効果を示すことを「プラセボ効果」と呼びますが、「副作用が出るかもしれない」と意識することで偽薬でも副作用が起きてしまうことがあり、これを「ノセボ効果」と呼びます。簡単に言うとプラセボ効果の「副作用バージョン」ですね。実は、スタチン服用時の筋肉関連症状の訴えの一部は、ノセボ効果によるものかもしれないという研究結果が報告されています[1]。とても興味深い内容なので本項で紹介しましょう。

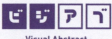

スタチン服用による筋肉痛はノセボ効果?
(Lancet. 2017; Jun 24;389(10088):2473-2481.)

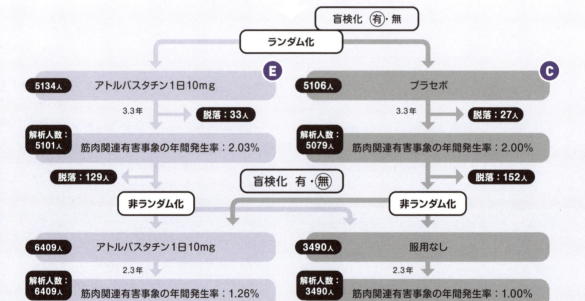

内分泌代謝疾患　Chapter: 4

■ 中間解析で試験が中止になり
　　ノセボ効果の検討が可能に

　スタチンはコレステロールの合成を阻害し、心血管イベントのリスクを減らす効果がある薬です。脂質異常症の患者さんの治療で広く用いられていますが、その副作用として筋肉痛や筋脱力などの症状が有名ですね。さらに、このような症状に加えてミオグロビンの上昇を特徴とする横紋筋融解症は、10万人当たり4〜6例と発生頻度は低いものの[2),3)]、急性腎不全を起こして致命的になることもある怖い副作用です。

　ですから初期症状に注意が必要なのは確かですが、筋肉痛や脱力感、しびれなどはいずれも比較的コモンな症状なので（赤褐色尿は特徴的ですが）、これらの症状が出たからといってすぐに「副作用だ！」と決め付けてしまうと、問題なく服用できていた患者さんまでスタチンの恩恵を得られなくなる懸念があります。特に心血管イベントの既往がある患者さんなどでは、スタチン継続服用のメリットは大きいので深刻です（※脚注①）。

　さて、本研究の概要をみていきましょう。ビジアブを見てください。この研究は「ASCOT-LLA試験」[4)]という大規模臨床試験のデータを事後解析したものです。もともとは、ノセボ効果を調べるために実施された試験ではないということですね。

　ASCOT-LLA試験は本来、心血管疾患のリスクのある40〜79歳の高血圧患者さんに対する、アトルバスタチン（商品名：リピトールなど）の冠動脈疾患予防効果を検討するために実施されました。心筋梗塞の既往がある方は除外され、心血管疾患のリスク因子「①左室肥大、②心電図上の異常、③2型糖尿病、④脳卒中/TIAの既往、⑤末梢動脈疾患、⑥55歳以上、⑦喫煙、⑧たんぱく尿/微量アルブミン尿、⑨男性、⑩総コレステロール/HDL-C≧6、⑪冠動脈

疾患の家族歴など」のうち3つ以上ある方が試験に参加しています。

　試験参加者の総コレステロール値の平均値は約210mg/dLで（参加基準は約250mg/dL以下）、そんなに高くないですね。平均血圧は164/95mmHgです。降圧療法はどうなっているのか！？という話なのですが、実は全例、薬物療法が開始されています。

　というのは、ちょっと複雑なのですが、本試験の参加者は、同時に降圧薬の臨床試験の参加者でもあるからです。約2万人を対象としたアムロジピン（商品名：アムロジン、ノルバスクなど）とアテノロール（商品名：テノーミンなど）の2群比較のランダム化比較試験（ASCOT-BPLA試験）の参加者の半数が、このASCOT-LLA試験に参加しています。アムロジピンとアテノロールの降圧療法の比較試験と、アトルバスタチンとプラセボの脂質降下療法の比較試験を並行して実施したということですね。

　本試験で、当初の目的ではなかった「ノセボ効果の検討」ができたのは、中間解析時点（3.3年）で「試験中断」となったためです。ASCOT-LLA試験は5年間のフォローを予定していたのですが、中間解析の結果、アトルバスタチン群において心血管イベントが減少しており、早期終了の基準を満たしていたため、「もう有効性は十分に認められた」ということで試験は早期中止となりました。そこで、すべての試験参加者には、アトルバスタチンとプラセボのどちらを服用していたのかが明かされ、その後の約2年間はオープンラベルで投与が続けられたのです。

　つまり前半の約3年間は、試験参加者は自分がアトルバスタチンとプラセボのどちらを飲んでいるかが分かりませんでしたが、後半の約2年間はアトルバスタチンを飲んでいるか飲んでいないかをはっきり認識していました。従って、前半と後半を比較することで、服用薬についての認識の影響が検討できた

※脚注①　　スタチンの副作用が疑われて服薬中断となった後、服用再開できた事例も多いとの報告もある[3)]。本当に副作用かを再検討し、スタチンの有益性が特に高い場合においては、患者さんの意向も踏まえた上で、再投与を検討してみても良いと思われる。

113

のです。

なお、オープンラベル試験移行時には、プラセボ群の患者さんがそのまますべて服用なし群へ移ったわけではありません。アトルバスタチン群から服用なし群に移ったり、プラセボ群の患者さんがアトルバスタチン群へ移ったりと様々です。ランダム化せずに再割り付けされたので、患者背景には偏りが生じています。アトルバスタチン群は服用なし群に比べて、女性と喫煙者の割合が少し低い一方、糖尿病がやや多くなっています。

■ オープンラベル化後に、スタチン群で発生率上昇

さて、結果です。約5年間のデータを解析し、有害事象報告を比較しました。まず、盲検化されていた前半の約3年間ですが、筋肉関連症状の発生率はアトルバスタチン群で年間2.03%、プラセボ群では同2.00%と、ほとんど差はありませんでした。

一方、オープンラベル化後の後半の約2年間は、アトルバスタチン群で年間1.26%、服用なし群では同1.00%となり、筋肉関連症状の発生率はハザード比1.41（95%信頼区間1.10 to 1.79）と有意に増加していました。

スタチンかプラセボか、どちらを服用しているのか明らかにされていない期間には筋肉関連症状の発生率に差がなく、スタチンを服用していることを自覚していた期間には、発生率が増加していたことから、スタチン服用者の筋肉関連症状にノセボ効果が関与している可能性が示唆されたのです。

軽度の筋肉関連症状は「スタチン服用者によく起こる症状」との印象がありますが、この試験結果を見ると、スタチンによる筋肉関連症状はほぼすべてノセボ効果なの！？と思ってしまいそうですね…。過去の他の報告も参照してみましょう。スタチンによる筋肉関連症状についてのシステマティックレビューによると、発生率はスタチン群で12.7%、プラセボ群で12.4%とわずかに増加傾向ですが、やはり有意

差はありませんでした[5]。

ただ、一般的に、臨床試験に参加する患者さんは厳しい試験参加条件を満たした方々です。スタチンによる筋肉関連症状のリスク因子として、高齢、女性、小柄な体格、フレイル（虚弱）、アルコール乱用、腎機能障害、スタチンと相互作用を起こす薬剤との併用などが挙げられていますが[6]、臨床試験においては腎機能障害などの患者さんは除外されていることが多いです。比較的リスクが低い患者さんが試験の対象だったという側面もあるでしょう。

スタチンによる横紋筋融解症は実際に重篤な副作用として報告が挙がっていますし、健常者420人を対象にした臨床試験で、「アトルバスタチン80mg」という高用量で投与すると、プラセボと比べて筋肉痛が増加した（19例 vs 10例）という報告もあります[7]。スタチンが原因の事例もあると考えるのが妥当だと思います。

さて、本試験の結果から、スタチン服用時の筋肉関連症状の報告の大部分がスタチンによって生じた副作用ではない可能性が示唆されました。では、盲検化を解除した後にアトルバスタチン群で増加した筋肉関連症状（1.26-1.00=0.26%）はすべてノセボ効果なのでしょうか？そう仮定すると、ノセボ効果（プラセボ効果の副作用バージョン）が、1000人当り2〜3人に発生するという計算になりますが、これがすべてノセボ効果と断言するのは早計かもしれません。というのも、盲検化を解除したあとに発生率に差が出た一因として、有害事象の報告に関するバイアスも考えられるからです。

スタチンを服用している患者さんが体の痛みを感じたら副作用かもしれないということで報告を上げると思います。盲検化されていた期間は実薬なのかプラセボなのか分からないわけですから、プラセボ群の患者さんも体の痛みを感じたら有害事象として報告した一方で、盲検化を解除した後の無治療群の患者さんは体の痛みを自覚しても報告しない傾向にあったのかもしれません（あくまで可能性の一つですが）。

内分泌代謝疾患　Chapter: 4

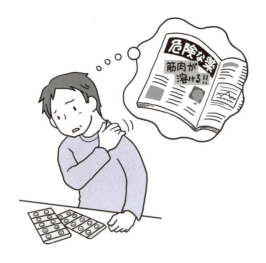

表1 ● スタチンによる筋肉痛の評価スケール
（文献8を基に作成）

スタチンによる筋肉痛の評価スケール	スコア
＜症状の分布＞	
両側性の股関節〜大腿の痛み	3
両側性のふくらはぎの痛み	2
両側性の上部近位痛	2
片側性/非特異的/断続的な痛み	1
＜症状発生までの時間＞	
4週以内	3
4〜12週	2
12週以降	1
＜中止後の経過＞	
2週以内に改善	2
2〜4週で改善	1
4週以上経過しても改善しない	0
＜再投与＞	
4週以内に同じ症状が再発	3
4〜12週で同じ症状が再発	1

「スタチンの服用によって副作用が出るかもしれない」という認識によって体の痛みを感じるようになった人もいるかもしれませんが（←これがいわゆるノセボ効果）、そもそも、「体の痛み」はとてもコモンな症状であり、副作用かどうかの判別が難しいためにスタチンと関係ない報告が多数混じってしまうという側面もあると思います。つまり、スタチンと無関係の体の痛みを「スタチンのせいにしてしまう」という事例が多発しているのではないかと私は思いました。

■ 症状の分布、発生までの時間などを確認

そこで薬剤師にとって重要となるのは、患者さんが筋肉関連症状を訴えた際、それがスタチンの副作用によるものかどうかを、ある程度、見極めることだと思います。診断は医師の役割ですが、受診勧奨する際に、「スタチンによる副作用の可能性があります」という情報提供だけだと、医師は「おいおい、もうちょっと役に立つ情報を収集しておいてくれよ…」とがっかりしてしまうことでしょう。

というわけで、原因が明らかではない筋肉痛がスタチンの副作用によるものかどうかを評価するのに役立つツールを1つ紹介しましょう。

表1は、①症状の分布（1〜3点）、②症状発生までの時間（1〜3点）、③スタチン服用中止後の経過（0〜2点）、④再投与時の再発（1〜3点）の4項目を採点して評価する仕組みの評価スケールです。[8]

4項目のスコアの合計は最大11点で、点数が高いほどスタチンによる副作用の可能性が高まります。評価の目安は、9〜11点で"Probable"（可能性が高い）、7〜8点で"Possible"（可能性がある）、6点以下だと"Unlikely"（可能性が低い）となります。

例えば「症状の分布」は、片側より両側、遠位より近位である方が副作用の可能性が高くなるよう、スコアが設定されています。近位というのは体幹に近い部位ということですね。ふくらはぎは遠位ですが、スタチンによる筋肉関連症状としては特徴的だといえるようです。発生の経過と痛みの部位だけでも、副作用の可能性をある程度は評価できるということですね。

※脚注②　薬剤師が服薬指導をする際も、副作用についての説明で患者さんを過剰に不安がらせないように配慮したいところ。

服用中止する前に薬局で相談を受けた場合には、「中止後の経過」や「再投与時の再発」は評価できませんが、一つの目安になるのではないでしょうか。

もちろん、この評価スケール以外の情報の聴取も大事です。「全身のだるさ」「しびれ」「脱力感」「赤褐色尿」などの随伴症状の確認、前述のリスク因子の有無（年齢、体格、腎機能、相互作用など）、最近運動したかどうかなどもしっかり聞き取りましょう。

それから、「飲んではいけない薬」といった本を最近読んだかどうかもちょっと気になります（たいてい患者さんの方から教えてくれますが）。これまでの経験では、薬を飲むのが怖くなるような副作用情報を知った後、「そういえばおかしい！」と訴える患者さんと、何の脈絡もなく「どうも最近おかしい…」と訴える患者さんでは、やはりどちらかというと、前者の方が薬の副作用の可能性は低いような気がします。前者の場合でも副作用の可能性が完全に否定できるわけではないのですが、患者さんが副作用を疑う「きっかけ」があったのかどうかは確認しておきたいところです。

「筋肉が溶ける！！」なんていう情報がネットやテレビで広まると、患者さんはとても不安になるでしょうけれど、対応する医療従事者の間からも違う意味で悲鳴が上がります（※**脚注②**）。もし読者の中に患者さんもいらっしゃるなら、お願いしたいのは、「不安になっても自己判断で服用を中止せず、おかしいな

と思ったらまずは医師・薬剤師に相談してくださいね！」ということですね。

参考文献

1) Gupta A, Thompson D, Whitehouse A, et al. Adverse events associated with unblinded, but not with blinded, statin therapy in the Anglo-Scandinavian Cardiac Outcomes Trial-Lipid-Lowering Arm (ASCOT-LLA): a randomised double-blind placebo-controlled trial and its non-randomised non-blind extension phase. Lancet. 2017; Jun 24;389(10088):2473-2481. PMID:28476288

2) Graham DJ, Staffa JA, Shatin D, et al. Incidence of hospitalized rhabdomyolysis in patients treated with lipid-lowering drugs. JAMA. 2004;292(21):2585-90. PMID:15572716

3) Zhang H, Plutzky J, Skentzos S, et al. Discontinuation of statins in routine care settings: a cohort study. Ann Intern Med. 2013;158(7):526-34. PMID:23546564

4) Sever PS, Dahlöf B, Poulter NR, et al. Prevention of coronary and stroke events with atorvastatin in hypertensive patients who have average or lower-than-average cholesterol concentrations, in the Anglo-Scandinavian Cardiac Outcomes Trial--Lipid Lowering Arm (ASCOT-LLA): a multicentre randomised controlled trial. Lancet. 2003;361(9364):1149-58. PMID:12686036

5) Ganga HV, Slim HB, Thompson PD. A systematic review of statin-induced muscle problems in clinical trials. Am Heart J. 2014;168(1):6-15. PMID:24952854

6) Pasternak RC, Smith SC Jr, Bairey-Merz CN, et al. ACC/AHA/NHLBI clinical advisory on the use and safety of statins. J Am Coll Cardiol. 2002;40(3):567-72. PMID:12142128

7) Parker BA, Capizzi JA, Grimaldi AS, et al. Effect of statins on skeletal muscle function. Circulation. 2013;127(1):96-103. PMID:23183941

8) Rosenson RS, Baker SK, Jacobson TA, Kopecky SL, Parker BA, The national lipid association's muscle safety expert panel . An assessment by the Statin Muscle Safety Task Force: 2014 update. J Clin Lipidol. 2014;8(3 Suppl):S58-71. PMID:24793443

9) 日本動脈硬化学会（編）：「スタチン不耐に関する診療指針2018」日本動脈硬化学会2018 http://www.j-athero.org/publications/index.html

---

おまけ

　最後にもう一つスタチンの筋肉関連症状の評価に有用な指針を紹介します。日本動脈硬化学会より発表された「スタチン不耐に関する診療指針2018[9)]」に筋肉の障害を示唆するクレアチンキナーゼ（CK）の数値を踏まえて、治療続行か中止かを判断する推奨アプローチがフローチャートで掲載されています。ネットで閲覧できるので、ぜひ参考にしてみてください。

116

Article

24

内分泌代謝疾患　Chapter: 4

メトホルミンのリスク、
腎機能障害の程度との関係は？

Association of metformin use with risk of lactic acidosis across the range of kidney function: A community-based cohort study.

腎機能別のメトホルミン使用と乳酸アシドーシスのリスクとの関連性：地域密着型コホート研究
JAMA Intern Med. 2018;178(7):903-910.

血糖降下薬のメトホルミン（商品名：メトグルコなど）には心血管イベントを抑制するエビデンスもあり、欧米では糖尿病治療薬の第一選択となっています。米国糖尿病学会の診療ガイドラインに掲載されている各薬剤の比較表によると、メトホルミンは、「血糖降下作用:高」「低血糖:無」「体重変化:不変（もしくは若干の減量の可能性）」「コスト：低」と評価されています[1]。

よくみられる副作用は下痢や吐き気などの胃腸症状ですが、低用量からゆっくり増量することで予防できる可能性が指摘されています[2]。胃腸症状が問題となる場合は、忍容性をみながらの漸増も一つの手段かと思います。

一方、稀な副作用として乳酸アシドーシスが知られており、日本での発生率は10万人年当たり6例との報告があります[3]。めったに起きないとはいえ、致死的となることもあり、とても怖い副作用ですよね。乳酸アシドーシスは腎機能障害の患者さんで起こりやすいため、日本のメトホルミンの添付文書では「中等度以上の腎機能障害」は禁忌とされていました（メトグルコ添付文書2018年2月改訂　第10版より）。腎機能に応じた投与の適否や投与量の調節について

は、eGFRや血清クレアチニン値を参考に判断することとされており、参考情報として国内臨床試験の除外基準（血清クレアチニン値；男性1.3mg/dL以上、女性1.2mg/dL以上）が添付文書に記載されています。ただ、どの程度までの腎機能障害を禁忌とするかについては議論があるところでした。

2019年5月に行われた厚生労働省の薬事・食品衛生審議会薬事分科会医薬品等安全対策部会安全対策調査会では、メトホルミンの腎機能障害に関わる使用上の注意改訂が検討されました[4]。腎機能に基づいた投与量に関して、重度の腎機能障害（eGFR＜30mL/min/1.73m^2）を禁忌とし、60≦eGFR＜90は1日当たりの最高量2250mg、45≦eGFR＜60は同1500mg、30≦eGFR＜45は同750mgを目安とする、添付文書の改訂案が出されています。eGFRの値に応じて、細かく対応を定めようという案ですね（※**脚注①**）。

では、リアルワールドにおける、患者さんの腎機能ごとの乳酸アシドーシスの発生状況はどうなっているのでしょうか。どの程度まで腎機能が低下すると発生率が増加するのか、とても気になりますよね。このテーマについて、米国で実施された観察研究の結

※脚注①　2019年6月に安全対策調査会の改訂案の通りに添付文書が改訂された（第11版）。

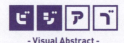

腎機能に応じたメトホルミンの使用と乳酸アシドーシスの関連性

(JAMA Intern Med. 2018 Jul 1;178(7):903-910)

O 主要評価項目　アシドーシスによる入院（糖尿病性ケトアシドーシスは除外）

- **P**：患者
- **E**：曝露
- **C**：対照
- **O**：アウトカム

P 研究対象：7万5413人

- 糖尿病
- 平均年齢：60歳
- 平均BMI：34
- 平均HbA1c：7.4%
- インスリン使用率：17.2%
- ~~eGFR15（mL/min/1.73m²）未満の末期腎不全~~
- ~~血清Cr値の測定なし~~

メトホルミン服用の有無に基づき2群に分類

E 3万4095人　メトホルミン服用あり → 5.7年 → 18万8578人年　アシドーシスによる入院：737例

1万3781人　追跡期間中に服用開始

C 4万1318人　メトホルミン服用なし → 5.7年 → 28万1536人年　アシドーシスによる入院：1598例

eGFR（mL/min/1.73m²）を指標に5群に分類

3万2548人	2万8203人	8144人	4753人	1765人
eGFR≧90	eGFR 60-89	eGFR 45-59	eGFR 30-44	eGFR 15-29

メトホルミン服用なし群と比較した、アシドーシスの調整ハザード比を算出

<ハザード比の調整因子>
年齢、性別、人種、重炭酸イオン濃度、喫煙、心血管疾患、心不全、末梢血管疾患、高血圧、スタチン、ACE阻害薬、ARB、利尿薬、NSAIDs、インスリンおよびその他の糖尿病治療薬の使用など

3181人　データ欠損により解析から除外

群間差は？

アシドーシスによる入院：

- eGFR≧90：　　メトホルミン服用 vs 服用なし　ハザード比0.88（95%信頼区間0.73 to 1.05）　有意差なし
- eGFR 60-89：　メトホルミン服用 vs 服用なし　ハザード比0.87（95%信頼区間0.75 to 1.02）　有意差なし
- eGFR 45-59：　メトホルミン服用 vs 服用なし　ハザード比1.16（95%信頼区間0.95 to 1.41）　有意差なし
- eGFR 30-44：　メトホルミン服用　vs　服用なし　ハザード比1.09（95%信頼区間0.83 to 1.44）　有意差なし
- eGFR 15-29：　**有意** メトホルミン服用 vs 服用なし　ハザード比2.07（95%信頼区間1.33 to 3.22）　**有意差あり**

※ **有意**：入院の頻度が有意に高かった

結論

eGFR30未満に腎機能が低下した患者において、メトホルミンの使用は、アシドーシスによる入院と関連していた。

果が報告されているので見てみましょう[5]。

■ eGFR30未満では、メトホルミンのリスク増加

ビジアブを見てください。末期腎不全を除く糖尿病の患者さんを対象に、メトホルミンの使用の有無と、アシドーシスによる入院について調査した米国の観察研究です。平均BMIは34ということで、肥満の方が多いですね。7万5413人の研究対象者が、「メトホルミン服用あり群」（3万4095人）と、「メトホルミン服用なし群」（4万1318人）の2群に分けられました。主要評価項目はアシドーシスによる入院（糖尿病性ケトアシドーシスは除外）です。

追跡期間は2.5～9.9年（四分位範囲　※**脚注②**）と対象者によって異なり、中央値は5.7年です。追跡期間の違いを考慮して、メトホルミン服用あり群と服用なし群の「観察人年（→**16ページ**参照）」と「アシドーシスによる入院」の発生数をビジアブに示しました。

メトホルミン服用あり群は18万8578人年当たり737例、メトホルミン服用無し群は28万1536人年当たり1598例でした。100人年当たりで表すと、服用あり群は0.39、服用なし群は0.57となり、メトホルミン服用なし群の方が発生頻度が高くなっています。しかしこの段階では、まだ、患者背景を調整していないため、両群を直接比較することはできません。

そこで、腎機能（eGFR）に応じて「≧90」「60～89」「45～59」「30～44」「15～29」の5群に分類し、交絡となり得る複数の因子を調整して、調整ハザード比を算出しました。

さて、結果です。メトホルミン服用なし群と比較した、メトホルミン服用におけるアシドーシスによる入院のハザード比は、「eGFR≧90」は0.88、「60～89」

は0.87、「45～59」は1.16、「30～44」は1.09、「15～29」は2.07となりました。eGFR30未満においてのみ、メトホルミン服用あり群の方が、服用なし群よりも、アシドーシスによる入院が有意に多かったという結果です。

主要評価項目である「アシドーシスによる入院」はデータベース上の診断コードに基づいてカウントされています。「糖尿病性ケトアシドーシス」は除外されていますが、このコードは「アシドーシス」を広くカバーしているため、乳酸アシドーシスに特異的な診断コードではありません（※**脚注③**）。

例えば腎不全になると、酸の排泄が低下し、代謝性アシドーシスを来すことがあります。ビジアブには示していませんが、「アシドーシスによる入院」はメトホルミン服用なし群においても腎機能低下とともに増加しています。これは腎機能低下による代謝性アシドーシスが要因の一つと考えられますね。

乳酸アシドーシスに特異的なコードではないことがバイアスとなる可能性はあるものの、eGFR30未満では、メトホルミン服用あり群は服用なし群と比べて、交絡因子を調整した上で、「アシドーシスによる入院」の有意な増加が認められました。ですから、やはり重度の腎機能低下例に対するメトホルミンの投与はアシドーシスのリスク増加の懸念があると私は思います。この報告だけから結論が導けるわけではないですが、米国や英国でも「eGFR30未満」が禁忌とされており[4]、やはりこの辺りがメトホルミン投与可否の基準になりそうです。

ただし「eGFRが30以上なら絶対に安全！」と単純明快に白黒つけるのも難しいでしょう。英国で、メトホルミン服用2型糖尿病患者さん（約7万8000人）の乳酸アシドーシス発生について調査した観察研究によると、10万人年当たりの発生率は、有意差はなかったものの腎機能低下とともに増加傾向で、

※**脚注②**　四分位範囲とは、第1四分位数から第3四分位数までの範囲のこと。つまり、全体を100とすると、25～75の範囲を指す。
※**脚注③**　論文の著者は「メトホルミンが栄養失調などの他の代謝因子、肝疾患、敗血症、薬物毒性などによるアシドーシスの一因となる可能性を考慮した」と考察で述べている。

表1 ● 英国の観察研究で示された、乳酸アシドーシスの発生率とeGFRの関係（文献6を基に作成）

	乳酸アシドーシス（10万人年当たり）
腎機能正常（eGFR＞90）	7.6
軽度腎機能障害（eGFR 60-90）	4.6
中等度腎機能障害（eGFR 30-60）	17
重度腎機能障害（eGFR≦30）	39

eGFR（mL/min/1.73m^2）≦30では39、eGFR が30〜60でも17でした（**表1**）[6]。

従って冒頭に述べたように日本では、eGFR が30以上でも、中等度の腎機能障害（eGFR30〜60）の場合は最大用量を制限する添付文書改訂案が出されたのでしょう。腎機能障害患者さんへのメトホルミン使用については、リスクとベネフィットのバランスを踏まえて、今後もしばらく議論が続くかもしれませんね。

個人的には腎機能だけではなく、その他の患者背景も考慮することが大事ではないかと思います。日本糖尿病学会の「メトホルミンの適正使用に関するRecommendation」[7]によると乳酸アシドーシスの症例に多くみられた特徴として、腎機能障害だけでなく、脱水、シックデイ、過度のアルコール摂取、肝機能障害、高度の心血管・肺機能障害、手術前後、高齢者などが挙げられています。腎機能障害だけでなく、様々なリスク因子が絡んでいるということですね。

eGFR が30以上でも、このようなリスク因子がある場合には「大丈夫！」とは言い難いですし、腎機能が正常な若年の患者さんでも、激しい下痢や嘔吐により脱水が懸念されるときには一時的な休薬が必要となります。メトホルミンは有用な糖尿病治療薬ですから、Recommendationの注意事項を参考に、適正使用に努めたいものですね。

補足

メトホルミンの添付文書改訂案のeGFRは、腎排泄型薬剤の投与設計に使用される個別化eGFR（mL/min）ではなく、CKDの重症度分類で用いる標準体表面積（1.73m^2）で補正された標準化eGFR（mL/min/1.73m^2）です。添付文書上の腎機能がmL/min/1.73m^{2}で表されていても、個別eGFR（mL/min）と見なして投与設計する必要性が指摘されています[8]。本研究も標準化eGFRを指標に分類されましたが、平均BMIは34でした。日本では小柄で痩せた患者さんも多いため、体格を考慮した上での腎機能評価も必要となるように思います（標準化eGFRは小柄だと腎機能過大評価となる可能性あり）。

参考文献

1) American Diabetes Association. 9. Pharmacologic Approaches to Glycemic Treatment：Standards of Medical Care in Diabetes-2019. Diabetes Care. 2019;42(Suppl 1):S90-S102. PMID:30559235

2) Bonnet F, Scheen A. Understanding and overcoming metformin gastrointestinal intolerance. Diabetes Obes Metab. 2017;19(4):473-481. PMID:27987248

3) Chang CH, Sakaguchi M, Dolin P. Epidemiology of lactic acidosis in type 2 diabetes patients with metformin in Japan. Pharmacoepidemiol Drug Saf. 2016;25(10):1196-1203. PMID:27221971

4) 令和元年度第3回薬事・食品衛生審議会薬事分科会医薬品等安全対策部会安全対策調査会 資料

5) Lazarus B, Wu A, Shin JI, et al. Association of Metformin Use With Risk of Lactic Acidosis Across the Range of Kidney Function: A Community-Based Cohort Study. JAMA Intern Med. 2018;178(7):903-910. PMID:29868840

6) Richy FF, Sabidó-espin M, Guedes S, Corvino FA, Gottwald-hostalek U. Incidence of lactic acidosis in patients with type 2 diabetes with and without renal impairment treated with metformin: a retrospective cohort study. Diabetes Care. 2014;37(8):2291-5. PMID:24879835

7) 日本糖尿病学会．ビグアナイド薬の適正使用に関する委員会 メトホルミンの適正使用に関する Recommendation 2019年8月5日改訂

8) 向山 政志（監修）、平田 純生（監修）「腎機能に応じた投与戦略」医学書院

Column 統計用語解説④

ランダム化って何？

　ランダム化とは言葉の通り、試験参加者をランダムに介入群と対照群に割り付けることです。「無作為化」と同じ意味ですが、最近はランダム化と表記されることが多い印象です。なぜランダム化するのでしょうか？研究を実施する人たちがその場のノリで、テキトーに割り付けを決めたらいけないのでしょうか？

　もちろんノリで決めたらいけません。各群の患者背景が偏ってしまう可能性があるからです。では、なぜ、偏ってはいけないのでしょうか。例えば「ナガイキデキール」という新薬の効果を検証する試験があったとしましょう（もちろん、実在しません）。実薬群とプラセボ群の平均年齢が偏っていて、プラセボ群の方が平均年齢が高かったらどうでしょうか？そりゃ、平均年齢が高い群の方が不利ですよね。こんな試験の結果に基づいて「有意に死亡率が減りました！」と言われても薬の効果なのかどうか分かりません。

　「よし、分かった！じゃあ、年齢が均一になるように参加者を振り分けよう！」

　これもダメです。例えば、がん患者さんがプラセボ群の方に多かったらどうでしょう？やはりナガイキデキールの効果は検証できないですよね。

　「わかったわかった、うるさいな、もうッ。じゃあ、がんの患者さんの割合が均一になるように参加者を…」

　最後まで話し終える前に、遮ってしまいました…。もうお分かりですよね？死亡に影響する因子は山ほどあります。それらをすべて均一になるように「作為的」に振り分けるのは困難です。病歴や服用歴だけでなく、ありとあらゆる患者さんの背景を調整しなくてはいけませんから。

　「よし！じゃあスーパーコンピュータを使って、病歴も服用歴もぜ〜んぶ均一になるように参加者を…」

　それでもやはり好ましくないのです。なぜなら、死亡に影響する未知の因子が調整できないからです。

　でも、途方に暮れる必要はありません。作為的に割り付けようとするから、偏りが生じるのです。無作為に、つまりランダムに割り付ければ、患者背景が均一な集団が2つでき上がります。ランダム化を行う意義はここにあります。均一な集団を2つつくることによって、介入内容以外の死亡（アウトカム）への影響をすべて排除するわけです。いわば、パラレルワールドを2つつくるということですね。そうすることで介入内容の違いによってアウトカムに差が生じたのかどうか、因果関係が検証できるようになるわけです。

　一方、曝露の有無でアウトカムの発生を比較するコホート研究（観察研究）では、患者背景が均一ではないため、曝露要因以外の何らかの要因がアウトカムの発生に影響する可能性があります。アウトカムの発生に影響する他の因子を「交絡因子」といいます（→**192ページ参照**）。

クラスターランダム化

　通常のランダム化は個人単位ですが、集団を一つひとつの単位としてランダム化する手法もあり、これをクラスターランダム化と呼びます（クラスター：集団、グループ）。集団を単位とするわけですから、大規模な試験となることが多いですね。

　どんな研究でこの手法が用いられるのでしょうか。例えば教育プログラムなどの介入研究は、施設や学校などの集団を単位として実施されることが多いです。本書で取り上げた、「手洗いによる感染症予防」の研究がこれに該当します（→**19ページ参照**）。感染症予防は、コミュニティ全体で実施することで効果が高まるので、理にかなっていると言えるのではないでしょうか。

ランダム化の方法

　そもそもどういった方法で割り付けたら「ランダム化した」と言えるのでしょうか?本書ではサラッと流しますが、ランダム化の方法は様々です。最も信頼性が高いのはコンピュータで乱数を発生させて、それに基づいて割り付ける方法だと言われています。封筒法と呼ばれる「くじ引き」で割り付ける方法もランダム化と見なされます。

　患者さんが登録された日付（奇数／偶数）や曜日、患者登録番号などで割り付ける方法は、患者層の微妙な偏りの可能性があります。そのため厳密にはランダム化と言えず、「準ランダム化」と呼ぶので注意が必要です。

　コンピュータを駆使してランダム化を行っても、特に参加人数が少ない場合には、患者背景に偏りが生じることがあります。そのため、結果に大きく影響する因子があり、どうしてもその因子のバランスを取りたい場合には、「層別化」を行った上でランダム化することもあります。

　因果関係を証明するためにランダム化はとても重要です。患者背景の偏りのないパラレルワールドをつくるために、ランダム化の方法には様々な工夫がされているのです（※**脚注①**）。

参考文献

※統計用語解説①〜⑩を通しての参考文献を**195ページ**にまとめて記載。

※**脚注①**　　ランダム化を行っても、完全に同一の集団をつくるのは難しいため、試験参加者の背景因子を見比べて、試験結果に影響するようなズレがないかどうかチェックすることも大事だと思われる。

Chapter
5

一般的な内科疾患

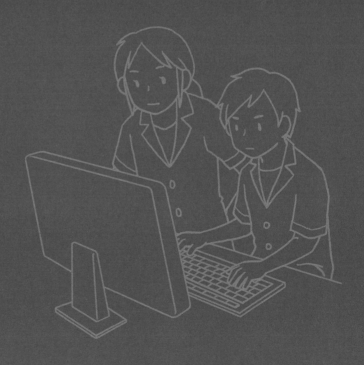

Article 25

貧血治療薬の鉄剤は
隔日投与でも良い？

Iron absorption from oral iron supplements given on consecutive versus alternate days and as single morning doses versus twice-daily split dosing in iron-depleted women: two open-label, randomised controlled trials.

鉄欠乏女性における、連日投与　VS　隔日投与および1日1回朝投与　VS　1日2回投与による経口鉄剤からの鉄吸収：2件の非盲検ランダム化比較試験
Lancet Haematol.2017;4(11):e524-e533.

今回は貧血について取り上げてみたいと思います。こんな患者さんはいらっしゃいませんか？

薬歴を見てみると毎回28日分処方なのに、受診間隔はいつも1カ月以上空いている…。こ、これは…、毎日服用できていない！？コンプライアンス不良だ！！処方せんはきちんと1日1回朝食後服用と記載されているッ。薬剤師として、ちゃんと毎日飲むように指導しなくてはッ。

「センパイッ、患者さんにちゃんと飲まなきゃダメだとビシッと指導してきますね！」

熱血若手薬剤師がそう言い放って調剤室から飛び出そうとしたら、彼の白衣の裾をグイッと掴んで引き止めて、ペットボトルに入った水を彼の胸元にドンッと押しつけてこう言うのです。

「まずは君が落ち着け」

名作映画のワンシーン（※**脚注①**）を再現した後

に、患者さんに確認すべきことを説明しましょう。処方日数と受診間隔だけで「こりゃダメだ」と判断して一方的に指導する前に、医師からどう説明を受けているか確認しておいた方が良さそうです。もしかしたら「必ずしも毎日服用しなくていいですよ」と説明を受けているかもしれません。あるいは「1日おきでもいいですよ」と指導されている可能性もあります（それだったら処方せんに1日おきと記載して欲しいところではありますが…）。

実は、貧血に対する鉄剤の投与は1日おきでもよいのではないかという報告があるのです[1]。早速ご紹介しましょう。

■ 鉄剤は隔日投与の方が
　吸収効率は高くなる

硫酸鉄（商品名：フェロ・グラデュメット）の投与法の違いが、鉄の吸収率に影響するかどうかを検討した試験です。2つの試験が実施されていますが、今回は試験1についてビジアブにまとめました。

※脚注①　　怪獣映画「シン・ゴジラ」より。ゴジラによる甚大な被害を目にして冷静さを失った主人公の矢口に対し、友人の泉がペットボトルを矢口の胸に「水ドン」して落ち着かせた有名なシーン。

一般的な内科疾患　Chapter: 5

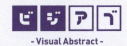

貧血治療薬の鉄剤は隔日投与でも良い?

(Lancet Haematol. 2017 Nov;4(11):e524-e533.)

O　主要評価項目
・鉄のバイオアベイラビリティ（吸収率、総吸収量）
・血清ヘプシジン濃度

P：患者
E：介入
O：アウトカム

P　参加人数：40人

- 鉄欠乏状態（軽度）の女性
- 年齢中央値：22歳 [18〜45歳]
- 血清フェリチン：平均13.8μg/L [25μg/L以下]
- ヘモグロビン：平均13g/dL [8g/dL以上]
- ~~妊婦・授乳婦~~
- ~~慢性疾患~~
- ~~ビタミンやミネラルのサプリメント摂取~~

ランダム化
盲検化　有・(無)

E1　21人
硫酸鉄1日60mg　連続14日間
脱落：3人

E2　19人
硫酸鉄1日60mg　1日おき28日間
脱落：2人

総投与量は同じ

解析人数：21人
吸収率：16.3%
総吸収量：131.0mg
血清ヘプシジン：1.09nM

解析人数：19人
吸収率：21.8%
総吸収量：175.3mg
血清ヘプシジン：1.38nM

群間差は?
吸収率：　　連日投与 vs 有意 1日おき　有意差あり（p=0.0013）
総吸収量：　連日投与 vs 有意 1日おき　有意差あり（p=0.001）

※ 有意 ：有意に高かった

結論
鉄欠乏状態の女性における鉄剤の投与は、総投与量が同じである場合、連日投与より1日おき投与の方が吸収率や総吸収量が高かった。

フェリチンが低めですがヘモグロビンはほぼ正常な40人の女性が試験に参加しました。「貧血というほどではないけれど、やや貯蔵鉄が低めな状態」でしょうか。倦怠感、息切れがひどく、めまいがあったり、胸がドキドキしたりといった、貧血症状がかなりひどい患者さんは対象外です。

投与法は2通りで、①硫酸鉄60mg（ちなみに国内ではこの規格の錠剤はありません）を毎日14日間連続投与と、②1日おきに28日間投与です。つまり総投与量は同じということになりますね。連続投与群に21人、隔日投与群に19人がランダムに割り付けられました。主要評価項目は、「鉄のバイオアベイラビリティ（吸収率、総吸収量）」と「血清ヘプシジン濃度」の2つとされました。

試験の結果ですが、連日投与群の鉄の吸収率16.3％、総吸収量131.0mgに対して、隔日投与群は吸収率21.8％、総吸収量175.3mgでした。隔日投与群の方が、連日投与群に比べて吸収率、総吸収量ともに高かったという結果です。

なぜそうなるのでしょうか？総投与量は同じなのに…。なぜだ…。

その理由について論文の著者は、腸管での鉄の吸収を制御している「ヘプシジン」が関与していると述べています。血清ヘプシジンが増加すると鉄の吸収が悪くなることが知られています。今回の試験では、服用終了時点（連日投与群は14日後、隔日投与群は28日後）では、ビジアブに示した通り、隔日投与群の方が数値が高いのですが、服用開始14日までの血清ヘプシジン濃度は連日投与群の方が高く推移しています。これが鉄の吸収率が低下した理由だというわけですね。

■ 疑義照会は「ちょっと待った！」

さて、この研究結果をどう解釈し、薬剤師の業務に活用するべきでしょうか。鉄剤の連日投与は良く

ない！と断定できるのでしょうか。

一転、熱血な後輩が「センパイ！隔日投与の方が吸収が良いので、『連日投与はおかしい』と処方医に疑義照会しますね！」と受話器を取り上げたら、もう一度、彼の胸にペットボトルの水をドンッです。「落ち着け」と。

確かにこの結果からは、血清ヘプシジンの上昇が抑えられる隔日投与にした方が、鉄の吸収が良くなると考えられます。ただしこの研究では、鉄の総投与量は一定であった点に注意が必要です。研究結果が示唆しているのは、鉄の総投与量が同じである場合には、間隔を空けて投与した方が総吸収量は多くなる、つまり吸収効率が良くなるということです。硫酸鉄60mgを毎日1錠ずつ28日間服用する場合と、隔日で1錠ずつ28日間投与する（つまり総投与量が半分になる）場合とを比較したわけではありません。

また、この研究の対象は、ヘモグロビンの明らかな低下はなく、鉄の蓄えが減少傾向にある軽度の鉄欠乏状態の女性でした。実臨床においては患者さんの重症度も考慮して、連日投与にするか隔日投与でもよいのかを、医師が個別に判断する必要があると思います。

よって、専門医が毎日服用するべきだと判断した症例において、薬剤師が「1日おきに飲んだ方が良いですよ」などと勝手に患者さんに指導してはいけませんし、医師の処方を否定するような疑義照会は「ちょっと待った！」ですね。この研究結果を踏まえた上で、それでも連日投与が必要と医師が判断した症例なのかもしれませんから。

ただ、処方医が、貧血が専門外の先生の場合には、このような研究結果をご存じないかもしれないので、お知らせしておくのはよいと思います。貧血患者さんの診療の参考にしていただけるかもしれないので、情報を医師と共有するのはとても大事なことだと思います。UpToDate（※脚注②）では、連日服

※脚注②　　最新のエビデンスに基づいた治療法が掲載されているオンラインの臨床支援ツール。

用より隔日服用を推奨しており[2]、特にすぐに胃がもたれてしまうような軽度の貧血患者さんにおいては、隔日投与も有用かもしれません。

■ まずは患者さんに話を聞いてみる

さて、冒頭の患者さんの話に戻りますが、受診間隔が不自然に空いているようなら、まずは患者さんの話を聞いてみましょう。「ちゃんと飲んでないですよね！」みたいに詰問する空気は出さず、それとなく聞いてみるとよいと思います。

薬歴を改めてチェックしてみるのも大事です。体質について「胃腸が弱い」と記載されていませんか？もしかしたら胃腸が弱くて連日投与だと胃がもたれるため、医師の指示の下、休み休み服用しているのかもしれません。その場合は、検査数値がコントロールできていれば、医師の調節指示の通り、現状維持で良いと思います。

ちなみに、胃腸症状がひどい場合、別の鉄剤への変更で症状が改善することもあります。例えばピロリン酸第二鉄（商品名：インクレミン）のシロップ剤は消化器症状が少ないという報告もあるようです[3]。また、どうしても内服が厳しい場合には注射の鉄剤もありますから、胃腸が弱く、鉄剤の服用に悩まれている患者さんには様々な治療選択肢があることをお伝えしておくのも良いでしょう。患者さんが通院（治療）をやめてしまうのが一番良くないですからね。

患者さんの受診間隔が空いた理由としては、急な用事が入ったりして、ずるずると受診日が延びてしまったというパターンもあるかもしれません。

患者さん「診察の予約日に大事な会議が入って、受診が1週間遅れちゃったの。会議が決まったのが予約日の1週間前だったので、受診日を繰り上げることもできなくて…。わざわざサプリメントを買うのは嫌なので1週間薬を切らしていたわ」

こんな事例であれば、今回取り上げた論文に基づいてアドバイスできることがありそうですね。

この患者さんは鉄剤がなくなるまで毎日飲み続けて、薬がなくなってからは受診日まで服用しないという選択をしました。しかし1日おきの服用にした方が鉄の総吸収量は多くなると考えられるので、受診日が延びると分かった段階で、隔日服用に切り替えてもよかったかもしれません。臨床効果としては微々たる差かもしれませんが、このようなちょっとしたアドバイスも、患者さんのためになるのではないかと思います。

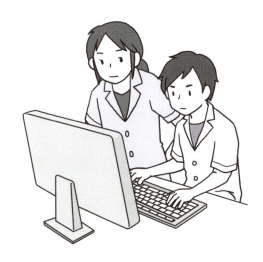

参考文献

1) Stoffel NU, Cercamondi CI, Brittenham G, et al. Iron absorption from oral iron supplements given on consecutive versus alternate days and as single morning doses versus twice-daily split dosing in iron-depleted women: two open-label, randomised controlled trials. Lancet Haematol. 2017;4(11):e524-e533. PMID:29032957

2) Michael Auerbach, MD, FACP. Treatment of iron deficiency anemia in adults. UpToDate.Aug 08, 2019

3) 岡田 定.鉄欠乏性貧血の治療指針. 日本内科学会雑誌 2010年 99巻6号 p.1220-1225.

Article 26

緊張型頭痛に
エチゾラムは有効？

Multi-center randomized control trial of etizolam plus NSAID combination for tension-type headache.

緊張型頭痛に対するエチゾラムとNSAID併用の多施設ランダム化比較試験
Intern Med. 2007;46(8):467-72.

私はたまに頭が痛くなることがあります。ここ数年来のことなのですが、最近、どうも心配になってしまい勤務先の薬局近くの病院を受診したところ、医師が私の肩をほぐしながら「凝っているねぇ」と一言。どうやら緊張型頭痛だったようです。診察してくださったのが副院長だったので、違う意味で緊張していた感も否めないのですが…。

さて、緊張型頭痛には筋緊張の緩和のために筋弛緩薬が使用されることがあり、筋弛緩作用のあるベンゾジアゼピン受容体作動薬のエチゾラム（商品名：デパスなど）にも頭痛の保険適用があります。しかし依存性の問題が指摘される中、使用するメリットはいかほどなのでしょうか。

ビジアブを見てください。緊張型頭痛に対するエチゾラムの有用性を検証したランダム化比較試験が日本で実施されました[1]。頭痛発作時にNSAIDsのメフェナム酸（商品名：ポンタール）を単独で使用するのと比べて、エチゾラムを併用すると頭痛と肩の痛みが軽減するかどうかを比較したところ、単独群、併用群に有意差はなく、エチゾラムの上乗せ効果は認められませんでした。

年齢別、男女別で比較解析すると、女性において

はエチゾラム併用群の頭痛と肩の痛みが有意に減少し、39歳未満の若年者では肩の痛みが有意に減少していたとのことです。ただ、あくまでサブ解析の結果なので、女性や若年者に限って効くといえるかどうかは別途検証の必要があると思います。

試験薬の封入パッケージは形状が同じに見えるように工夫されていたようです。しかしエチゾラムのプラセボは使用されなかったようで、パッケージ開封後も識別不能だったのかは分かりません。プラセボ効果の寄与もあったかもしれませんね。

有害事象については、眠気・倦怠感の頻度がエチゾラム併用群で9.2％、メフェナム酸単独群0％だったので、エチゾラムの鎮静作用が問題となるケースも考えられます。NSAIDsを使用せず、エチゾラム単独の有効性を検証したら、有効性が認められる可能性は残されていますが、副作用や依存性の問題も考慮する必要があります（※**脚注①**）。

ガイドラインによると、慢性緊張型頭痛の中に、精神疾患の身体症状としての頭痛を認めることもあるようです[2]。併存疾患の改善を狙ってベンゾジアゼピン受容体作動薬が用いられる場合もあるかもしれませんが、頭痛改善だけを目的とした使用はリスクがベネフィットを上回る印象です。ベンゾジアゼピン容体作動薬の漫然長期使用を避けるためには、その有効性を検証し、患者さんにとってどの程度のメリットがあるのかを知ることが大事だと思います。

参考文献

1) Hirata K, Tatsumoto M, Araki N, et al. Multi-center randomized control trial of etizolam plus NSAID combination for tension-type headache. Intern Med. 2007;46(8):467-72. PMID:17443036

2) 日本神経学会・日本頭痛学会監修「慢性頭痛の診療ガイドライン2013」 医学書院

3) PMDAからの医薬品適正使用のお願いNo11「ベンゾジアゼピン受容体作動薬の依存性について」
https://www.pmda.go.jp/files/000217046.pdf

※**脚注①**　ベンゾジアゼピン受容体作動薬は依存性の問題が指摘されており、漫然とした長期使用は避けるようPMDAから注意喚起されている[3]。

一般的な内科疾患　Chapter: 5

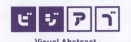
- Visual Abstract -

NSAIDsとエチゾラムの併用は緊張型頭痛に有効?
(Intern Med. 2007;46(8):467-72.)

O 主要評価項目　頭痛と肩の痛みの変化（評価指標：VAS　0〜10cm、最大の痛みを10cmとして評価）

- **P**：患者
- **E**：介入
- **C**：対照
- **O**：アウトカム

P 参加人数：144人

- 緊張型頭痛
- 平均年齢：40歳
- 鎮痛薬（NSAIDs含）、筋弛緩薬、精神安定薬（※除外）

ランダム化
盲検化　有・**無**

E 72人　メフェナム酸250mg ＋ エチゾラム0.5mg
　2〜4週　脱落：7人
　解析人数：65人

中等度以上の頭痛発作時に服用
10回分支給

C 72人　メフェナム酸250mg
　2〜4週　脱落：8人
　解析人数：64人

痛み（VAS）の改善：
	服用前	服用後
頭痛	5.7 → 2.4	
肩の痛み	6.1 → 3.7	

痛み（VAS）の改善：
	服用前	服用後
頭痛	5.4 → 2.7	
肩の痛み	6.0 → 4.0	

群間差は？

緊張型頭痛の改善（VAS）：
- 頭痛：エチゾラム併用 vs メフェナム酸単独　　有意差なし
- 肩の痛み：エチゾラム併用 vs メフェナム酸単独　　有意差なし

結論
メフェナム酸とエチゾラムの併用群、メフェナム酸単独群ともに
頭痛と肩の痛みは減少したが、群間差はなかった。

Article **27**

薬のラベル表示を変えると片頭痛発作への効果はどうなる？

Altered placebo and drug labeling changes the outcome of episodic migraine attacks.

プラセボと薬剤のラベル表示の変更は反復性片頭痛発作のアウトカムを変化させる。
Sci Transl Med. 2014;6(218):218ra5.

今回紹介するのは片頭痛治療薬のトリプタン製剤であるリザトリプタン（商品名：マクサルトなど）の試験なのですが、なかなかユニークな内容です。試験薬のラベル表示を変えたら薬の効果はどうなるかを検証しています[1]。

ビジアブを見てください。介入方法がちょっと複雑です。試験参加者は8群にランダムに割り付けられ、全群が発作ごとに服用する試験薬を変えながら、6通りの試験薬を服用しました（10人脱落あり）。それぞれ発作が7回発生し、6通りの試験薬を使い終えた時点で試験終了です。

服用する薬として用意されたのはリザトリプタン錠10mgとプラセボの2種。一方、薬のラベルは3種で、「リザトリプタン」「リザトリプタンorプラセボ」「プラセボ」です。2種の薬と3種のラベルを組み合わせて、6通りの試験薬ができたわけですね。

試験開始後、最初に起こった片頭痛発作に対しては試験薬を服用せず（無治療）、痛みのスコアのみを記録してもらいます。発作2時間半後も痛みが持続している場合には、レスキュー薬としてリザトリプタン10mgとナプロキセン（商品名：ナイキサン）

440mgの服用が許可されています。

2～7回目の発作で、6通りの治療を実施します。初回の発作時と同様に、それぞれの治療において効果不十分の場合には、レスキュー薬の使用が許可されていました。主要評価項目は、片頭痛発作30分後から2時間半後の「片頭痛スコア」の変化です。

さて、結果です。ビジアブを見てください。リザトリプタン・プラセボともに、「表示がプラセボ」よりも、「表示がリザトリプタン」の方がスコアが改善する傾向でした。プラセボ効果ってすごいですね。リザトリプタンの薬効がプラセボ効果に押され気味となってしまい、「プラセボと表示されたリザトリプタン」は「リザトリプタンと表示されたプラセボ」よりも、痛みを軽減させる傾向ではあるものの有意差はないという驚きの結果に…。この結果を踏まえて論文の著者は、片頭痛発作においては肯定的な薬剤情報の提供も治療効果に貢献すると結論づけています。

「片頭痛以外の治療ではどうか？」については別途検証が必要ですが、特に自覚症状の軽減を目的とする治療ではプラセボ効果が出やすい印象があるので、「あなたの症状によく効く薬ですよ！」といった肯定的な情報提供により、治療効果の上乗せが期待できるように思います。

逆に、例えば後発医薬品への変更において、患者さんが医師や薬剤師から「効果は同じです」と説明を受けたとしても、ネットや雑誌など別の情報源から否定的な情報を入手した場合には、「効果が弱くなった」と感じる可能性がありますね。「適切な情報提供とは何だろう？」と考えさせられる研究結果でした。

参考文献

1) Kam-Hansen S, Jakubowski M, Kelley JM, et al. Altered placebo and drug labeling changes the outcome of episodic migraine attacks. Sci Transl Med. 2014;6(218):218ra5. PMID:24401940

一般的な内科疾患　Chapter: 5

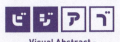

薬とプラセボの表示を入れ替えると片頭痛発作に対する効果はどうなる？

(Sci Transl Med. 2014 Jan 8;6(218):218ra5.)

O 主要評価項目　片頭痛スコアの変化
（発作30分後[服用時点]→発作2時間半後のスコアの変化、片頭痛スコアは0～10点で点数が高いほど重症）

- **P**：患者
- **E**：介入
- **C**：対照
- **O**：アウトカム

P 参加人数：76人

片頭痛 ／ 発作回数(中央値)：4回/月 ／ 平均年齢：約40歳[18歳以上] ／ 男女比 1：7
前兆あり：4割 ／ ~~片頭痛以外の頭痛~~ ／ ~~慢性疼痛~~ ／ ~~オピオイド使用~~

ランダム化クロスオーバー　盲検化 有・無

E 2～7回目の片頭痛発作時には、発作から30分後に試験薬を1つ服用
（服用の順番はランダム割り付けで指定）。
試験薬のラベル表示と実際の内容物の組み合わせは下記の6通り。

表示：薬	表示：？	表示：プ	表示：薬	表示：？	表示：プ
実際：薬	実際：薬	実際：薬	実際：プ	実際：プ	実際：プ

初回発作時：無治療

発作2時間半後に頭痛が持続していれば（効果不十分）、レスキュー薬（リザトリプタン10mg+ナプロキセン440mg）を服用可

※ 薬：「リザトリプタン10mg」
　プ：「プラセボ」
　？：「リザトリプタン10mg or プラセボ」と表示

脱落：10人

解析人数：66人※

片頭痛スコア：30分後→2時間半後

| 5.6→2.5 | 5.5→2.4 | 5.6→3.3 | 5.7→4.2 | 5.7→4.2 | 5.9→4.8 |

片頭痛スコア：30分後→2時間半後
4.6→5.3

※一部、データ欠損あり

群間差は？

片頭痛スコアの変化：
「プラセボと表示されたリザトリプタン」 vs 「リザトリプタンと表示されたプラセボ」
：有意差なし（p=0.127）

結論

薬物治療における肯定的な情報は、片頭痛治療の成功に貢献する。

統計用語解説⑤

ITT解析とPP解析

ランダム化比較試験では、ランダム化して、介入内容以外の条件がほぼ同じ「パラレルワールド」を複数つくります。結果の群間差が、介入の違いのみによって生じたもの（交絡ではない）だと判断できるようにするためです。薬の有効性を評価する上でとても質の高い試験だといえますが、患者さんの同意なしに開始することはできません。

患者さんが試験の途中で中断を希望した場合にも、もちろんその意思が尊重されます。プラセボ対照ランダム化比較試験の場合、患者さんは試験が終わるまで、自分が飲んでいるのが実薬かプラセボか分かりません。試験期間中、継続に不安を感じてしまう患者さんもいることでしょう。

「患者希望による試験中断（同意撤回）」の他にも、「追跡不能（lost to follow-up）」「有害事象の発生による中断」「研究プロトコル違反（介入群じゃないのに、他の医療機関で同じ薬をもらって飲んでいたなど）」など様々な理由で試験脱落となるケースがあります。薬の服用は中断したが追跡は中断となっていない場合や、まったくデータが取れないこともあり様々です。試験脱落の詳細を記載すると、かなりややこしくなってしまうので、本書のビジアブではすべてまとめて「脱落」として人数を記載しています。

脱落例が多く、その人たちがすべて結果の解析対象から除外されたらどうなるでしょうか。最初に均一にそろえたパラレルワールドの患者背景にズレが生じてしまいます。「これじゃあ、試験結果が介入の違いによって生じたのかどうか分からなくなってしまう…。なんてこったい！」というわけです。

そこでズレを防ぐために、「ITT解析」が行われます。ITTとはIntention-to-treatの略で、途中で試験を中断した人も、試験の最初に意図した通り、ランダムに割り付けられた群の1人として解析することを指しています。「意図した通りに解析」する、なんと日本語でも頭文字がITT（IT：意図した、T：通りに）ではありませんか！覚えやすい！

ITT解析の運用

「試験を途中で中断した患者さんは、介入内容が結果に反映されていない可能性があるのでは？解析対象にするのはおかしいじゃないか！」と思われるかもしれません。確かにそうなのですが、ランダム化で整えた患者背景の群間バランスが大きく崩れてしまう方が問題だということですね。

一般的にITT解析で脱落者も解析に含めると、群間差がつきにくくなると言われています。従って薬の有効性の過大評価を防ぐ一方、過小評価となる可能性もあると思います（※脚注①）。実際には脱落者をすべて解析に含めるのは難しいこともあり、基準を少し緩くした「Full analysis set（FAS）」という手法が採用されることもあります。FASは最大の解析集団を意味し、「1回も薬を飲まずに中断した」患者さん、「データがまったくない」患者さんを解析から除外します。論文にITT解析と書いてあっても、「修正ITT（modified ITT）」と言って、厳密にはITT解析ではなく、FASに近い解析方法だったり、あるいは他にも除外基準が設けられていることもあります。

一方、脱落した患者さんはすべて除外し、試験を完了した患者さんだけを解析対象とする方法をPP（Per-protocol）解析と呼びます。その名の通り「プ

※脚注①　非劣性試験においては、ITT解析だと差がつきにくくなり、非劣性を達成しやすくなるという側面があるため、修正ITT解析などPP解析に近い手法で解析されることが多い（非劣性試験については189ページを参照）。

ロトコルを遵守した集団」ということですね。PP解析はランダム化が崩れるという問題はあるものの、「薬効」を評価する上では大きな問題はないかもしれません。ただし、脱落者も加味したITT解析の方が実臨床を想定した薬剤の有用性評価に向いている側面があります。

　例を挙げましょう。副作用として吐き気が出やすい薬があったとします。各群100人ずつでプラセボ対照比較試験を行ったところ、表1のような結果となりました。PP解析では脱落例は除外されるので、「ハキケガデール」は30人中20人が有効ということになり、プラセボより有効率が高いことが分かります。きちんと服用できれば有効率は高いわけですね。ただし、吐き気の副作用のため70人もの脱落者が出ていました。これは臨床上、有用な薬と言えるのでしょうか？脱落例も解析に組み込むITT解析では、「ハキケガデール」も「プラセボ」も100人中20人が有効となります。有効率は同じです。むしろ、プラセボ群では副作用発生率がゼロですから、プラセボの方が有用ですよね。副作用が出なかった患者さんだけを対象とした試験結果の解析で有効性が認められたとしても、ほとんどの患者さんが服用できなければ有用とは言えません。これはかなり極端な例ですが、実臨床で有用な薬かどうかを評価する上では、脱落者の数や内容に目を向けることも大事だと思います。

　なお本書のビジアブでは、解析方法についてITT解析かPP解析かを特に記載していません。ITT解析といっても、追加の除外基準が細かく定められている修正ITT解析の場合は、試験によって定義が様々です。研究によっては脱落例を除いた解析をFASと定義している場合などもあり、一言で「ITT」「FAS」「PP」とビジアブに記載するのが困難でした。よって、ビジアブには解析方法は記載せず、「ランダム化後の人数」「脱落者の人数」「解析人数」を掲載することで、脱落者が解析人数に含まれているかどうかが確認できるようにしてあります。解析人数がランダム化後の人数から減っていても、脱落者の人数まるごと減っていない場合は、「FAS」や「修正ITT」と捉えてください。

表1 ●「ハキケガデール」の有効性データと脱落人数

	有効	無効	副作用で脱落
ハキケガデール	20人	10人	70人
プラセボ	20人	80人	0人

ITT解析の試験でも脱落人数に注意

　ITT解析を採用した研究で、試験参加者全員を解析対象としていても、脱落者が多い場合には注意が必要です。特に追跡不能となっている場合（lost to follow-up）には、患者さんがどんな転帰を辿ったのかが不明だからです。例えば、アウトカムの発生数がわずか数人で、追跡不能の人数が圧倒的に多い場合、追跡不能例の転帰次第で結果が逆転する可能性があります。

　本書で取り上げたセレコキシブのランダム化比較試験では、追跡中断となった参加者の割合が27％と多かった一方で、アウトカムの発生は各群2～3％でした（→143ページ参照）。これだけ追跡中断となった割合が高いとバイアスが生じる可能性があるので、結果をどう解釈するかは意見が分かれるところだと思います。

　脱落が多い場合、試験結果をどのように解釈するかは本当に難しい問題です。「何％以上脱落していたらダメ」といった明確な基準は簡単に決められないと思いますし、「ITT解析じゃなく、PP解析だからダメ」とも言い切れないと思います。研究データを一つひとつ丁寧に読み解いて、目の前の患者さんに適用できるかどうかを慎重に考えることが大事なのではないでしょうか。

参考文献

※統計用語解説①〜⑩を通しての参考文献を195ページにまとめて記載。

Column 統計用語解説⑥

盲検化って何？

「もうけんか」と私のスマホやパソコンに打ち込むと、「もう喧嘩」と変換されたり（仲良くして！）、「猛犬か」と変換されて（早く逃げて！）しまいます。一般的ではない言葉なんだなぁというのがよく分かりますね。

盲検化とは、簡単に言うと、どんな介入を受けているのかを試験参加者や医師に分からなくすることです。試験参加者も医師も盲検化された試験を二重盲検試験と呼び、盲検化されていない試験のことをオープンラベル試験と呼びます。

オープンラベル試験で何が問題になるかというと、まずはみなさんご存じのプラセボ効果ですね。特にプラセボ効果が出やすいとされる過敏性腸症候群の治療薬の試験などでは、盲検化せず薬を飲む群と飲まない群で比較すると、薬を飲んでいる群にはプラセボ効果が生じ、薬そのものの効果に加えて、プラセボ効果が上乗せされる可能性があります。

あるいは、プラセボ効果の副作用バージョンとも言える「ノセボ効果」が出る場合もありますね（→111ページ参照）。

オープンラベル試験でバイアスの原因になるのは、プラセボ効果ばかりではありません。糖尿病のような生活習慣病の治療薬の長期試験では、盲検化しないことでどんなバイアスが生じ得るでしょうか。薬を飲む群に割り付けられた患者さんは「自分は薬を飲んでいるから生活習慣なんて気にしなくて大丈夫！好きなものを食べ放題だ！」と油断してしまうかもしれません。あるいは治療を受けることでさらに意識が高まり「食生活も改めよう！」という患者さんもいるでしょう。一方、薬を飲まない群に割り付けられた患者さんには「薬を飲まないのだから生活習慣を改めなきゃ！」といった意識が働くかもしれません。

このように、ランダム化したときは介入群と対照群はそれぞれ同じような患者背景だったはずが、盲検化されていないことにより、各群の患者さんに様々な意識の変化が起きて、生活習慣に差異が生じる可能性がありますね。このような意識の変化もバイアスとなります。意識の変化によって結果に影響する可能性については、実は100年近く前のホーソン実験という研究で指摘されていました。

ホーソン効果

とある全国チェーンのレストランが実施した、新サービス導入試験を例に考えてみましょう。全店で新しいサービスを開始するのに先立って、試験的に数店舗だけを選んで新サービスを導入してみたところ売上がアップして社長は「これはイケるぞ！」と大喜び。しかし全店に導入したところまったく売上が伸びない…。さて、これはいったいどういうことでしょうか？

いろいろ要因は考えられますが、「試験店舗は経営陣の期待とプレッシャーを感じて、めちゃくちゃがんばった」という可能性もあるでしょう。はい、これが「ホーソン効果」ですね。

工場の照明と作業効率について検証した有名な「ホーソン実験」では、照明が明るいと作業効率が上がったのですが、照明を暗くしても、従来よりは作業効率が高いという結果となりました。つまり、注目されたことで「がんばらなきゃ！」という意識が働き、それが照明とは別に、作業効率に影響したわけです。例え話として挙げたチェーンレストランでも同じことが言えます。新サービスの導入の効果とは関係なく、

※脚注① このような試験的な新サービス導入においては、優秀な店舗が選ばれる傾向にあるというのも一因と思われる

試験店舗の従業員がいつも以上にがんばった結果、売り上げが伸びたわけです（※脚注①）。

　盲検化されていない試験で、介入を受ける群と何の介入も受けない群とに分けられたら、介入群に健康に対する意識が高まるホーソン効果が出て、結果に影響する可能性がありますね。

単盲検と二重盲検

　盲検化には、大きく分けて単盲検試験と二重盲検試験があります。試験参加者には介入内容が分からないが、医師には分かっている場合は単盲検試験（その逆もあり得る）。試験参加者と医師の両方を盲検化するのが二重盲検試験です。

　医師に対して盲検化されていない場合の影響はどうでしょうか。薬を飲んでいる患者さんと飲んでいない患者さんが医師に分かっている場合、対応に変化が生じる可能性があります。例えば患者さんが心不全の増悪を来した場合、入院させるかどうかは医師の判断ですが、治療を受けている患者さんよりも、治療を受けていない患者さんに対して、「大事をとって入院させておいた方が良いだろう」という意識がより強く働いてもおかしくはありません。臨床判断に影響する可能性があるわけです。医師が盲検化されていない試験の評価項目に「心不全による入院」などが含まれていたら、このようなバイアスが生じる可能性を念頭におく必要があるでしょう。

PROBE 法

　基本的に、薬の有効性を評価する試験では二重盲検法が採用されますが、盲検化できない場合もあります。例えば、本書で取り上げた、水分摂取量と膀胱炎再発について検討したランダム化比較試験（→**182ページ参照**）は、水分摂取量に関する介入のためプラセボ設定が困難で、盲検化されていません。こむら返りに対するストレッチの試験（→**138ページ参照**）も盲検化されていませんでした。スタチンなどの試験では、プラセボを用いて盲検化しても、検査結果から見破られてしまうこともあるでしょう。

　盲検化が困難な場合、バイアスを防ぐ工夫として「PROBE法」が採用されることがあります。PROBEは Prospective randomized open blinded-endpointの略で、直訳すると「評価項目盲検化、オープンラベル前向きランダム化試験」といったところでしょうか。この手法では、医師にも患者さんにも介入内容は明かされていますが、主要評価項目（一次アウトカム）を評価する第三者には、介入群と対照群のどちらに割り付けられた患者さんなのかを伏せて評価してもらいます。

　ただしPROBE法は、患者さんの自覚症状（痛みなど）や医師の主観に左右され得る入院などの主観的要素が入り込むようなアウトカムだと、やはりバイアスが生じやすくなります（アウトカムを死亡や検査値などの主観的要素が入り込まない指標とすることが望ましい）。ですからPROBE法が採用されている試験では、アウトカムが客観的な指標かどうかをチェックする必要があります。

　さて、バイアスを防ぐための様々な盲検化の方法を紹介してきましたが、もちろん盲検化されていないからダメな試験だというわけではありません。前述の通り、どうしても盲検化できない介入内容の試験もあります。大事なのは盲検化されていないことが、試験結果にどんな影響を及ぼし得るのかをしっかり吟味しつつ論文を読むことでしょう。

参考文献

※統計用語解説①〜⑩を通しての参考文献を195ページにまとめて記載。

Chapter

6

整形外科疾患

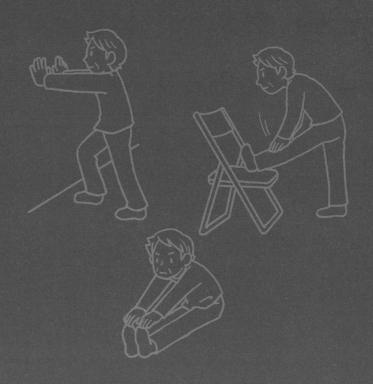

Article **28**

こむら返りは
ストレッチで予防できる？

Stretching before sleep reduces the frequency and severity of nocturnal leg cramps in older adults: a randomised trial.

就寝前のストレッチは、高齢者の夜間のこむら返りの頻度と重症度を低減する：ランダム化比較試験
J Physiother. 2012;58(1):17-22.

休日の午後、お布団にくるまってゴロゴロしていると足に異変が…。「い、イテテテ…！」ふくらはぎをぐにぐにとマッサージしながら、痛みの嵐が過ぎ去るのをじっと待つ私…。そうです、「こむら返り」です！

「足がつる」と表現される有痛性の筋肉のけいれんをこむら返りと呼びます。「こむら（腓）」とはふくらはぎのことですね。私の場合、めったに起こらないのですが、ヤツは不意に訪れるので油断なりません。以前、プールで泳いでいてこむら返りを起こしたときには、「うわぁ、溺れてしまう！助けてぇ！」とパニックに陥りました。水面に顔を出そうと四肢を激しく動かし、パシャパシャと水しぶきを飛び散らせる私…。幸い、余裕で底に足が届く水深だったのでこうして生き延びていますが…。

多くの人が人生で1度や2度はこむら返りを経験しているのではないでしょうか。原因となる疾患がない健康な方であれば、ほとんどの場合は痛みが引けば脚の機能は元に戻り、生活に支障が出るケースは少ないと思います。

しかし夜間安静時のこむら返りは、高齢者に多いとの報告があります[1]。特に1人暮らしの高齢者にとっては、痛くてつらいし、いつ起こるか不安だし、悩みの大きい一般的な症状の一つと言えるでしょう。こむら返りの予防についても、患者さんに有用なアドバイスをしてあげたいですよね。

こむら返りに処方される薬剤としては漢方薬の芍薬甘草湯などがあります。一般の方々の間では、「普通の薬より安全だよね！」と謎の信頼を得ている漢方薬ですが、もちろん副作用がないわけではありません。

例えば甘草を含む漢方薬には、低カリウム血症の懸念があります（→**218ページ参照**）。特に芍薬甘草湯は甘草の含有量が多いので注意が必要です。また、患者さんも高齢になるに従い併存疾患が増えて、服用する薬剤数も増えていきますから、なるべく薬は減らしたいところ。薬を使わない予防方法のアドバイスも準備しておきたいですね。

とはいえ、薬物療法以外のこむら返り予防法はあるのでしょうか？インターネットで検索してみると様々な予防法が紹介されていますが、何を根拠に言及しているのか不明なものが大半です。その中で、「ストレッチ」の予防効果については臨床試験が実施され効果が検証されているようです。今回はその概要と結果を紹介しましょう[2]。

整形外科疾患　Chapter: 6

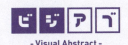

寝る前のストレッチはこむら返りの予防に有効？
(J Physiother. 2012;58(1):17-22.)

O　主要評価項目　夜間のこむら返りの回数/日

- **P**：患者
- **E**：介入
- **C**：対照
- **O**：アウトカム

P 参加人数：80人
- 夜間のこむら返りの平均回数：1日3.3回［週に1回以上］
- 平均年齢：70歳［55歳以上］
- ~~睡眠薬やキニーネの服用~~
- ~~筋けいれんを引き起こす併存疾患~~
- 整形外科的問題を抱えている患者

ランダム化
盲検化（治験医のみ）　㈲・無

E 40人　就寝前のストレッチ　→　6週間　→　脱落：0人　→　解析人数：40人

こむら返り：
	ベースライン	6週後
一晩の回数：	3.4回	→ 1.4回
重症度：	7.2	→ 5.9

（重症度：0-10、高い方が重症）

C 40人　介入なし　→　6週間　→　脱落：0人　→　解析人数：40人

こむら返り：
	ベースライン	6週後
一晩の回数：	3.2回	→ 2.4回
重症度：	7.4	→ 7.5

（重症度：0-10、高い方が重症）

群間差は？

こむら返り：
- 一晩の回数：
  - **有意** ストレッチ vs 介入なし　-1.2（95%信頼区間　-0.6 to -1.8）**有意差あり**
  - ※ **有意**：回数が有意に減少した
- 重症度：
  - **有意** ストレッチ vs 介入なし　-1.3（95%信頼区間 -0.9 to -1.7）**有意差あり**
  - ※ **有意**：重症度が有意に改善した

結論
就寝前のストレッチは、高齢者の夜間安静時のこむら返りの頻度と重症度を改善する。

■ 3種類のストレッチを 毎晩、6週間実施

オランダで行われた臨床試験です。地元の新聞に広告を載せて試験参加者を募集したようですね。組み入れ基準ではこむら返りの頻度が「最低でも週に1回」となっていますが、患者さんたちのベースラインのデータを見ると「一晩に3回程度」と結構ヘビーな感じです。これって寝不足になってしまうレベルでは…。軽症ならわざわざこのような研究に参加したいとは思わないでしょうから、こむら返りに相当悩まされている方々が集まったのでしょう。

ビジアブに示した通り、研究から除外されたのは、海外でこむら返りに使用されているキニーネ（キニン、※脚注①）という薬剤や睡眠薬を服用している患者さん、筋けいれんを引き起こす併存疾患、整形外科的な問題を抱えている患者さんなどです。「整形外科的な問題」が除外基準となったのは、すごく腰が悪い患者さんなどはストレッチができない可能性があるからでしょう。試験の実施に支障がないよう除外基準が設けられています。

ストレッチの実施方法は以下の通りです。

> ① ふくらはぎのストレッチ（立位）
> 　胸の高さで手を伸ばして壁に両手をついて、片脚の膝を屈曲、もう一方の脚は膝を曲げずに後ろに伸ばし、足の裏は床と完全に密着。この状態から、胴体を前方に移動するように膝を曲げて、後ろのかかとを伸ばす。
>
> ② 太ももの裏側の筋のストレッチ（立位）
> 　背もたれが壁に接した椅子に向かって立ち、片足の膝を伸ばしたままかかとを椅子に載せる。この状態から、上半身をまっすぐに保ちながら、腰を曲げて前方に傾ける。
>
> ③ ふくらはぎと太もものストレッチ（座位）
> 　両足を伸ばして座り、両手でつま先をつかむ。上半身を前方に傾けて、足首を背屈させる。

①は分かりやすく表現すると、壁に両手をついて、片足を後ろに伸ばして、アキレス腱を伸ばす体勢です。②はイメージしづらいかもしれませんが、椅子にかかと落としを食らわせた状態が開始のポーズです。椅子の上に載せた足、軸足ともに膝は伸ばしたままで、この状態から上半身を前に傾けます。椅子に体重がかかるので、椅子が床をずるずると滑って、転んでしまわないように、椅子の背もたれを壁に接した状態で行います。③は小学校の体育の時間を思い出してください。座って両足をそろえて前に伸ばし、つま先を目指して両手を伸ばすあのストレッチです。二人一組でストレッチする場合、ペアになった相棒がお調子者だと若干の危機感を覚えるやつです。背中を「えいっ！」とゴリ押しされて、「イタイイタイイタイ！！や、やめっ、押しすぎィィ！」という展開が想像できますね。

ちなみに原著論文[2]にはストレッチの様子の写真が載っています。オランダ人（？）の男性がストレッチをしていますがとても体が柔らかいです。なんとスト

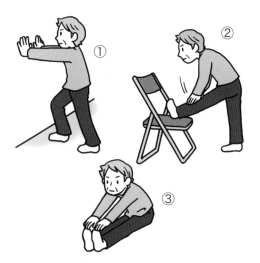

※脚注①　海外ではキニーネが古くからこむら返りに使用されていたようだ。しかし死亡を含む665件の重篤な有害事象が報告されていることから、FDA（米国食品医薬品局）が使用について警告を発している。2017年のFardetらの調査結果[3]によると死亡リスク増加の懸念があり、こむら返りに対する使用ではリスクを考慮する必要があると指摘されている。

レッチ③においては両手が足のつま先まで届いていますよ！私は体が硬いのでまったくもって無理です。

　介入群に割り付けられた40人は前述の3種類のストレッチを寝る前に3セット行いました。呼吸を止めず、リラックスして行うよう理学療法士に指導されています。一方、比較対照群の40人は介入なし。主要評価項目は6週間後の夜間のこむら返りの頻度（回数/日）です。なお、痛みの強さについても10cmVAS（0〜10）で評価されています。

■ 頻度は1.2回/日減少、重症度は1.3点改善

　結果はどうだったかいうと、非介入群のこむら返りの回数も試験開始時3.2回/日→6週間後2.4回/日に減少していましたが、ストレッチ群の減少・改善幅はさらに大きく、3.4回/日→1.4回/日に減少しました。痛みの重症度は非介入群では試験開始時7.4→6週間後7.5と改善がみられなかった一方で、ストレッチ群の重症度は、7.2→5.9に改善していました。ストレッチ群のこむら返りの頻度は、対照群と比較して有意に減少し（1.2回/日）、重症度も10点満点で1.3点改善したという結果です。

　残念ながら「ストレッチでこむら返りがパッタリ起きなくなった！」というほどの予防効果はなさそうな印象です。ただ、この試験はかなり発生頻度の高い人が対象だったので「たまに足がつることがある」程度の人なら、もしかしたらほぼ完全に予防できるかもしれません。まあ、完全に予防できなくても、頻度が減少するなら願ったり叶ったりですよね。

　ストレッチは基本的にはノーコストですし、有害事象の懸念もまずないでしょうから、やってみる価値はあると思います。効果が実感できなければ中止すればいいだけの話ですから、気軽に試すことができますね。私としては「ちょっとやってみてもいいかな」という気持ちにさせてくれる結果でした。

　患者さんからこむら返りの予防について相談を受けたら、本試験のビジアブを見せつつ、オススメして

もいいかなと思います。ただ単に「ストレッチはこむら返りの予防になる」というような漠然とした情報と違って、このような具体的な比較データがあると、患者さん自身が、実施するかどうかを考える判断材料になりますしね。

　1つ気を付けるとすれば、目の前の患者さんがこのストレッチを安全に実施できるかをしっかり見極めて、お勧めするかどうか判断することでしょう。特にストレッチ②は、片足立ちで上半身を前に傾けるというなかなか厄介な体勢になります。転倒の懸念がある高齢患者さんにやみくもにお勧めした結果、転倒してケガをされてしまった…といった顛末は避けたいものです。

　比較的若い人であっても、バランス感覚が悪い人、体が極端に硬い人には「転ばないように注意して実施してください」「万が一転んでもケガをしない場所で実施してください」などと注意しておいた方がよさそうです。私も、ストレッチ②を試すときにはしっかり注意して実施しました。というのも、私は調剤室で普通に歩いているだけで転倒するバランス感覚の持ち主なのです。急につまずいた私に驚いて、振り返って床を見下ろした事務員さんの視線の先には、高さがわずか1cmにも満たないコードカバーが床に固定されており、「これにつまずいたのか…」と哀れみの眼差しを送られたのは言うまでもありません。

　患者さんに勧めてみた結果、「安全でお金もかからないといっても、ストレッチは面倒だ」と言われたら、それ以上無理に勧めることはないと思います。実際、毎日、寝る前にストレッチするのは、かなり面倒くさいですよね。この辺りは患者さんの価値観によって評価/行動が変わる部分だと思います。

・面倒だけど症状が少しでも改善することを期待してストレッチを行う
・約1回/日の頻度減少、10点満点中1.3点の重症度改善にすぎないなら、面倒なのでストレッチはしない

この2つは真逆の選択肢ですが、どちらも間違いではありません。EBMでは、エビデンスだけに基づいて臨床判断を行うのではなく、患者さんの価値観も重要視します。

もちろん、重大な転帰が予想される場合などには、患者さんに生活習慣改善を強く推奨する場合があります。しかしこの事例は患者さんのQOL優先でよいでしょうから、同じ研究結果を踏まえたとしても患者さんごとに臨床判断は異なると思います。エビデンスは答えを1つに決めるためのものではなく、臨床判断の材料として活用していただくのがよいと思います。

おまけ

こむら返りに対する薬物療法についても簡単に触れておきましょう。実は大規模なランダム化比較試験で有効性が証明された治療法はないのですが、個人的に気になったのはビタミンB配合薬（ビタミンB$_1$、B$_2$、B$_6$、B$_{12}$）のエビデンスです。重度の夜間のこむら返りによって睡眠障害を起こしている28人の高齢の高血圧患者さんを対象としたプラセボ対照ランダム化比較試験で、ビタミンB配合薬はこむら返りが86％改善、プラセボはベースラインと有意差なしという結果でした（群間差が有意であったかどうかについては抄録に記載なし）[4]。かなり小規模の試験ですので、有効性の確立のためには症例数を増やして再度検証の余地があると思いますが、ビタミンB配合薬なら安全性の懸念はほとんどないため、ストレッチで改善しない患者さんはビタミン剤を試してみるのも一つの選択肢となりそうです。ただ、市販薬やサプリメントはコストがかかるので、ビタミンBを含む食品をご紹介するのも良いと思います（別途、食事制限を受けている場合は推奨する食品の選択に注意）。

参考）
ビタミンB$_1$：豚肉、玄米、大豆など
ビタミンB$_2$：うなぎ、レバー、卵、乳製品など
ビタミンB$_6$：かつお、まぐろ、豚肉、鶏肉、バナナなど
ビタミンB$_{12}$：かき、あさり、サバ、イワシなど

参考文献

1) Naylor JR, Young JB. A general population survey of rest cramps. Age Ageing. 1994;23(5):418-20. PMID:7825490

2) Hallegraeff JM, van der Schans CP, de Ruiter R, De greef MH. Stretching before sleep reduces the frequency and severity of nocturnal leg cramps in older adults: a randomised trial. J Physiother. 2012;58(1):17-22. PMID:22341378

3) Fardet L, Nazareth I, Petersen I. Association Between Long-term Quinine Exposure and All-Cause Mortality. JAMA. 2017;317(18):1907-1909. PMID:28492890

4) Chan P, Huang TY, Chen YJ, Huang WP, Liu YC. Randomized, double-blind, placebo-controlled study of the safety and efficacy of vitamin B complex in the treatment of nocturnal leg cramps in elderly patients with hypertension. J Clin Pharmacol. 1998;38(12):1151-4. PMID:11301568

整形外科疾患　Chapter: 6

Article
29

セレコキシブの心血管リスクは他のNSAIDsより高い？

Cardiovascular safety of celecoxib, naproxen, or ibuprofen for arthritis.

関節炎に対する、セレコキシブ、ナプロキセン、イブプロフェンの心血管安全性（PRECISION試験）
N Engl J Med. 2016;375(26):2519-29.

　病気には様々な症状があります。「かゆい」「息苦しい」「気持ち悪い」「おしっこが近い」「便が出ない」「下痢」などいろいろですが、やはりつらい症状の筆頭は「痛い」ではないでしょうか。痛いのって嫌ですよね。私が一番苦手なのは虫歯の痛みですかね（痛いのはぜんぶ苦手ですが…）。痛覚は生命を守るための「異常警報センサー」だと言われますが、痛みが続くと「もう分かったから勘弁してくれ〜！」と叫びたくなります。這いつくばり、警報センサーのOFFボタンに手を伸ばすものの、届かない…。

　異常警報鳴りっぱなし！「も、もうダメだ…」。ガクッ…と倒れ伏したところに、颯爽と現れる救世主「NSAIDs（非ステロイド性消炎鎮痛薬）」！　警報をポチッと止めてくれるその姿はイケメンそのもの！そして訪れるひと時の安らぎ…。ありがとうNSAIDs！すごいぞNSAIDs！

　もちろん、どんな痛みでもピタリとゼロにできるわけではなく、ボタンが硬くて押せなかったり（効果不十分）、担当外の警報センサーが鳴りっぱなし（神経障害性疼痛）とかもあります。でもNSAIDsの活躍に助けられたことがある人は多いことでしょう。

　さて、関節リウマチなどの痛みに対して長期連用されることも多いNSAIDsですが、COX-1を阻害す

ることによる胃腸障害のリスクが知られています。この課題をクリアするためにCOX-2を選択的に阻害し、COX-1を阻害しにくい薬剤が開発されました。その筆頭がセレコキシブ（商品名：セレコックス）ですね。胃腸障害が少ないということで広く用いられていますが、その一方で、今度は心血管リスクが懸念されています。

　実際には、非選択的NSAIDsにおいても心血管リスクの懸念は指摘されています。しかしセレコキシブの添付文書に警告表記がある一方で、他のNSAIDsには警告表記がないため、セレコキシブは特にリスクが高いという印象を受けますね。はたしてどれくらいの違いがあるのでしょうか。今回はこのテーマに関する研究を紹介します。セレコキシブの心血管リスクについて検討したランダム化比較試験です[1]。

　対照薬は非選択的NSAIDsのイブプロフェン（商品名：ブルフェンなど）とナプロキセン（商品名：ナイキサン）です。どちらも日本では、ロキソプロフェン（商品名：ロキソニンなど）などと比べると長期処方されるケースが少なく、参考になりにくいかもしれませんが、貴重なデータだと思うので試験の内容を確認してみましょう。

143

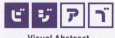

セレコキシブ、ナプロキセン、イブプロフェンの心血管安全性

(N Engl J Med. 2016 Dec 29;375(26):2519-29.)

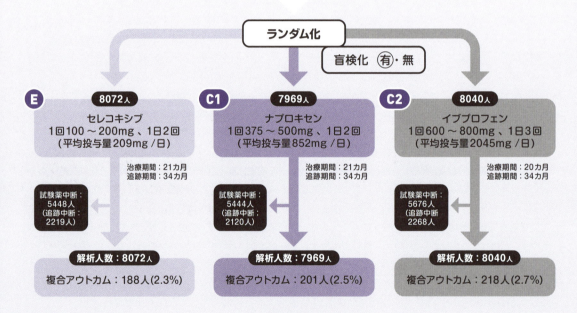

■ セレコキシブの
　　心血管リスクは「非劣性」

　ビジアブを見てください。セレコキシブの心血管安全性が、イブプロフェンやナプロキセンに対して劣っていないか（「非劣性」であるか）を検証した試験です。試験に参加したのは、心血管疾患のリスクがある関節リウマチや変形性関節症の患者さんです。約2割に心血管疾患の既往がありましたが、3カ月以内にイベントを起こした方は除外されています。

　2万4081人の試験参加者が、セレコキシブ投与群（8072人）、ナプロキセン投与群（7969人）、イブプロフェン投与群（8040群）の3群に、ランダムに割り付けられました。試験薬は盲検化されています。

　主要評価項目はAPTC（Antiplatelet Trialists Collaboration）基準の心血管イベント（出血死を含む心血管死、非致死的脳卒中、非致死的心筋梗塞）、平均治療期間は20〜21カ月、平均追跡期間は34カ月です。

　結果ですが、セレコキシブ群の複合アウトカム発生率は2.3％、ナプロキセン群は同2.5％、イブプロフェン群は同2.7％でした。セレコキシブ群のナプロキセン群に対するハザード比は0.93（95％信頼区間0.76 to 1.13）、イブプロフェン群に対するハザード比は0.85（95％信頼区間0.70 to 1.04）でした。本試験ではハザード比が1.12を超えず、信頼区間の上限が1.33を超えなければ非劣性が認められると事前に定義されていたので、セレコキシブの心血管安全性はナプロキセン、イブプロフェンに対して劣っていなかったことが示されたことになります。

　ハザード比が1を下回っていますが、各群間に有意差はなく、セレコキシブに心血管イベントが少ないとも言えません。簡単にまとめると、セレコキシブはナプロキセン、イブプロフェンと比べて劣ってはいなかったが、優れているとは言えないという結果です。

　さて、これが本試験の結果となりますが、改めて

ビジアブを眺めてみて、気になる点はありませんか？まず、試験薬を中断した人数がかなり多いですよね。セレコキシブ群8072人中5448人、ナプロキセン群7969人中5444人、イブプロフェン群8040人中5676人が服薬を中断しています。中断の理由は、効果不十分、有害事象、患者さんの意向など様々です。NSAIDsは症状が軽快すればむやみに継続するべき薬ではないので、やむを得ないことなのかもしれませんが…。

　さらに追跡中断となった割合も高く、各群2〜3割に及んでいます。ただ、その割合は、各群間でほとんど差はありません。追跡中断となった人も全例解析対象とされているものの、追跡中断後の経過が気になるところではありますね。追跡中断となった人数は、アウトカムの発生人数の10倍以上に及ぶため、追跡中断後に心血管イベントが多発していたら、結果が覆る可能性もあるかもしれません。この脱落バイアスをどう解釈するかについては意見が分かれるところでしょう。

　それから本試験の投与期間は20カ月程度でしたが、関節リウマチや変形性関節炎の治療では、実際にはもっと長期にわたってNSAIDsを投与するケースも多いと思います。服用期間がさらに延長されるとどうなるのかな？という点も気になるところです。

　あとは、用量ですね。本試験の基本用量は、セレコキシブは1回100mgを1日2回、ナプロキセンは1回375mgを1日2回、イブプロフェンは1回600mgを1日3回とし、医師の裁量で増量可となっています。本試験の平均投与量と、日本の添付文書の用量を比較してみましょう（**表1**）。

　セレコキシブは日本の添付文書の用量の範囲内ですが、ナプロキセンとイブプロフェンは日本の通常量より多く投与されています。日本の用量（より低用量）でナプロキセン、イブプロフェンを投与した場合に、セレコキシブのリスクが同程度と言えるかどうかは別の試験による検証の余地があるかもしれません。この辺りは、本試験の結果を日本の臨床に当てはめられるかどうかを巡って、意見が分かれるところ

表1● 日本の添付文書の用量との比較（文献1と各薬剤の添付文書を基に作成）

	セレコキシブ	ナプロキセン	イブプロフェン
試験の平均投与量	1日209mg	1日852mg	1日2045mg
添付文書の用量	1日200mg （関節リウマチでは200〜400mg）	1日300〜600mg	1日600mg

でしょうね。

　患者背景についてはどうでしょうか。心血管リスクがある患者さんが組み入れ基準となっているものの、心血管イベントの発生率は決して高くありませんでした。論文の著者も事前に想定した発生率よりも低かったと言及しています。本試験の参加者は心血管イベントのリスクが比較的低い患者さんが多かったと推察されます。高リスクの患者さんが対象だったら、どのような結果になっていたかも気になるところです。

　この試験はセレコキシブと非選択的NSAIDsとの比較試験でした。対照薬がプラセボやアセトアミノフェン（商品名：カロナールなど）だったら、どうだったんだろうかという点も気になったのですが、本試験では、関節炎の痛みがある患者さんにプラセボや、十分な効果が期待できないアセトアミノフェンを使用することは倫理的な観点から対照薬として選択されなかったという経緯があるそうです。

　やや疑問が残る点はあるものの、この試験で分かったことは、セレコキシブの心血管リスクは、高用量（日本の用量と比べると）のナプロキセンやイブプロフェンと顕著な差はなさそうだ、ということだと思います。セレコキシブの心血管リスクがズバ抜けて高いわけではないにしろ、「セレコキシブは安全だ」と言い切れるわけでもありません。心血管リスクは、他のNSAIDsにも共通するリスクの一つだということですね。

　ちなみに、鎮痛薬のリスクをランク付けするのは難しいと思いますが、2016年に発表された欧州心臓病学会のレビュー[2]では、心血管リスクがある患者さんへの実際的、段階的なアプローチを、「アセトアミノフェン→非選択的NSAIDs（ナプロキセン500mg/日以下、イブプロフェン1200mg/日以下）→COX-2選択的阻害薬（ジクロフェナク、コキシブ系）」とし（※脚注①）、トラマドールなどの弱オピオイドを状況に応じて併用することが提唱されています（注釈として「心血管疾患のハイリスク患者にはCOX-2選択的阻害薬は避ける」との記述あり）。

　なお、本試験では副次評価項目として胃腸障害（症候性の胃十二指腸潰瘍や胃十二指腸の出血・穿孔など）についても検証されていました。その結果についても触れておきましょう。冒頭で触れたようにセレコキシブは、胃腸障害が起こりにくい選択的NSAIDsとして代表的な薬剤です。

　胃腸障害の発生頻度は表2に示した通りで、セレコキシブ群1.1%、ナプロキセン群1.5%、イブプロフェン群1.6%でした。セレコキシブ群は、ナプロキセン群やイブプロフェン群よりも、有意に少ないという結果でした。

　ただ、有意差はついたものの、「高用量の非選択的NSAIDsとの比較で、この程度の差なのか…」と感じる方もいるのではないでしょうか。私自身は、もっと差がつくんじゃないかと思っていました。この試験ではエソメプラゾール（商品名：ネキシウム）が全例に投与されており、その影響で副作用がある程度抑

※脚注① 　このレビューではジクロフェナクは「COX-2選択的阻害薬」に分類されている。ジクロフェナクは半減期が短いので鎮痛効果を得るのに必要な量を投与すると血中濃度はCOX-2を抑制するのに必要な濃度を上回り、同時にCOX-1も抑制すると解説されている[2]。

整形外科疾患　Chapter: 6

表2 ● 胃腸障害の発生頻度（文献1を基に作成）

	胃腸障害の発生	セレコキシブ vs 対照群 （ハザード比、95％信頼区間）
セレコキシブ	86人 (1.1%)	—
ナプロキセン	119人 (1.5%)	0.71 (0.54 to 0.93) 有意差あり
イブプロフェン	130人 (1.6%)	0.65 (0.50 to 0.85) 有意差あり

表3 ● セレコキシブのランダム化比較試験（文献2を基に作成）

試験名	患者数	評価項目	介入内容と結果
ADAPT試験 （2006年）	2528人	心血管イベント （心筋梗塞、脳卒中、心血管 死、心不全、TIA）	セレコキシブ（200mg×2回／日）or ナプロキセン（220mg×2回／日）vs プラセボ →5.54%,8.25%,5.68%
APC試験 （2005年）	2035人	心血管イベント （心筋梗塞、脳卒中、心血管 死、心不全）	セレコキシブ（200mg×2回／日）or （400mg×2回／日）vs プラセボ →2.3%,3.4%,1%
CLASS試験 （2000年）	8059人	心血管イベント （心筋梗塞、脳卒中、死亡）	セレコキシブ（400mg×2回／日）vs イブプロフェン （800mg×3回／日）vs ジクロフェナク（75mg×2回／日） →0.9%,1.0%,1.0%

表4 ● NSAIDs のメタアナリシス（文献2を基に作成）

研究	解析数	解析結果（リスク比と95％信頼区間）
Kearney et al （2006年）	14万5373人 （138RCT）	血管イベント 　コキシブ系：RR1.42（1.13-1.78） 　ジクロフェナク：RR1.63（1.12-2.37） 　イブプロフェン：RR1.51（0.96-2.37） 　ナプロキセン：RR0.92（0.67-1.26）
the Coxib and traditional NSAID Trialists' Collaboration （2013年）	12万4513人 （280プラセボ対照RCT） 22万9296人 （474実薬対照RCT）	血管リスク 　コキシブ系：RR1.37（1.14-1.66） 　ジクロフェナク：RR1.41（1.12-1.78） 　イブプロフェン：RR1.44（0.89-2.33） 　ナプロキセン：RR0.93（0.69-1.27）

RCT：ランダム化比較試験

えられたということかもしれません。

　痛みというつらい症状を抑えてくれるNSAIDsですが、様々な安全性の問題もありますね。心血管イベントの懸念もその一つです。NSAIDsは、怪獣が現れるとやっつけに来てくれるけど、街の建物も壊してしまうウルトラマンみたいです。じゃあ、どうするか…。悩ましい問題ですね。

　NSAIDsの種類によって、リスクの程度に大きな差

があるとも言い切れないので、使い分けを単純化するのは難しい印象です。やはり患者さんごとに個別に検討することになるのではないでしょうか。

　恐らくセレコキシブをはじめとするNSAIDsの心血管安全性については、今後も議論が続くと思います。2017年に発表された「ベイズ統計」という手法を用いた解析結果によるとセレコキシブの心筋梗塞のリスクは、従来のNSAIDsと同程度だと報告されています[3]。今後も、NSAIDsの安全性評価の報告に注

目していきたいと思います。

　なお**表3、表4**に、これまでに報告されている研究結果について、欧州心臓病学会のレビュー[2]を基に一部抜粋して示しましたので参考にしてください。

おまけ

　PRECISION試験の翌年にセレコキシブの心血管安全性を検討した非劣性試験（SCOT：the Standard care vs. Celecoxib Outcome Trial)の結果が発表されています[4]。NSAIDsの処方を受けている60歳以上の変形性関節症もしくは関節リウマチを対象とした試験で、患者さんは盲検化されず、PROBE法で行われました（→**135ページ参照**）。介入内容は、非選択的NSAIDsからセレコキシブへ切り替える群と、非選択NSAIDsをそのまま継続する群の2群比較試験です。主要評価項目の心血管イベント（非致死的心筋梗塞による入院、バイオマーカー陽性の急性冠症候群、非致死的脳卒中、心血管死の複合アウトカム）の発生率はセレコキシブ切り替え群0.95/100人年、継続群0.86/100人年でした。ハザード比はon-treatment解析（→**190ページ参照**）で1.12（95%信頼区間0.81 to 1.55)、ITT解析で1.04（95%信頼区間0.81 to 1.33［修正非劣性マージン1.4]）となり、非劣性が認められ、有意差はありませんでした。上部消化管合併症はほとんど発生せず、両群ともに数例ずつで有意差はありませんでした。

　SCOTも脱落が多いですが、追跡中断は1割以下です。ただし、切り替え群の方が脱落率が高く、効果不十分による脱落が切り替え群409人、継続群111人でした。

　SCOTでもセレコキシブの心血管安全性について非選択的NSAIDsと明確な差は認められませんでした。ただ、胃腸障害のリスクの減少は示されず、切り替えのメリットもはっきりしなかったという結果となっています。

参考文献

1) Nissen SE, Yeomans ND, Solomon DH, et al. Cardiovascular Safety of Celecoxib, Naproxen, or Ibuprofen for Arthritis. N Engl J Med. 2016;375(26):2519-29. PMID:27959716

2) Schmidt M, Lamberts M, Olsen AM, et al. Cardiovascular safety of non-aspirin non-steroidal anti-inflammatory drugs: review and position paper by the working group for Cardiovascular Pharmacotherapy of the European Society of Cardiology. Eur Heart J. 2016;37(13):1015-23. PMID:26984863

3) Bally M, Dendukuri N, Rich B, et al. Risk of acute myocardial infarction with NSAIDs in real world use: bayesian meta-analysis of individual patient data. BMJ. 2017;357:j1909. PMID:28487435

4) MacDonald TM, Hawkey CJ, Ford I, et al. Randomized trial of switching from prescribed non-selective non-steroidal anti-inflammatory drugs to prescribed celecoxib: the Standard care vs. Celecoxib Outcome Trial (SCOT). Eur Heart J. 2017;38(23):1843-1850. PMID: 27705888

整形外科疾患　Chapter: 6

Article
30

プレガバリンは
坐骨神経痛に有効？

Trial of pregabalin for acute and chronic sciatica.

急性および慢性坐骨神経痛に対するプレガバリンの臨床試験
N Engl J Med. 2017;376(12):1111-1120.

プレガバリン（商品名：リリカ）は電位依存性カルシウムチャネルのα₂δサブユニットに結合し、神経伝達物質の過剰な放出を抑えることで、帯状疱疹や線維筋痛症などの神経障害性疼痛を改善すると考えられています。発売時の適応症は帯状疱疹後神経痛でしたが、「末梢性神経障害性疼痛」の適応を追加で取得したことで、しびれを伴うような痛みに幅広く使用されるようになった印象です。

「どんな神経痛にも有効なのかな？」そんな疑問を抱いていた私にとって、驚きの研究結果が2017年に発表されました。坐骨神経痛に対するプレガバリンの有効性を検証したランダム化比較試験です[1]。

ビジアブを見てください。209人の試験参加者が「プレガバリン群」と「プラセボ群」にランダムに割り付けられました。主要評価項目は下肢の疼痛スコア（0〜10点でスコアが高い方が痛みが強い）の変化です。介入は52週まで実施され、8週後のスコア変化を主要評価時点とし、二次的に52週後も評価されました。209人の参加者のうち31人が試験中断となり、そのうちの2人は介入開始前に中断となったので解析対象外となりました。残りの29人については脱落までのデータが解析対象となっています。

さて、結果です。プレガバリン群の下肢疼痛のスコアは6.3点→3.7点と低下したのですが、プラセボと比較べて有意な改善は認められませんでした。ビジ

アブには示していませんが、腰痛についても、プラセボに対しての優位性は示されませんでした。

「単剤では効果不十分ということかな？」とも思ったのですが、本試験での他の鎮痛薬（NSAIDsやオピオイドなど）の使用割合は、プレガバリン群72.5％、プラセボ群66.0％で、半数以上が併用していました。

一方、有害事象については、プレガバリン群で「めまい」の増加が目立ちます。プレガバリン群39.6％、プラセボ群12.9％ということで、4人に投与したら1人にプレガバリンによるめまいが起きるという計算になりますね。

というわけで、なんとも悩ましい結果となりました。論文の著者は、プレガバリンが有効とされる他の神経障害性疼痛と、今回対象とした坐骨神経痛との病態生理学的な違いが本試験の結果に反映されているのかもしれないと考察しています（坐骨神経は体の中で最も太い末梢神経とされています）。

プレガバリンの米国での適応は「糖尿病性末梢神経障害」「帯状疱疹後神経痛」「線維筋痛症」「脊髄損傷」となっていますが、日本ではより幅広い適応症で使用できます。適応症については議論があるところかと思いますが、プレガバリンはめまい以外にも、眠気、浮腫、体重増加、視覚障害などの副作用が報告されていますから、リスクとベネフィットのバランスをしっかり考慮する必要があるでしょう。

もし投与しても症状の改善がみられない場合には、効果が期待できない病態なのかもしれないということで、漫然と投与を継続しない方が良さそうですね。痛みの原因を精査して、しっかりと効果判定を行うことが大事なのではないでしょうか。

参考文献

1) Mathieson S, Maher CG, McLachlan AJ, et al. Trial of Pregabalin for Acute and Chronic Sciatica. N Engl J Med. 2017;376(12):1111-1120. PMID:28328324

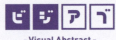

急性および慢性坐骨神経痛に対するプレガバリンの有効性

(N Engl J Med. 2017 Mar 23;376(12):1111-1120)

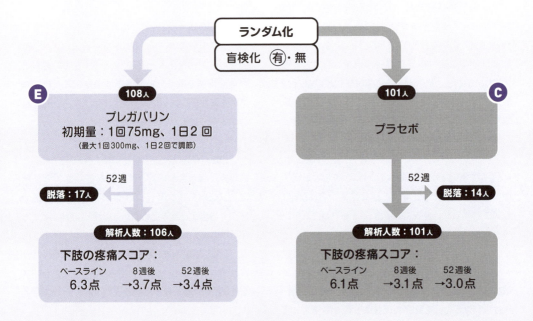

Column 統計用語解説⑦

有意差って何？
~ p値と信頼区間について~

臨床統計の知識がなかった頃の私は、「有意差あり＝効果あり」「有意差なし＝効果なし」と認識していました。しかし、どうもそんな単純な話ではなさそうです。困りましたね。今でも複雑な話は苦手で、単純な話が好きなのですが…。

臨床試験を実施したら、試験結果を比較検証します。介入群と対照群の結果の数値などをただ単に見比べて、「ほうほう、ちょっと差がついているので効いているっぽいなぁ…」とざっくりとした評価をして終了ではありません。各群の数値の差について統計的な解析を行い、その差が介入によって生じた差なのかどうかを検証するのです。その差が偶然の差ではなく意味のある差であった場合に「有意差あり」と判定されます。

では、例を挙げましょう。「我々は人の心がまあまあ読めるのでジャンケンが強い」とわけの分からないことを言う超能力者集団（自称）がいたとしましょう。そうですか…、まあまあですか…という感じなのですが、彼らが普通の人たちを相手にジャンケン大会をした記録が残っています。超能力者（自称）10人vs一般人10人の10番勝負です。あいこの場合は決着がつくまで、「あいこでしょ！」で勝敗を決めます。その記録を見ると、超能力者集団（自称）の7勝3敗でした。勝率は7割ですね。普通に考えればジャンケンは「運」ですから、勝率は5割のはずです。7÷5＝1.4ということで1.4倍ジャンケンの勝率が高いと言えるのでしょうか。

「たまたまでしょ…」。みなさん、そう思いましたよね？ 5割と7割で差があるものの、その程度の差は偶然のうちだろうと、直感的に察したわけです。これが偶然の差なのか、意味のある差なのかを統計的に検定したのが「有意差」だと捉えると分かりやすいかと思います。超能力者集団（自称）と一般人の勝率に「有意差はない」と直感的に感じ取ったわけですね。

p値（ピーチ）

さて、有意差の有無について述べるときに併記されているのがp値（ピーチ）です。「有意差あり（p＜0.05）」と書いてある文章を読んだことはありませんか？ p値が0.05より小さいってどういうことでしょうね…。

p値とは、端的に言うと、その群間差が偶然の差である確率（のようなもの）です。ざっくりとそんな感じで捉えておけばOKです。つまり前述の「p＜0.05で有意差あり」は、偶発的な差である確率が0.05（5％）を下回っていれば、有意差があるということになるのでしょうか。答えはイエス。偶発的な差である確率が5％未満なら、「有意差あり」と判定されるわけです。この5％という基準を有意水準といいます。臨床試験においては5％を基準としていることが多いのですが、なぜ5％なのかについては特に根拠はなく、経験的に決められているのだそうです。

というわけで、p値はあくまで偶然の差かどうかの指標ですから、p値がめちゃくちゃ低い数値だからといって、その治療がめちゃくちゃ効くわけではないということです。意味のある差である確率が高い（偶発的な差である可能性が低い）ということですね。ここは勘違いしないようにしたいところです。

あと、もう一つ勘違いしやすいのが、「有意差がない」の解釈です。文字通り意味のある差は認められなかったということで、分かりやすく言い換えると「差があるとは言えない」となります。「同等である」と誤解されやすいのですが、「有意差がない」と「同等である」は厳密に区別されます。同等であるかどうかを調べるには同等性試験が必要です（→190ページ参照）。

信頼区間

次は信頼区間です。これもお目にかかったことがあるかも…。「リスクが1.5倍に増加（リスク比1.5 95％信頼区間1.1 to 1.9）」といった感じで記載されています。では、この信頼区間とは何でしょうか？ある薬が有効かどうか調べるためには臨床試験が実施されますが、世界中のすべての該当患者さんに試験に参加してもらうことは不可能なので、参加条件に沿って一定数の試験参加者を集めて臨床試験を実施します。この結果から、「真の値」を統計的に推定するわけですね。

神様にしか分からない「真の値」があるとしましょう。仮に、ある合併症のリスク比の真の値が0.8（相対リスクが20％減少）だとします。さて、ちょっと現実的ではないですが、まったく同じ臨床試験を100回繰り返します。偶発的な差も生じますので、リスク比は必ずしもピッタリ0.8にはなりません。0.6になったり、0.9になったりと、真の値の0.8を中心に結果はバラつくことでしょう。95％信頼区間の幅もバラついてしまい100通りの95％信頼区間ができます。では、95％信頼区間とは何なのかというと、100回試験を行ったら、100回分の信頼区間のうち、95回分はその信頼区間の中に、真の値である0.8を含むことを意味します。

さあ、この文章だけで一発で理解できた方はすごいです。天才です。私は混乱しました。あまりにもややこし過ぎますよね。そこで、こう考えましょう。

「真の値は95％の確率で、95％信頼区間の中に含まれる」

ざっくりとこのように捉えておけば分かりやすいと思います。この解釈で大きな間違いはないでしょう。さらに分かりやすく言い換えると、「95％信頼区間は効果を大きく見積もった場合と小さく見積もった場

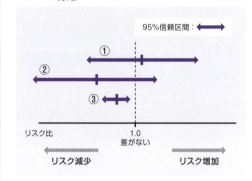

図1 ● 95％信頼区間と「有意差あり」「有意差なし」の判定

合の範囲」というイメージで捉えてもらってよいと思います。

そこで先ほどのp値に話を戻します。有意水準5％ということで、p値が5％を下回れば有意差ありと判定されると述べました。偶然の差である確率が5％未満なら良しとしましょう、ということです。これは言い換えれば、95％信頼区間に含まれる数値がすべて有効性を示す数値、つまり信頼区間全体がリスク比1.0を下回っていれば、「有意に合併症リスクが減少」となります（※脚注①）。効果を大きく見積もっても小さく見積もってもリスク減少となっているのであれば有意にリスクが減少したと判定されるというわけです。

図で解説しましょう（**図1**）。まず、①は信頼区間がリスク比1.0をまたいでいます。この矢印の区間の中に95％の確率で真の値を含むわけですが、リスクが増えるのか減るのか分からないということで有意差なしです。②も同様です。リスク比（図1：両方向矢印の中央の縦線）が1.0より小さい値ではあるのですが、信頼区間の幅が1.0をまたいでいるため、やはりリスクが増加するかもしれないということで、有意差なしとなります。③はどうでしょう。これは信頼区間の幅全体が1.0を下回っています。この場合、有意差あり、リスクが有意に減少と判定されます。②よりも③の方がリスク比が高いのですが、有意にリス

※脚注① リスク比やオッズ比ではなく、絶対差を比較する場合は「0」をまたいでいるかどうかで判定される。例：こむらがえりの回数を比較する場合、回数が減少すれば数値はマイナスとなり、増加すればプラスとなる。95％信頼区間の幅全体が「0」を下回っていれば、回数が有意に減少となる（→**138**ページ参照）。

クが減少すると言えるのは②ではなく③となります。

ここがややこしいところですね。信頼区間の幅が広かったり狭かったりすることで、有意差の判定が変わります。これはいったいどういうことでしょうか。

そこで再び超能力者集団（自称）に話を戻します。満を持しての再登場です。先ほど、超能力者（自称）10人vs一般人10人の10番勝負で勝率7割となり、1.4倍勝率が高いという結果を示しました。どうせ偶然だろうということで誰もが超能力の存在を否定したはずです。

では、超能力者（自称）1000人vs一般人1000人の1000番勝負で700勝300敗だったらどうでしょうか？勝率は10番勝負と同じく7割なのですが、1000番勝負で勝率7割となると、ちょっと見方が変わりますよね。偶然の結果とはとても思えません。「ひぇぇ～！超能力でグーを出すのかチョキを出すのかバレたんだ！」と素直に驚く人もいれば、「ハァ？どうせ何かのイカサマでしょ」と冷静にツッコむ人もいるでしょう（大多数が後者と思われる）。超能力を肯定せずとも、偶然では説明がつかないと思います。

試しに2×2分割表を作成し（**表1**）、有意差があるかどうかエクセルで計算してみると、p値は0.001より小さい値となりました。一方、10番勝負で同様に計算すると、p値は0.05より大きくなり、有意差なしとなります。

さて、このような場合、95%信頼区間はどうなったのかというと、10番勝負では信頼区間の幅がとても広くて、勝率は5割の中心線をまたいでいたのですが、1000番勝負では信頼区間の幅が狭くなり勝率5割の中心線を越えたということを意味します。

臨床試験に置き換えると、試験参加者の数（サンプルサイズ）が多ければ多いほど、信頼区間の幅は狭くなり、有意差はつきやすくなります。検出力が上がると言い換えることもできるでしょう。通常、ランダム化比較試験を行う場合、事前にサンプルサイズを見積もります。「有意差がつかなかったけど、あとちょっとで信頼区間が中心線をまたいで有意差がつく！」という場合、有意差がつくまで症例数を増やせばいいということになってしまうため、事前に見積もったサンプルサイズを記載する必要があるということですね。サンプルサイズが大きければ、有意差

表1 ● 超能力者（自称）vs一般人、一般人vs一般人のジャンケン1000番勝負

	勝ち	負け
超能力者（自称）vs一般人	700	300
一般人vs一般人	500	500

はつきやすくなるものの、小さな差でも有意差を検出しやすくなるわけですから、その差が臨床的に意義のある差と言えるのかどうか検討することも大事だと思います。

αエラー

最後にαエラーについて解説します。α（アルファ）って何だって話ですよね。これは誤って有意差ありと判定してしまうエラーの確率を意味します。さて、αエラーは何%まで許容されるのでしょうか？これまでの解説を読んでパッと答えられた方は賢いです！（私と違って…）

先ほどp値が0.05を下回ると有意差ありと判定されると述べました。偶然の差である確率が5%を下回れば有意差ありと判定され、これを有意水準と呼び、5%と経験的に決められていると…。そうです。多くの臨床試験において、αは5%と設定されています。うっかり有意差ありと判定されるエラーが5%の確率まで許容されているということです。95%信頼区間でいうと、5%の確率でこの区間に真の値はないということになります。

さて、ここでアウトカムの設定の話が再登場します（→96ページ参照）。仮説として検証できるアウトカムは事前に設定した主要評価項目（一次アウトカム）だけだと述べました。それはなぜかがここで明かされるわけです！

事前に主要評価項目を設定しないで、様々な結果を比較してp値を計算したとします。するとどうでしょう。有意水準は5%ですから、p値は5%の確率で、誤って有意差ありと判定してしまうということに

なります。それはすなわち、20項目の結果を比較したら、1つは偶然の差なのに有意差ありと判定される懸念があるということです。

これはまずいですよね。事前に主要評価項目を設定しないと、後から様々な項目の結果を比較して、p値が0.05を下回った項目について、有意差あり！と大々的にアピールできてしまいます。いわゆる「後出しジャンケン」、もしくは「いいとこ取り」ですね。「後出しジャンケン」はルール違反です。これを防ぐために、検証的試験のランダム化比較試験においては、事前に評価項目を定めることになっています。後から主要評価項目を変更できないように、ランダム化比較試験を実施する際には、事前に研究プロトコルを研究情報登録サイトに登録して、変更した場合には履歴が残るようになっています。

もちろん、主要評価項目を事前に設定していないランダム化比較試験には価値がない、というわけではありませんッ。とても大事なデータであり、臨床医学に従事している身としては、とてもありがたく活用させていただいています。ただし偶発的な差である可能性を考慮した上で、仮説生成的な意味合いで、その結果を活用することになるということですね。

参考文献

※統計用語解説①〜⑩を通しての参考文献を195ページにまとめて記載。

Chapter 7

皮膚疾患

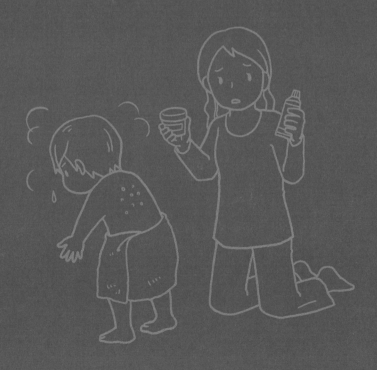

外用ステロイドと保湿剤、塗る順序で効果は変わる？

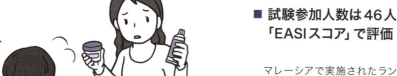

皮膚軟化剤と外用ステロイドの投与の順序は小児のアトピー性湿疹の重症度に違いをもたらすか？
Pediatr Dermatol. 2016;33(2):160-4.

患者さん「ねえ、薬剤師さん。この2つの塗り薬、どちらを先に塗ればいいの？」

　外用ステロイドと保湿剤を処方されている患者さんからしばしば受ける質問です。医師の間でも意見が分かれているようですが、国内の皮膚科医を対象としたアンケート調査によると、「ステロイドを先に塗布」（49.9％）、「ステロイドを後に塗布」（14.6％）、「順序を指示しないで塗布」（20.8％）、「時間差で塗布」（6.3％）、手の上で混合して塗布（4.2％）となっており、ステロイドを先に塗布するよう指示している医師が多いという結果でした[1]。ただしこれは2001年の報告なので、改めてアンケートを実施したら、異なる結果になる可能性はあります。

　2018年発行の「アトピー性皮膚炎診療ガイドライン2018」[2]には、ステロイドと保湿剤の投与順序の推奨は記載されていません。指導は現場の判断に委ねられているようですが、判断するにしても、参考になるエビデンスが欲しいところですよね。実際のところどちらを先に塗るかで治療効果に違いは出るのでしょうか。論文検索をしてみると、このテーマを検証した研究結果が2016年に発表されていたので[3]、紹介したいと思います。

■ 試験参加人数は46人 「EASIスコア」で評価

　マレーシアで実施されたランダム化比較試験です。中等症〜重症のアトピー性皮膚炎の患児（4カ月〜5歳）を対象に、外用ステロイドと保湿剤の塗布順序によって治療効果が変わるのかどうかが検証されました。

　まず、この研究の背景についてチェックしておきましょう。外用ステロイドと保湿剤の塗布順序に関す

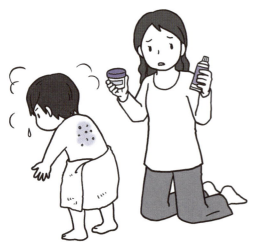

皮膚疾患　Chapter: 7

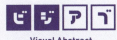
- Visual Abstract -

皮膚軟化剤と外用ステロイドの塗布順序は小児のアトピー性皮膚炎の治療効果に影響を及ぼす？

(Pediatr Dermatol. 2016 Mar-Apr;33(2):160-4.)

O 主要評価項目　アトピー性皮膚炎の重症度
（EASIスコア：0～72点で高い方が重症）

P：患者
E：介入
O：アウトカム

P 参加人数：46人

- 中等症～重症のアトピー性皮膚炎
- 平均年齢：2歳4カ月 [0歳4カ月～5歳]
- その他の皮膚疾患・皮膚感染症 ✗
- 抗ヒスタミン薬 ✗
- 経口ステロイド ✗
- 免疫抑制薬 ✗
- 紫外線療法 ✗

ランダム化
盲検化（治験医のみ）有・無

E1 26人
①皮膚軟化剤 →15分→ ②ステロイドクリーム
1日2回塗布
脱落：7人
↓ 2週間
解析人数：19人
　　　　　ベースライン　1週後　2週後
EASI：　　13.3→　　　7.7→　　4.6
症状を伴う
体表面積(%)：27.3→　　16.3→　12.0
かゆみ：　　6.0→　　　4.0→　　4.0

E2 20人
①ステロイドクリーム →15分→ ②皮膚軟化剤
1日2回塗布
脱落：8人
↓ 2週間
解析人数：12人
　　　　　ベースライン　1週後　2週後
EASI：　　15.5→　　　10.6→　10.4
症状を伴う
体表面積(%)：35.3→　　24.8→　28.0
かゆみ：　　6.0→　　　6.0→　　4.0

群間差は？

EASIスコア：ステロイドが後 vs ステロイドが先　有意差なし（p=0.11）
（アトピー性皮膚炎の体表面積やかゆみについても有意差なし）

結論
外用ステロイドと皮膚軟化剤の塗布の順序が
小児アトピー性皮膚炎の治療効果に影響するとは言えない。

るガイドラインは発表されておらず、専門家の間でも意見が分かれており（海外でも意見が分かれているんですね！）、英国国立医療技術評価機構（NICE）が重要な研究テーマであると特定しているということで、本試験を実施したと論文の著者は述べています。意見が分かれているということは、医師によって指示が異なるわけですから、患者さんの混乱を招いてしまう恐れがありますよね。やはり患者さんの身近な疑問に直結する研究テーマなのだと思います。

さて、試験に用いられた外用薬は3種類です。

表1● EASIスコアの重症度分類
（文献5に基づいて作成）

重症度	EASIスコア
症状なし	0
ほぼ寛解	0.1 ～ 1.0
軽症	1.1 ～ 7.0
中等症	7.1 ～ 21.0
重症	21.1 ～ 50.0
最重症	50.1 ～ 72.0

＜外用ステロイド＞
・ヒドロコルチゾン酢酸エステル1％クリーム（商品名：コルテス、国内販売中止。配合剤の強力レスタミンコーチゾンコーワやデスパコーワの含有成分）：ウィーク・ランクの外用ステロイド（顔に使用）
・クロベタゾン酪酸エステル0.05％クリーム（商品名：キンダベート）：ミディアム・ランクの外用ステロイド（顔以外の体に使用）
＜保湿剤＞
・Aqueous cream（水性クリーム）：皮膚軟化剤

ステロイドについては、同成分の薬剤の日本での商品名を記載しました。ステロイドのランクは弱めですね。体にはミディアム・ランクのクロベタゾン酪酸エステル、顔にはそれより一段階弱いランクのヒドロコルチゾン酢酸エステルを用いています。「水性クリーム」は流動パラフィンなどを含む水中油型の皮膚軟化剤（Emollient）です。製品によって配合成分が異なりますが（※**脚注①**）、皮膚からの水分の蒸発を防ぐ効果もあるということで、いわゆる保湿剤と捉えてよいと思います。

試験参加者46人がランダムに、保湿剤を先に塗布する群（「保湿剤先群」、26人）と外用ステロイドを先に塗布する群（「ステロイド先群」、20人）に分けられました。保湿剤先群は保湿剤を塗布した15分後に外用ステロイドを塗布、ステロイド先群はその逆の順序で塗布します。

塗布回数は1日2回です。入浴の直後に塗布することとされ、そのため1日2回の入浴が指示されました。試験に用いられた薬は盲検化されておらず、患者さん（保護者）は自分がどちらを先に塗る群かを知っていました。しかし治療効果を評価する治験医師には盲検化されており、どちらの群の患者さんか分からないようになっています。治療ありと治療なしの比較ではないので、結果を大きく左右するようなバイアスとなる可能性は低いと思います。

試験期間中は、免疫抑制薬や抗ヒスタミン薬、経口ステロイド、紫外線療法などの併用は禁じられました。しかしステロイドの吸入薬と点鼻薬は許可されています。アトピー性皮膚炎の治療に影響する可能性のある治療は、禁じられたということですね。

症状の評価は1週間後と2週間後（試験終了時）に行われました。主要評価項目はベースラインから2週間後（試験終了時）の「EASI（Eczema Area and Severity Index）」の変化です。EASIは世界的に頻用されているアトピー性皮膚炎の他覚的な評価

※脚注①　英国薬局方に収載されている「Aqueous cream BP」はラウリル硫酸ナトリウムを含んでいるが、ラウリル硫酸ナトリウムは皮膚の刺激を引き起こす可能性があるため、アトピー性皮膚炎には推奨されない[4]。アトピー性皮膚炎の患者さんに対してはラウリル硫酸ナトリウムを含まない水性クリームが適している。

指標で、重症度を4カ所の身体部位（頭頸部、体幹、上肢、下肢）の湿疹の面積と、4つの徴候（紅斑、浸潤／丘疹、掻破痕、苔癬化）を基に算出します。スコアは0〜72点で高い方が重症です（**表1**）。

■「保湿剤先」がやや大きく改善も有意差はつかず

結果はビジアブに示した通りで、主要評価項目であるEASIスコアの差は、保湿剤先群が8.7、ステロイド先群が5.1でした。その差は3.6です。若干、保湿剤先群の方がスコアの減少幅が大きいですが、有意差はつきませんでした。症状を伴う体表面積（BSA：body surface area）についても保湿剤先群の方が大きく改善しているように見えますが、有意差はついていません。

「有意差はつかなかった」という結果から、本研究では、塗布はどちらの順序でも良いのではないかと結論づけられています。ただ、論文の著者自身が指摘しているのですが、症例数が少なかったことが、この試験の課題として挙げられます。

事前に計算していた本試験の必要症例数は128人です。20%程度の脱落を見越して、154人の登録を目標としていました。しかし、研究資金で患者さんの交通費を賄えずに自己負担となるといった問題もあり、参加者の集まりが悪く、実際の試験参加者は46人と、当初目標の3分の1にも達しませんでした。

症例数が少ないと有意差を検出しにくくなるので、もしかしたら症例数を増やしたら、有意差がついていたかもしれません。

また、本試験では、解析から除外された脱落例が比較的多く、全体の約30%ということですから、事前の想定（20%）を上回っています。特に、症例数が少ない試験においては、脱落が多いと、ランダム化により均一となった2群の患者背景にバラつきが生じる可能性があります。この点においても症例数不足の試験結果への影響は否めないところです。論文の著者はこの研究の限界を認識した上で、より大規模

な研究が実施されることへの期待を述べています。

もっとも、より規模の大きな試験を実施して「EASIスコアの差3〜4点」で有意差がついたとしても、「それほど大きな差ではない」とも考えられます。臨床的意義のあるEASIの差は6.6点だと言われているからです[6]。もちろん、症例数を増やしたら、差がもっと大きくなる可能性も、小さくなる可能性も、逆転する可能性もありますが…。

さて、このような事情も考慮しつつ、この試験結果を一言でまとめると、保湿剤とステロイドの塗布順序の違いによる治療効果について「差があるとは言えない」です。「同等である」とはちょっとニュアンスが異なります。この研究では、どちらを先に塗った方が良いと言えるほどの差は検出できなかったということです。

この研究で保湿剤として使われた水性クリームは、日本で頻用されている保湿剤とは異なりますが、それでもこの試験結果は1つの目安となるのではないかと思います。塗布の順序にこだわり過ぎなくてよいということですね。

というわけで現時点では、エビデンスに基づいて「〇〇を先に塗るべきだ！」とは、はっきり言えないようです。ただ、「どちらが先でもいいよ」と言われると、「順番にこだわる必要がないなら楽だな！」と思う人もいれば、「少しでも良くなりたいから質問しているのに、どっちでもいいだなんてひどい！」と思う患者さんもいるでしょう。私は細かいことにはこだわらないタイプなので前者ですが、後者のタイプの患者さんに対しては、薬剤師として懇切丁寧な対応が必要です。

個人的には、医師からの指示が特に出ていないのであれば、保湿剤を先に塗ってもらうのが良いと思っています。患者さんの病状にもよりますが、保湿剤の使用部位が広範囲で、ステロイドの使用部位が限定的である場合、ステロイドを塗布した後に保湿剤を塗布すると、意図していない部位にまでステロイドが広がりやすいからです。

なお、指導に当たっては、薬剤師が医師と異なる説明をしてしまうと患者さんはさらに混乱してしまうので、適宜、皮膚科医ときちんと連携をとっておくのがベストだと思います。

　さて、今回は塗り薬の順序について取り上げましたが、順序だけでなく、「必要な薬を、必要な部位に、十分な量を、塗布すること」が大事であることを忘れてはいけません。一昔前は、「外用ステロイドは薄めにのばして塗るように」と指導をする薬局が多かったと思いますが、薄くのばしたり、すり込んだりすると、出っ張った湿疹に薬がつかずに効果が落ちる懸念があるため、近年は、湿疹でデコボコした皮膚に載せるように「たっぷり」塗ることがアトピー性皮膚炎に効果的と言われています[7]。

　たっぷりといっても、やたら分厚く塗れば塗るほど効くというわけではありません。塗布量の目安については、1FTU（口径5mmのチューブで、手の人差し指の先から第1関節まで搾り出した量）が0.5gに相当し、これが成人の手のひら2枚分の面積に対する適量とされているので参考になるでしょう[2]。このような外用薬の基本的な使い方についても、患者さんに誤解がないか、正しく実施できているか確認してみることが大切だと思います。

おまけ

　保湿剤は入浴直後に塗るのが効果的だと言われていますが、入浴直後に塗らないとダメなのでしょうか？

　これについては、健常者8人を対象とした試験において、3種の保湿剤（ヘパリン類似物質含有製剤、白色ワセリン、尿素軟膏）の入浴1分後と入浴1時間後の塗布の比較で、角層中水分量に有意差は認められなかったとの報告があります。入浴直後だと塗り忘れてしまうのであれば、患者さんのライフスライルにあわせて好きな時間に塗布することでコンプライアンスの向上が期待できると思います[8]。

参考文献

1) 江藤隆史：ステロイド外用剤の使い方―混合の是非．臨床皮膚科．2001年 55巻5号 p.96-101

2) 公益社団法人日本皮膚科学会，一般社団法人日本アレルギー学会，アトピー性皮膚炎診療ガイドライン作成委員会「アトピー性皮膚炎診療ガイドライン2018」日本皮膚科学会雑誌．2018年 128巻12号 p.2431-2502

3) Ng SY, Begum S, Chong SY. Does Order of Application of Emollient and Topical Corticosteroids Make a Difference in the Severity of Atopic Eczema in Children?. Pediatr Dermatol. 2016;33(2):160-4. PMID:26856694

4) Danby SG, Al-Enezi T, Sultan A, Chittock J, Kennedy K, Cork MJ. The effect of aqueous cream BP on the skin barrier in volunteers with a previous history of atopic dermatitis. Br J Dermatol. 2011;165(2):329-34. PMID:21564067

5) Leshem YA, Hajar T, Hanifin JM, Simpson EL. What the Eczema Area and Severity Index score tells us about the severity of atopic dermatitis: an interpretability study. Br J Dermatol. 2015;172(5):1353-7. PMID:25580670

6) Schram ME, Spuls PI, Leeflang MM, Lindeboom R, Bos JD, Schmitt J. EASI, (objective) SCORAD and POEM for atopic eczema: responsiveness and minimal clinically important difference. Allergy. 2012;67(1):99-106. PMID:21951293

7) 大矢幸弘監修 「ぜん息悪化予防のための小児アトピー性皮膚炎ハンドブック」独立行政法人環境再生保全機構 2009年7月

8) 野澤 茜、大谷 道輝、松元 美香、大谷 真理子、山村 喜一、成谷 さやか、杉浦 宗敏、内野 克喜、江藤 隆史 保湿剤の効果に及ぼす入浴と塗布時期の関係 日本皮膚科学会雑誌 2011年121巻7号 p.1421-1426

皮膚疾患　Chapter: 7

Article 32

トラネキサム酸は
肝斑に有効？

Randomized, placebo-controlled, double-blind study of oral tranexamic acid in the treatment of moderate-to-severe melasma.

中等度から重度の肝斑治療における経口トラネキサム酸の
ランダム化プラセボ対照二重盲検試験
J Am Acad Dermatol. 2018;78(2):363-369.

トラネキサム酸（商品名：トランサミンなど）は、主に風邪の喉の痛みなどに用いられる医療用医薬品ですが、保険適用外で肝斑の治療にも用いられることがあり、市販薬としてはトラネキサム酸配合の肝斑治療薬（商品名：トランシーノ）が発売されています。メラノサイトの活性化を阻害することで、肝斑の原因であるメラニンの産生を抑制し、色素沈着を抑えるとされています。実際のところ、どれくらい症状を改善するのでしょうか？

ビジアブを見てください。本試験は海外で実施された、中等症〜重症の肝斑の女性を対象としたトラネキサム酸（1回250mg、1日2回）群とプラセボ群の2群比較試験です[1]。試験参加者44人の約9割がヒスパニック系白人で、全例が紫外線対策としてサンスクリーン剤を併用しました。主要評価項目は、ベースラインから3カ月後の、「mMASIスコア」の変化です。mMASIスコアは肝斑の重症度を表す24点満点のスコアで、高い方が重症となります。

結果ですが、トラネキサム酸群のmMASIスコアは、プラセボより有意に改善しました。トラネキサム酸群が4.2点の改善、プラセボ群は1.4点の改善です。24点満点のスコアで2〜3点の差は、臨床的にあまり意味がないのかな？という気もしますが、

mMASIは5.8〜7.9点で中等症、8点以上は重症と定義されており、2〜3点の違いでも重症度のランクが変わってきます。

ただし、QOLスコアに関しては有意差がついていませんでした。期待値がもっと高かったということでしょうか。とはいえ、価値観は患者さんそれぞれです。「少しでも症状が改善するなら嬉しい！」と思う方もいるでしょうね。

ところで、この試験は主にヒスパニック系白人が対象だったので、アジア人に対してはどうなの？という素朴な疑問が湧きますよね。実は、アジア人での効果に関しては、ビタミンC製剤を対照薬としたトラネキサム酸配合経口薬のランダム化比較試験が日本で実施されています。色素沈着の改善度はトラネキサム酸配合経口薬60.3%、ビタミンC製剤26.5%で、やはり有効性が示されました[2]。

国内のガイドラインでは、この日本人のエビデンスを踏まえて、トラネキサム酸は「肝斑の治療に有効」（グレードC1）とされています[3]。受診する時間がないので市販薬で対応したいという肝斑の患者さんから相談を受けた際には、トラネキサム酸の有効性に関する情報をお知らせするとよいと思います。なお、サンスクリーン剤による紫外線対策とトラネキサム酸の服用では十分に効果が得られない場合には、市販されていないハイドロキノンやトレチノインの外用（グレードA）などの治療法もあることをお伝えし、皮膚科の受診をお勧めするとよいでしょう。

参考文献

1) Del Rosario E, Florez-Pollack S, Zapata L Jr, et al. Randomized, placebo-controlled, double-blind study of oral tranexamic acid in the treatment of moderate-to-severe melasma. J Am Acad Dermatol. 2018;78(2):363-369. PMID:28987494

2) 川島 眞ら　肝斑に対するDH-4243（トラネキサム酸配合経口薬）の多施設共同無作為化比較試験 臨床皮膚科　2007年 61巻　p.735-743.

3) 日本形成外科学会,日本創傷外科学会,日本頭蓋顎顔面外科学会会（編）「形成外科診療ガイドライン1 皮膚疾患」 金原出版 2015年5月

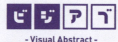

トラネキサム酸の肝斑に対する有効性

(J Am Acad Dermatol. 2018 Feb;78(2):363-369.)

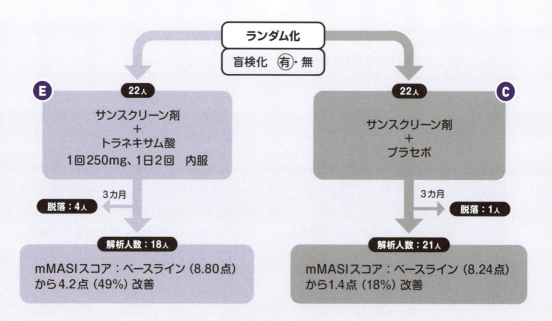

皮膚疾患　Chapter: 7

Article 33

どんな初期症状で重症薬疹を疑う？

中毒性表皮壊死症とスティーブンス‐ジョンソン症候群の患者背景に関する研究

医療薬学.2006年 32巻3号 p.183-189.

患者さん「薬を飲んだら湿疹が出たんだけど、薬の副作用じゃないかしら！？」

　薬局で副作用疑いについて相談を受けることは比較的多いと思うのですが、薬疹かどうかの判断って難しいですよね。そもそも薬剤師は診断を下せないので、副作用かどうかにかかわらず皮膚科の受診を勧めることになると思いますが、その場合でも、スティーブンス・ジョンソン症候群（SJS）、中毒性表皮壊死融解症（TEN）などの重症薬疹を示唆する徴候については、しっかりと押さえておきたいものです。

　SJS/TENは皮膚だけでなく、眼や口唇などの粘膜症状を伴う重篤な薬疹です。皮膚症状の面積が全身の10％以下のものをSJS、30％以上をTENとし、その中間をSJS/TENのオーバーラップとする国際基準が定められています（日本の基準では10％以上をTENと定めています）[1]。

　私はこれまでにSJS/TENを発症した患者さんと対面したことはないのですが、厚生労働省のホームページに掲載されている「重篤副作用疾患別対応マニュアル」[2]などで症例写真が閲覧できます。重症例では口唇が赤くただれて腫れあがっていたり、全身の皮膚が剥がれ落ちていたりして、これはただ事ではないぞ！というのがすぐに分かります。もしそんな症状が出たら、患者さんは薬局に電話するよりも、病院やクリニックに直行されることでしょう。

　ですから薬局薬剤師の役割として大事なのは、重症薬疹の初期症状の発見ということになりますよね。「重篤副作用疾患別対応マニュアル」で早期発見のポイントについて確認してみると、「38℃以上の発熱」「目の充血」「目やに」「まぶたの腫れ」「目が開けづらい」「口唇のただれ」「喉の痛み」「陰部のびらん」「皮膚の広い範囲の赤み」「排尿、排便時の痛み」などが挙げられています[2]。一概には言えませんが、原因となる薬剤の服用後2週間以内の発症が多いとされているので、服用2週間以内にこのような症状があれば要注意ということですね。

　ただ、これらの症状は「これがあればSJS/TENだ！」とは言えない一般的なものが多いです。どんな背景の患者さんに、どのような初期症状があった場合に、どの程度SJS/TENの可能性が高いといえるのでしょうか？　今回は、薬疹と診断された患者さんのデータを基に、SJSやTENに特異的な患者背景と初発症状について検討した日本の研究[3]を紹介しましょう。

■ 副作用データベースを基に薬疹の症例を比較調査

　この研究は、名城大学薬学部医療情報センターが独自に制作した国内副作用症例報告のデータベース「CARPIS」を活用して実施されたものです。CARPISに収録されている症例の中からケース症

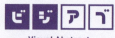

スティーブンス・ジョンソン症候群（SJS）と中毒性表皮壊死症（TEN）の患者背景と初発症状

（医療薬学 2006年 32巻 3号 p. 183-189.）

研究対象：1439人

SJS/TENを起こす可能性のある薬剤※を服用し、皮膚障害を起こした患者

※ アスピリン、アセトアミノフェン、アロプリノール、アンピシリン、イブプロフェン、エテンザミド、オフロキサシン、カルバマゼピン、サラゾスルファピリジン、サリチルアミド、ジクロフェナク、スリンダク、スルピリン、スルファメトキサゾール、セファクロル、ゾニサミド、フェニトイン、フェノバルビタール、ジヒドロコデインリン酸塩、リゾチーム、メキシレチン、総合感冒薬など計32種類

診断基準・副作用評価基準に基づいて症例を抽出し、「SJS/TENを発症」と「SJS/TEN以外の皮膚障害を発症」に分類

ケース症例：101例　SJS/TENを発症
コントロール症例：590例　SJS/TEN以外の皮膚障害を発症

患者背景と初期症状を比較

患者背景（ケース）
- 平均年齢：39.0歳
- 有意 感染症：45例（44.6%）
- 有意 膠原病：11例（10.9%）
- 副作用歴＋アレルギー歴：13例（12.9%）
- 免疫低下状態：16例（15.8%）
- 肝障害：3例（3.0%）
- 腎障害：2例（2.0%）

初発症状（ケース）
- 紅斑：40例（39.6%）
- 掻痒：7例（6.9%）
- 有意 水疱：16例（15.8%）
- 倦怠：5例（5.0%）
- 発赤：9例（8.9%）
- 浮腫：8例（7.9%）
- 呼吸困難：0例
- 皮疹部疼痛：3例（3.0%）
- 有意 目の充血：13例（12.9%）
- 嘔気・嘔吐：2例（2.0%）
- 皮膚びらん：4例（4.0%）
- リンパ節触知・腫大：1例（1.0%）
- 食欲不振：2例（2.0%）
- 咳：1例（1.0%）
- 有意 咽頭の異常：12例（11.9%）

患者背景（コントロール）
- 平均年齢：43.8歳
- 感染症：190例（32.2%）
- 膠原病：28例（4.7%）
- 有意 副作用歴＋アレルギー歴：128例（21.7%）
- 免疫低下状態：60例（10.2%）
- 肝障害：52例（8.8%）
- 腎障害：19例（3.2%）

初発症状（コントロール）
- 紅斑：214例（36.3%）
- 掻痒：182例（30.8%）
- 水疱：38例（6.4%）
- 倦怠：29例（4.9%）
- 発赤：34例（5.8%）
- 浮腫：44例（7.5%）
- 呼吸困難：26例（4.4%）
- 皮疹部疼痛：15例（2.5%）
- 目の充血：4例（0.7%）
- 嘔気・嘔吐：13例（2.2%）
- 皮膚びらん：11例（1.9%）
- リンパ節触知・腫大：14例（2.4%）
- 食欲不振：11例（1.9%）
- 咳：11例（1.9%）
- 咽頭の異常：24例（4.1%）

※青字：有意差あり
有意：有意にリスクが高い

結論

重篤な薬疹を見逃さないために、着目するべきリスク因子が明らかとなった。

例（SJS/TEN）とコントロール症例（SJS/TENでは
ない薬疹）を抽出し、比較検討しています。いわゆる
ケースコントロール研究ですね。

　まず、SJS/TENの副作用報告が過去に5件以上
ある32種類の薬剤を「SJS/TENを起こす可能性の
ある薬剤」としました。本研究のケース症例は、この
32種類の薬剤のどれかによってSJS/TENを発症し
た101例です。データベース上で誤分類されている
リスクも考えて、改めてSJS/TENの診断基準に基づ
いた抽出基準を当てはめ、正確にSJS/TENの症例
を選出しています。32種類の薬剤についてはビジア
ブにその一部を記載しましたが、2006年発表の論
文なので、比較的古い薬剤が多いですね。

　一方、コントロール症例としては、この32種類の
薬剤のどれかを服用し、SJS/TEN以外の薬疹を起
こした症例の中から590例が抽出されています。

　つまりケース症例もコントロール症例も、すべて
薬疹を起こした症例ということになります。薬の副
作用ではない湿疹は取り上げていません。あくまで
薬疹の症例における、SJS/TENに特異的な患者背
景や初発症状の調査が本研究の目的です。

　ケース症例とコントロール症例の患者背景（年齢、
性別、原疾患、副作用歴またはアレルギー歴、喫煙、
透析）と初期症状が調査され、両群間で比較検討さ
れました。

■ SJS/TENと関連のある 因子が明らかに

　さて結果です。まず、患者背景の比較ですが、有意
な関連が4つ認められました。「感染症」と「膠原病」
はSJS/TENのリスク増加、「副作用歴＋アレルギー
歴」はリスク減少と関連していました。「年齢」につ
いては、ケース症例の方が有意に若いという結果で
した。

　まず、感染症と膠原病についてですが、SJS/TEN
はマイコプラズマやウイルスなどの感染症が関与し

ている可能性が示唆されています[1]。また、全身性エ
リテマトーデス（SLE）の患者さんはSJS/TENの発
症リスクが高いという報告もあることから[1]、注意す
べき基礎疾患であると言えるでしょう。

　副作用歴＋アレルギー歴は、コントロール症例の
方に多い（21.7％）という意外な結果でした。ただ
しSJS/TEN症例にも一定の割合で、副作用歴＋ア
レルギー歴があった（12.9％）ことに注意が必要で
す。副作用歴＋アレルギー歴がある場合には、SJS/
TENではない薬疹の可能性が高いが、SJS/TENの
リスクも十分にある、と考えるべきでしょう。

　年齢については若いほどリスクが高いという結果
となりましたが、SJS/TENはどの年齢の患者にも発
症することが知られていますので、その点については
注意が必要かと思います。

　一方、初発症状については、「掻痒（コントロール
症例30.8％ vs ケース症例6.9％）」はコントロール
症例で多く、「水疱（同6.4％ vs 15.8％）」、「目の充
血（同0.7％ vs 12.9％）」「咽頭の異常（同4.1％ vs
11.9％）」はケース症例に多いという結果でした。

　かゆくてかゆくてたまらないといった場合には、
SJS/TEN以外の薬疹である可能性が高いかもしれ
ません。ただ、掻痒を初発とするSJS/TENもゼロで
はないので、除外はできないといったところでしょう
か。論文の著者は、SJS/TENの患者さんが副作用
に気づいて受診した時点では、水疱やびらんを伴う
痛みを訴え、かゆみについては意識していなかった
可能性もあると指摘しています。

　「水疱」「目の充血」「咽頭の異常」は、SJS/TEN
の初期症状とも合致する順当な結果ですね。やは
りこのような症状は要注意と言えそうです。呼吸困
難はケース症例で0例、コントロール症例で26例
（4.4％）でした。患者さんが呼吸困難を訴えてい
ている場合、アナフィラキシーなどの恐れがあるので、
いずれにしても受診勧奨が必要かと思います（緊急
性が高い場合には救急搬送も考慮）。

SJS/TENを示唆する陰部のびらんや口唇のただれについては、本研究においては記載がありません。調査対象は初発症状なので、いきなりそのような重い症状から始まる症例はなかったのだと考えられます。発熱についても初発症状の項目としては記載がありませんでした。ただし発熱はSJS/TENの診断基準にも含まれる症状ですので、やはり確認すべきですし、発熱に伴う全身倦怠感や食欲不振なども臨床的には重要だと思います。

以上を簡単にまとめると、患者背景として注意すべきは感染症や膠原病、初発症状として注意すべきは水疱、目の充血、咽頭の異常ということになるかと思います。なお、論文の著者も考察で述べている通り、ケース症例で頻度が低い症状の患者さんでも、SJS/TENの危険性が少ないことを示唆するわけではありません。頻度が高い因子を持つ患者さんには、特に注意しましょうということですね。

SJS/TENに関して他に注意すべき特徴としては、アーチェリーの的のような「標的状病変（最外層の紅暈、淡い紅色の中間部、中央の濃い紅色の3層構造）」を来す多形紅斑があります。これはSJSに発展する場合もあるので湿疹の形状にも注意が必要かと思います。SJSの場合は、この標的状病変の3層構造が不明瞭で、広範囲に分布し、融合傾向を認めるとされているのですが、初期症状としての多形紅斑は受診勧奨すべき徴候だと思います。

薬の服用開始から発症までの期間についても気になりますよね。「重篤副作用疾患別対応マニュアル」には「2週間以内に発症することが多いが、数日以内あるいは1カ月以上のこともある」と書かれていますが、ALDENアルゴリズム[4]にはさらに詳細に、スコアが高い順（可能性が高い順）に、「5〜28日＞29〜56日＞1〜4日＞57日以上＞服薬当日」と記載されており参考になると思います。ただし、同薬剤の再投与時においては「1〜4日＞5〜56日」と、発症時期が逆転する傾向のようです。

一方、薬剤によって発症時期が異なるというデータもあります。PMDAが公開している医薬品副作用データベース「JADER」を活用した研究なのですが、アロプリノール（商品名：ザイロリックなど）、ラモトリギン（商品名：ラミクタールなど）、フェニトイン（商品名：アレビアチンなど）、カルバマゼピン（商品名：テグレトールなど）は発症時期がバラバラで、服用開始2週以降に発症している症例も比較的多いのに対して、アセトアミノフェン（商品名：カロナールなど）とロキソプロフェン（商品名：ロキソニンなど）はほとんどが投与初期に発症しています[5]。薬剤の特性上、解熱鎮痛薬は短期間の服用となることが多く、その影響かもしれませんが、このようなデータも参考にすると良いのではないでしょうか（各薬剤の発症時期の詳細データは原著論文[5]で閲覧できるので、ぜひ参照してみてください）。

SJS/TENは対応が遅れると救命できない場合もある重篤な副作用であり、特に早期発見・治療が重要です。SJS/TENを疑わせる徴候があったにもかかわらず、市販薬を販売して済ませてしまった…といったことがないよう、しっかりと患者さんの症状や背景について確認しないといけませんね。

参考文献

1) 重症多形滲出性紅斑ガイドライン作成委員会 「重症多形滲出性紅斑 スティーヴンス・ジョンソン症候群・中毒性表皮壊死症診療ガイドライン」日本皮膚科学会雑誌 2016年126巻9号 p.1637-1685

2) 重篤副作用疾患別対応マニュアル「スティーヴンス・ジョンソン症候群」「中毒性表皮壊死融解症（中毒性表皮壊死症）」（平成29年6月改定）

3) 早川 裕二、大津 史子、矢野 玲子、三輪 一智、稲垣 員洋.中毒性表皮壊死症とスティーブンス-ジョンソン症候群の患者背景に関する研究.医療薬学 2006年 32巻 3号 p. 183-189

4) Sassolas B, Haddad C, Mockenhaupt M, et al. ALDEN, an algorithm for assessment of drug causality in Stevens-Johnson Syndrome and toxic epidermal necrolysis: comparison with case-control analysis. Clin Pharmacol Ther. 2010;88(1):60-8. PMID:20375998

5) Abe J, Umetsu R, Mataki K, et al. Analysis of Stevens-Johnson syndrome and toxic epidermal necrolysis using the Japanese Adverse Drug Event Report database. J Pharm Health Care Sci. 2016;2:14. PMID:27330825

Column 統計用語解説⑧
リスク比とオッズ比の違いは？

リスク比？オッズ比？いったい何が違うのでしょうか。「似たようなもんでしょ！」と思ってしまいますよね。でも、リスク比とオッズ比の違いを理解しておかないと、研究結果を誤って解釈してしまう恐れがあるので注意が必要です。

例えば、「新薬Aは既存薬Bと比べて治癒率が有意に高く、オッズ比は2.0（p＜0.05、有意差あり）だった」という研究結果を見て、「すげぇ！治癒率が2倍なんだ！」と解釈してしまうとまずい場合があります。

この場合、治癒率が2倍になるということは、リスク比が2.0になるということです（※脚注①）。オッズ比とリスク比はほぼ同じ値になることが多いですが、大きくかけ離れた値になることもあるのです。ただ、そんな説明を聞いたところでピンとこないですよね。分かりやすい例を挙げましょう。まずは、リスク比について解説します。

仮に次のような研究があったとしましょう。

P：会社員が
E：長期休暇を取ったら
C：とらない場合と比べて
O：離職率はどうか？

元気に仕事を続けていく上で、休暇がしっかり取れるかどうかは大事なポイントですよね。「長期休暇で海外旅行に行くのが最高のリフレッシュ！」と言う人もいるんじゃないでしょうか。私は長期休暇より短い休暇が頻繁に取れる方がいいなと思うのですが、まあ、細かいことは気にせず説明を続けましょう。

表1を見てください。長期休暇ありの会社員1000人中10人が退職しました。その割合は1%ですね。

表1 ● 長期休暇の有無と退職者の人数①

	退職	退職なし	割合（リスク）	オッズ
長期休暇あり	10	990	1%	0.0101
長期休暇なし	20	980	2%	0.0204

一方、長期休暇なしの会社員は1000人中20人が退職し、その割合は2%です。この割合がリスクを意味します。「退職」というイベントの「発生数÷全体の人数（発生＋未発生）」がリスクです。

では、リスク比を計算してみましょう。「長期休暇あり vs 長期休暇なし」のリスク比は、「長期休暇あり」の割合（リスク）÷「長期休暇なし」の割合（リスク）ですから、1÷2＝0.5という計算となり、リスク比は0.5となります。退職リスクが半減したわけですね。

オッズ比はどうでしょうか。オッズという言葉を聞いて、頭の中で馬が走り出した方は、賭け事はほどほどにしてくださいね。賭け事でおなじみのオッズは「イベント発生数÷イベント非発生数」です。リスクは全体数で割るのですが、オッズは非発生数で割ります。分母が違うわけですね。「長期休暇あり」のオッズは10÷990＝0.0101、「長期休暇なし」のオッズは20÷980＝0.0204となります。オッズ比はオッズの比をとれば良いわけですから、表1の「長期休暇あり vs 長期休暇なし」のオッズ比は、0.0101÷0.0204＝0.495となります。リスク比とほぼ同じ値になりました。

次に表2を見てください。離職率が跳ね上がりま

※脚注① 「リスク」は危険という意味があるので、悪い意味で使われるイメージがあるが、この場合のリスクは平たく言うと「割合」のことで、リスク比は新薬Aと既存薬Bの治癒率の比を意味する。

した。いったいこの会社で何が起こったのでしょうか。仮想の話ではありますが心配になりますね…。それはさておき、リスク比とオッズ比を計算しましょう。リスク比は50÷55＝0.909、オッズ比は1÷1.222＝0.818となります。ちょっと差が開きましたが、でもまだ、それほど大きな差ではありません。

表3はどうでしょう。さらに離職率が跳ね上がり、もはや会社は崩壊寸前です。長期休暇の有無にかかわらずほぼ全員がいなくなってしまいました。リスク（退職者の割合）はほぼ100％ですが、オッズを見てください。長期休暇ありと長期休暇なしのオッズが異なっていますね。計算してみると、リスク比は98÷99＝0.99、オッズ比は49÷99＝0.495となり、リス

ク比とオッズ比の値が大きく異なっています。つまり、発生率が低いイベントの場合は、オッズ比はリスク比とほぼ同じ値になるのですが、発生率が高いイベントの場合は、リスク比とオッズ比は大きくズレるということです。

冒頭の例題に戻りましょう。「新薬Aは既存薬Bと比べて治癒率が有意に高く、オッズ比は2.0（p＜0.05、有意差あり）」という情報を得たら、治癒率が2倍になるんだと早合点する前に、その疾患の治癒率がどれくらいなのかをチェックする必要があります。もし治癒率が極めて高い場合は、オッズ比はリスク比からかけ離れた数値になるので、オッズ比2.0という研究結果から「治癒率が2倍」と解釈するのは誤りです（※脚注②）。

例えば既存薬Bの治癒率（リスク）が90％だったらどうでしょうか。ざっくりと計算してみましょう。表4を見てください。既存薬の治癒率90％で、各群の人数が1000人ずつだとします。既存薬Bのオッズは9となりますね。オッズ比が2.0ということなので、新薬Aのオッズは18くらいになればいいわけです。1000人のオッズが18になるように逆算すると、新薬Aの治癒率は94.7％。これでオッズが17.9、リスク比は1.05となります。従って治癒率が90％だった場合は、治癒率は2倍に増加するのではなく、1.05倍だったということになりますね。

イベントの発生率が低ければ低いほどオッズ比はリスク比に近似するので、まれに発生するイベントであればリスク比でもオッズ比でもどちらでも大差ありません。しかし発生率が高いイベントの場合には大差がつきます。リスク比とオッズ比にはこのような落とし穴があるので解釈に注意が必要です。

誤解しないでほしいのですが、私はこの新薬Aを必ずしも全面否定したいわけではないのです。治癒率が1.05倍と言われると、ほとんど効果がないように見えますが、違う見方をすると印象が変わります。治癒しなかった割合で比較してみるとどうでしょうか。治療失敗の割合を比較すると、新薬Aは5.3％、既存薬Bは10％ですから、ほぼ半分に減少しています。同

表2 ● 長期休暇の有無と退職者の人数②

	退職	退職なし	割合（リスク）	オッズ
長期休暇あり	500	500	50％	1
長期休暇なし	550	450	55％	1.222

表3 ● 長期休暇の有無と退職者の人数③

	退職	退職なし	割合（リスク）	オッズ
長期休暇あり	980	20	98％	49
長期休暇なし	990	10	99％	99

表4 ● 治癒した人・治癒しなかった人の人数

	治癒	治癒せず	治癒率（リスク）	オッズ
新薬A	947	53	94.70％	18
既存薬B	900	100	90％	9

※脚注②　分かりやすく表現するために、オッズ比に基づいて「リスクが○○倍」と意訳をすることもある。ただし、このように意訳する場合は、オッズ比がリスク比に近似することの確認が必須。

一の研究結果でも、表現方法によって、印象が変わるのが興味深いですよね。

相対リスクと絶対リスク

様々な臨床試験が実施され、「○○の効果は△△と比べてリスク比が□□だった」といった研究結果が発表されて、私たちのもとに届けられます。臨床に役立つとてもありがたい情報です。ただ、このような簡潔な情報だと、表現方法を変える（治癒率→治癒しなかった割合）とガラッと印象が変わることもありますし、リスク比とオッズ比は発生頻度によって近似しなくなることもあるため、群間差だけでは効果がどのくらいなのかイメージしにくいことがあります。

例えば合併症のリスクが半減する治療（リスク比0.5）があったとしましょう。合併症が半減すると言っても、合併症の発生頻度によって絶対リスクがどのくらい減少するのかが変わります。100人に1人に発生する合併症のリスクが半減するのと、100万人に1人に発生する合併症のリスクが半減する場合とで比較してみましょう。100人に1人に発生する合併症リスクが半減する治療は、200人を治療すると2人に合併症が起きるところを1人に半減できるので、200人当たり1人合併症を減らせますが（合併症の絶対リスクが0.5％減少）、100万人に1人の合併症の場合は200万人に治療したら2人に合併症が起きるところを1人に半減できるので、200万人当たり1人合併症を減らせるということになります（合併症の絶対リスクが0.00005％減少）（※脚注③）。患者さんの立場になってみると、合併症のリスクの程度によって治療する有益性がだいぶ変わってきますよね。リスク比は言わば相対リスクの減少の程度を表しますが、絶対リスクがどの程度減少するのかを知るのも大事だと思います。

発生頻度を比較する試験の場合、群間差として示されるのは相対リスクであることが多いですが、絶対リスクの差についても意識した方が良いと思います。

そこで、本編に掲載したビジアブでは絶対リスクがどの程度なのかについてもパッとイメージできるように、群間差だけでなく各群の発生頻度も記載しています。各群の結果と群間差をあわせて見てもらえれば、その治療の効果がどの程度なのか評価しやすいのではないでしょうか。

（ただし、ビジアブに記載されているのは試験参加者の合併症発生頻度です。心血管イベントなどの合併症は患者さんによってリスクの程度が異なるため、目の前の患者さんの絶対リスクは臨床試験の結果と同じとは限らないので要注意です。）

ハザード比

すでに「比」の話はリスク比とオッズ比だけでお腹いっぱいかもしれませんが、ハザード比についても簡単に述べておきます。ハザード比はどちらかというとリスク比に近いイメージでしょうか。リスク比は試験終了時点でのイベント発生割合の比ですが、ハザード比はいつイベントが発生したかを考慮した指標と言えます。ざっくりと例えると、2人のランナーが競走している場合、「ある時間の間に走った距離を比較するのがリスク比、走る速度で比較するのがハザード比のようなもの」[1]です。

何となくイメージできるでしょうか。ハザード比は算出方法がとても難しいようです。計算式なども含めてしっかり理解しておいた方が良いのでしょうけれど、薬剤師の仕事に生かすために臨床論文を読むという目的においては、このようなイメージで理解しておけば良いのではないかと思います。

参考文献

1) 薬剤師のジャーナルクラブ編 「薬剤師のための医学論文活用ガイド 〜エビデンスを探して読んで行動するために必要なこと〜」中外医学社

※ その他、統計用語解説①〜⑩を通しての参考文献を195ページにまとめて記載。

※脚注③　これを治療必要数（NNT：Number needed to treat）と呼び、1人に効果が得られるのに何人に治療する必要があるかを意味する。合併症を防ぐ治療法のNNTが100の場合、100人に治療することで1人合併症を防げるということになる。

Chapter
8

泌尿器疾患

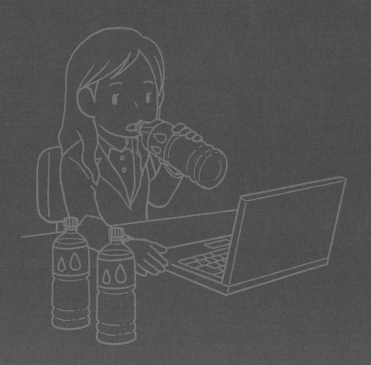

Article 34

オキシブチニンテープは
内服の同効薬より有用？

Efficacy and safety of once-daily oxybutynin patch versus placebo and propiverine in Japanese patients with overactive bladder: A randomized double-blind trial.

過活動膀胱の日本人患者におけるオキシブチニンパッチ1日1回投与VSプラセボおよびプロピベリンの有効性と安全性：ランダム化二重盲検試験
Int J Urol. 2014;21(6):586-93.

人の1日の平均排尿回数は6回前後、尿量は1000〜1500mLと言われています[1]。結局、1日に何度も用を足しに行っているんですね。健常者にとって排尿はごく普通の生理現象で、ある程度は我慢もできますし、日常生活に支障を来すことは少ないと思います。

しかし過活動膀胱の患者さんにとっては、排尿回数・尿量は深刻な問題です。1日の回数が増加し、「おしっこが漏れそうだ！」という尿意切迫感があり、我慢できずにおしっこを漏らしてしまうこと（尿失禁）もあります。「すぐにトイレに行けない状況」というだけで不安を感じるでしょうし、夜間頻尿による睡眠不足もQOLを低下させる原因となります。

今回は、そんな過活動膀胱の症状改善に幅広く使用されている抗コリン薬を取り上げたいと思います。オキシブチニン錠（商品名：ポラキスなど）は1988年から使用されている抗コリン薬ですが、2013年に経皮吸収型のテープ剤（商品名：ネオキシテープ）が発売されました。内服薬とテープ剤とを比べると、薬理学的なプロファイルに違いがあります。

内服薬の場合、オキシブチニンが消化管から吸収されると、初回通過効果でシトクロムP450 3A

（CYP3A）群により代謝されて、大部分が活性代謝物である「N-デスエチルオキシブチニン（DEO）」になります。DEOは未変化体と同程度の活性を示し、便秘や口渇などの副作用にも関わります。DEOの血中濃度は、オキシブチニン錠投与後に急激に上昇し、AUCは未変化体の10倍にも及びます[2]。これは、国内未発売のオキシブチニン徐放錠も同様です。

これを改善したのが、オキシブチニンテープ剤です。テープ剤は初回通過効果を受けないので、DEOの血中濃度の立ち上がりが緩やかで、未変化体と同程度の推移を示します[2]。従って内服薬と比べて、副作用の軽減が期待されるのですが、やはり患者さんに投与してどうだったかが大事ですよね。オキシブチニンテープの有効性と安全性を検討した多施設共同ランダム化比較試験が報告されているので、その概要と結果を見ていきましょう[3]。

■ テープ剤と内服の同効薬を比較 平均排尿回数の変化を検討

本試験は、過活動膀胱の日本人患者さんを対象に実施されたオキシブチニンテープの第3相臨床試験です。プラセボに対する優越性と、同効の抗コリン内服錠であるプロピベリン（商品名：バップフォーな

泌尿器疾患　Chapter: 8

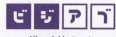

過活動膀胱に対するオキシブチニンテープの有効性と安全性
（プラセボ、プロピベリンとの比較）

(Int J Urol. 2014 Jun;21(6):586-93.)

O 主要評価項目　1日平均排尿回数の変化

- **P**：患者
- **E**：介入
- **C**：対照
- **O**：アウトカム

P 参加人数：1530人

- 過活動膀胱症状［24週以上］
- 1日平均排尿回数：11回［8回以上］
- 1日平均尿意切迫回数：3.7回
- 1日平均切迫性尿失禁回数：1.1回
- 男女比　1：9
- 平均年齢：55歳［20歳以上］
- 腹圧性尿失禁
- 下部尿路閉塞による排尿障害
- 残尿100mL以上

※患者背景の平均値は、解析対象者のデータ

盲検化　有・無

ランダム化

E1 573人
オキシブチニンテープ
1回73.5mg、1日1回
脱落：83人　12週
解析人数：555人
1日平均排尿回数：
ベースライン（11.18回/日）
から1.89回/日減少

E2 576人
プロピベリン錠
1回20mg、1日1回
12週　脱落：44人
解析人数：599人
1日平均排尿回数：
ベースライン（11.04回/日）から
1.85回/日減少

C 381人
プラセボ
12週　脱落：22人
解析人数：373人
1日平均排尿回数：
ベースライン（11.31回/日）
から1.44回/日減少

群間差は？

12週後の1日平均排尿回数：
- 有意 オキシブチニン vs プラセボ　有意差あり（p=0.0015）　※ 有意：排尿回数が有意に減少した
- オキシブチニン vs プロピベリン：－0.04（95%信頼区間 -0.28 to 0.21）非劣性証明、有意差なし

※非劣性マージン：0.37

安全性評価項目

解析人数：572人	解析人数：576人	解析人数：381人
口渇：6.5% 便秘：0.7% 適用部位皮膚炎：31.8%	口渇：13.2% 便秘：5.0% 適用部位皮膚炎：5.9%	口渇：1.8% 便秘：1.0% 適用部位皮膚炎：5.2%

結論

オキシブチニンテープの過活動膀胱に対する有効性は、プラセボと比較して有意に高く、プロピベリンに対して非劣性だった。安全性に関しては、プロピベリンと比較して皮膚炎が多く、口渇や便秘は少なかった。

表1 ● ダブルダミー法による盲検化（文献3を基に作成）

オキシブチニン群	プロピベリン群	プラセボ群
オキシブチニンテープ	プラセボテープ	プラセボテープ
プラセボ錠	プロピベリン錠	プラセボ錠

ど）に対する非劣性について検証されました。

ビジアブを見てください。試験の組み入れ基準は、過活動膀胱の症状が24週以上持続していて、1日当たりの平均排尿回数が8回以上、1日当たりの尿意切迫エピソードもしくは切迫性尿失禁が1回以上、などです。女性限定ではなく、男性も対象となっていますが、前立腺肥大などの下部尿路閉塞による排尿障害／尿閉がある方や残尿が100mL以上の方は除外されています。

基準を満たし試験に参加した患者さんの排尿状況は、1日当たりの平均排尿回数が約11回、尿意切迫エピソードの回数が3.7回、切迫性尿失禁が約1回ということで、QOLが大きく損なわれているであろうことが分かりますね。

1530人の患者さんが、おおよそ3：3：2の割合で、オキシブチニンテープ（73.5mg／日）群、プロピベリン錠（20mg／日）群、プラセボ群の3群にランダムに割り付けられました。

錠剤とテープ剤をどうやって盲検化したのかについてですが、本試験では錠剤とテープ剤両方のプラセボを用意して、**表1**のように「ダブルダミー法」で投与しています。オキシブチニンテープ群には「テープの実薬＋プラセボ錠」、プロピベリン錠群には「錠剤の実薬＋プラセボテープ」、プラセボ群には「プラセボ錠＋プラセボテープ」を投与したわけですね。

ランダム割り付けの前に、すべての参加者に導入期間として2週間、プラセボ錠とプラセボテープを投与しました。導入期間が終わった時点をベースラインとして、そこから12週間が介入期間です。主要評価項目を1日の平均排尿回数のベースラインからの変化とし、過活動膀胱症状が改善するかどうかが検討されました。

■ 効果は内服の同効薬に「非劣性」 副作用の特徴に相違あり

結果を見てみましょう。オキシブチニンテープ群の1日当たりの平均排尿回数は1.89回減少となり、プラセボ群の同1.44回減少と比べて、有意に改善していました。一方、プロピベリン錠群では同1.85回減少で、群間差は-0.04回（95％信頼区間 -0.28 to 0.21）となりました。本試験では「信頼区間の上限が0.37を超えなければ非劣性」と定められており、オキシブチニンテープの、プロピベリン錠に対する非劣性も認められたということになります。

有害事象については、口渇と便秘はプロピベリン群の方が、オキシブチニンテープ群よりも多いという結果でした。一方、テープを貼った部位の皮膚トラブルについては、オキシブチニンテープ群の方が、プロピベリン群よりも高頻度でした。

本試験の結果をまとめると、オキシブチニンテープは従来の内服抗コリン薬であるプロピベリンと同程度の有効性を示し、全身性の有害事象は少ないが、テープ剤であるがゆえに貼付部位の有害事象は多い、ということになりますね。

試験中断となった症例を詳しく見てみると、オキシブチニン群では573人中83人が脱落し、有害事象による中断は38人、プロピベリン群では576人中44人が脱落し有害事象による中断は9人、プラセボ群では381人中22人が脱落し有害事象による中断は6人でした。全身性の副作用は軽減されているものの、忍容性はむしろ低くなっている点に注意が

必要です。過活動膀胱は高齢の方に多く、皮膚のかぶれを生じやすいという側面もあると思います。

オキシブチニンテープ群の便秘の頻度はプラセボ群との比較で有意差はありませんが、口渇の頻度はプラセボ群よりも有意に高いです。「テープ剤だから全身性の副作用は心配無用」というわけではないようです。オキシブチニンは血液脳関門を通過するので、テープ剤であっても、認知機能への影響も懸念されるところです[4]。

本試験ではプロピベリン錠を対照薬として、オキシブチニンテープの有効性・安全性が比較されました。他の抗コリン薬との比較も気になるところですが、比較試験は今のところ報告されていないようです。トルテロジン（商品名：デトルシトール）やソリフェナシン（商品名：ベシケア）、イミダフェナシン（商品名：ウリトス、ステーブラ）などは、唾液腺と比較して、膀胱選択性が高いとされおり[4]、これらの薬剤と比較試験を行ったらどうなるのか気になるところです。

例えば、イミダフェナシンについては、プロピベリンよりも口渇が有意に少ない（中等度～重度の口渇：5.0% vs 9.2%）というエビデンスもあります[5]。膀胱選択性が高い内服薬を選んで投与すれば、全身性の副作用が軽減できる可能性もあります。

本試験では、オキシブチニンテープは、プロピベリン錠に比べて、口渇、便秘が起こりにくいことが示されました。しかし過活動膀胱に用いられる抗コリン内服薬はプロピベリン錠の他にもたくさんあるので、「全身性の副作用が最も少ない抗コリン薬」と言えるかどうかについては、まだ、検討の余地がありそうです。

現時点では、オキシブチニンテープの最大の特徴は、その投与経路ということになりますが、過活動膀胱の患者さんに新たな治療オプションができたのは良いことだと思います。

内服薬が処方されている患者さんから「薬が飲み

にくい」などの訴えがあったら、テープ剤もあること、ただし肌トラブルのリスクが高いことなどを話した上で、それでもやはり「内服よりもテープ剤の方が良い！」と言われるなら、主治医に処方変更を提案してみると良いと思います。

参考文献

1) 須藤 紀子.高齢者の排尿・排便障害.日本老年医学会雑誌 2012年 49巻 5号 p.582-585

2) 道中 康也.製剤化のサイエンス 第48回ネオキシテープ.ファルマシア 2016年 52巻 6号 p.549-551

3) Yamaguchi O, Uchida E, Higo N, et al. Efficacy and safety of once-daily oxybutynin patch versus placebo and propiverine in Japanese patients with overactive bladder: A randomized double-blind trial. Int J Urol. 2014;21(6):586-93. PMID:24350662

4) 吉田 正貴，永田 卓士，桝永 浩一，宮本 豊，工藤 惇三.特集／排尿障害の新しい概念とその薬物治療 2過活動膀胱の病態と薬物治療.臨床薬理 2009年 40巻 5号 p.201-206

5) Homma Y, Yamaguchi O. A randomized, double-blind, placebo- and propiverine-controlled trial of the novel antimuscarinic agent imidafenacin in Japanese patients with overactive bladder. Int J Urol. 2009;16(5):499-506. PMID:19389083

Article
35

抗コリン薬とミラベグロンの併用、
過活動膀胱への有益性はどの程度？

Efficacy and safety of mirabegron add-on therapy to solifenacin in incontinent overactive bladder patients with an inadequate response to initial 4-week solifenacin monotherapy: A randomised double-blind multicentre phase 3B study (BESIDE).

4週間のソリフェナシン単独療法で反応が不十分な失禁過活動膀胱患者におけるミラベグロン追加療法の有効性と安全性：ランダム化二重盲検多施設第3B相試験（BESIDE）．
Eur Urol. 2016;70（1）:136-45.

医療情報は日々、アップデートされています。ガイドラインは定期的に更新されるし、新薬も続々と登場します。勉強しなくてはいけないことがたくさんあって大変ですよね。走るのをやめたら転げ落ちてしまうのではないかと、回し車をクルクル回し続けるハムスターの気分です。

既存薬の添付文書も、「い、いつのまに！？」という感じで改訂されていたりするので、うっかり見落とさないようにしなくてはなりません。例えば過活動膀胱治療薬ミラベグロン（商品名：ベタニス）の添付文書は2018年9月に次のように改訂されました。

添付文書（第9版）
【重要な基本的注意】
「現時点では、過活動膀胱の適応を有する抗コリン剤と併用した際の安全性及び臨床効果が確認されていないため併用は避けることが望ましい。」

↓

添付文書（第10版）2018年9月改訂
「過活動膀胱の適応を有する抗コリン剤と併用する際は尿閉などの副作用の発現に十分注意すること。」

ミラベグロンは新たな作用機序のβ₃アドレナリン作動薬として、2011年に発売された過活動膀胱治療薬です。従来の過活動膀胱治療薬である抗コリン薬は異常な膀胱の収縮を抑えますが、ミラベグロンは蓄尿期の膀胱弛緩作用により膀胱の容量を増加させ、排尿回数を減らし、尿意切迫症状を緩和します。このように抗コリン薬とミラベグロンは作用機序が異なるものの、併用の実績が少ないことを理由に「併用は避けることが望ましい」とされていました。しかし発売から7年を経て、抗コリン薬との併用に関する注意が緩和されたということですね。

実は添付文書改訂に先駆けて、2015年に発行された「過活動膀胱診療ガイドライン［第2版］」[1]では、「ソリフェナシン（商品名：ベシケア）とミラベグロン

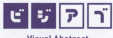

ソリフェナシン単独治療で効果不十分の過活動膀胱に対するミラベグロン併用療法

(Eur Urol. 2016 Jul;70(1):136-145.)

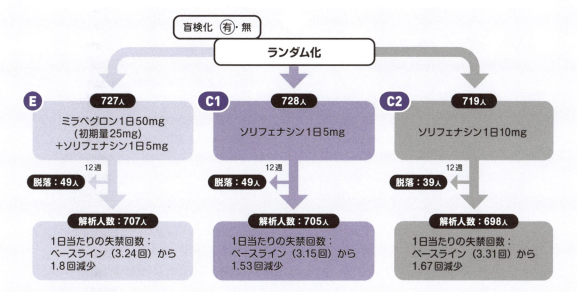

1日当たりの失禁回数：

有意 ミラベグロン50mg+ソリフェナシン5mg vs ソリフェナシン5mg：
-0.26（95%信頼区間 -0.47 to -0.05） 有意差あり　　※ 有意 ：回数が有意に少なかった

ミラベグロン50mg+ソリフェナシン5mg併用 vs ソリフェナシン10mg：
-0.13（95%信頼区間 -0.34 to 0.08） 有意差なし

結論

ソリフェナシン5mg単独投与で失禁症状が改善しない過活動膀胱患者に対し、ミラベグロン50mgを併用することで、ソリフェナシン5mg単独投与よりも、過活動膀胱症状が有意に改善した。

の併用投与については単独投与で効果が不十分な場合に推奨される（推奨グレードB）」と掲載されていました。抗コリン薬が複数ある中でソリフェナシンに限定した記述となっているのは、臨床試験で併用が検討された薬がソリフェナシンだったからです。ガイドラインの推奨に基づいて、いち早くミラベグロンとソリフェナシンの併用療法を始めていた医師もいると思いますが、添付文書改訂により、より幅広く併用されるようになるかもしれませんね。

ところで、併用療法の有効性と安全性はどうなのでしょうか。どの程度の有益性が示されたのかを知っておくことも重要です。そこで今回は、2016年に発表された「BESIDE試験」[2]の結果を見ていきたいと思います。

■ ソリフェナシン単独療法とミラベグロン併用療法を比較

ビジアブを見てください。ソリフェナシン投与で効果不十分だった過活動膀胱の患者さんを対象とした、ミラベグロン併用療法のランダム化比較試験です。具体的には18歳以上の1日当たり平均2回以上の失禁症状がある患者さんで、ソリフェナシン5mgを4週間投与しても、3日間当たり1回以上の失禁があった方を試験の対象としました。腹圧性尿失禁、膀胱出口閉塞、残尿が著しく多い方（150mL以上）、尿路感染症などの患者さんは除外されています。

まず、スクリーニング期間として、それまで投与されていた過活動膀胱の治療薬を中断し、2週間の休薬を経て、2401人にソリフェナシン5mgを4週間投与しました。この4週で失禁が改善された患者さんは除外され、2174人が本試験に参加しました。

構成は約8割が女性で、平均年齢は50代、約3割が65歳以上でした。ベースライン時の過活動膀胱の症状は、1日失禁回数が平均3.2回、排尿回数は平均9回で、日常生活にかなりの支障を来している患者さんたちであると言えるでしょう。

介入は3通りです。2174人の試験参加者は、ソリ

フェナシン5mg群、ソリフェナシン10mg群、併用療法群（ソリフェナシン5mg＋ミラベグロン50mg）にランダムに割り付けられました。盲検化され、それぞれの薬剤が12週間投与されました。

投与回数はすべての群で1日1回です。併用群のミラベグロンの初期量は25mgとし、4週以降は50mgに漸増されています。ソリフェナシン5mg群はスクリーニング期間と同量をそのまま継続したということになりますね。

この試験の目的を簡単にまとめると、①併用療法「ソリフェナシン5mg＋ミラベグロン50mg」はソリフェナシン5mgより有効性が増すのかどうか（優越性）、②併用療法の有効性はソリフェナシンを5mgから10mgに増量するのと比べて劣っていないかどうか（非劣性）、を検証するということです。主要評価項目は1日当たりの平均失禁回数です。ベースライン時から12週後の変化を比較しました。

結果ですが、3群ともにベースライン時と比べて失禁回数は減少し、併用群はソリフェナシン5mg群よりも有意に減少していました。また、併用群とソリフェナシン10mg群の失禁回数の差は、-0.13回（95%信頼区間　-0.34 to 0.08）で、減少傾向ですが有意差はありませんでした。非劣性については1日排尿回数で検証しています（ややこしいですね汗）。各データの詳細は後述しますが、併用群はソリフェナシン10mg群と比較して、排尿回数の差は、-0.47回（95%信頼区間 -0.70 to -0.25）でした。信頼区間の上限が0.2を超えなかったら非劣性と定義されており、ソリフェナシン10mgに対する非劣性が認められたことになります。つまり、併用療法はソリフェナシン5mgより効果が高く、10mgと比べて劣っていないということが示されたわけですね。

主要評価項目以外の評価項目についても比較してみましょう（表1）。夜間排尿回数については有意差がついていませんが、失禁が改善（失禁ゼロ）した患者さんの割合、尿意切迫エピソード、1日排尿回数は併用群の方が、ソリフェナシン10mg単独群よりも有意に改善しています。失禁回数については有意

泌尿器疾患　Chapter: 8

表1 ● 主要評価項目以外の評価項目の比較（文献2を基に作成）

評価項目	併用群	ソリフェナシン5mg	ソリフェナシン10mg
失禁改善（失禁ゼロ）	46.0%	37.9%	40.2%
尿意切迫エピソード	-2.95回	-2.41回	-2.54回
1日排尿回数	-1.59回	-1.14回	-1.12回
夜間排尿回数	-0.43回	-0.37回	-0.41回

表2 ● 有害事象の比較（文献2を基に作成）

有害事象	併用群（725例）	ソリフェナシン5mg（728例）	ソリフェナシン10mg（719例）
口腔乾燥	43例（5.9%）	41例（5.6%）	68例（9.5%）
便秘	33例（4.6%）	22例（3.0%）	34例（4.7%）
血圧上昇	12例（1.7%）	6例（0.8%）	13例（1.8%）
QT延長	1例（0.1%）	1例（0.1%）	2例（0.3%）
尿閉	2例（0.3%）	1例（0.1%）	5例（0.7%）

表3 ● 血圧の変化（文献2を基に作成）

	併用群	ソリフェナシン5mg	ソリフェナシン10mg
収縮期血圧の変化	+0.07mmHg	-0.93mmHg	-1.28mmHg
拡張期血圧の変化	-0.35mmHg	-0.45mmHg	-0.48mmHg

差はありませんでしたが、ミラベグロンを併用した方が、ソリフェナシンを10mgに増量するより改善する症状もあるようです。

■ 便秘は増加傾向 口腔乾燥は増加せず

有効性だけでなく安全性も気になりますよね。有害事象のデータを**表2**にまとめました。ソリフェナシンを10mgに増量すると、5mg投与に比べて口腔乾燥が増加傾向ですが、ミラベグロン併用ではほとんど増加していません。ただ、便秘についてはソリフェナシン10mg群も併用群も、ソリフェナシン5mg群と比べてやや増加傾向にあります。

ミラベグロンの安全性に関する懸念として、血圧上昇やQT延長が知られています。本試験では、重症の高血圧（収縮期血圧180mmHg以上、もしくは拡張期血圧110mmHg以上）やQT延長のリスクがある患者さんは除外されているため、リスクが低い患者さんが対象となっており、QT延長の発生はごくわずかで、各群の比較は難しい印象です。

血圧についてはどうでしょうか。併用群の血圧はベースライン時と比べて血圧の上昇はありませんでしたが、単独群の収縮期血圧の推移と比較すると、平均で約1mmHg高いという結果となりました（**表3**）。「平均で1mmHg高いだけなら、ほぼ影響はないのでは？」という気もしますが、各群、約700人の血圧の平均値の比較なので、試験参加者の中には血圧が大きく上昇したケースもあったかもしれませんね。有害事象の報告数を比較してみると、血圧が上昇した患者さんの割合はソリフェナシン5mg群と比べて、併用群でやや多い傾向でした（**表2**）。

表4 ●「SYNERGY試験」で示された有効性・安全性の結果 （文献3を基に作成）
※ミラベグロン25mgのデータは割愛

	プラセボ	ミラベグロン50mg	ソリフェナシン5mg	ミラベグロン50mg/ソリフェナシン5mg併用
1日失禁回数	-1.34回	-1.76回	-1.79回	-1.98回
1日排尿回数	-1.64回	-2.03回	-2.20回	-2.59回
口腔乾燥	1.9%	3.3%	5.9%	7.2%
便秘	1.4%	2.6%	1.4%	3.7%
尿閉	なし	なし	0.7%	1.2%

　ちなみに、ソリフェナシン群の収縮期血圧はベースライン時と比べると、わずかに低下傾向でした。臨床試験に参加した患者さんには、自然と、「生活習慣を改めよう」という意識が働く可能性があります。特に、今回の試験薬であるミラベグロンについては、恐らく試験開始前に、「血圧上昇の懸念がある」ことが説明されていたと思います。もしかしたら塩分摂取量などに気を使っていた可能性もありますね。

　尿閉については発生頻度が低く何とも言えませんが、抗コリン薬であるソリフェナシンの増量と比較すると、排尿時の膀胱の収縮力に影響を及ぼさないとされるアドレナリンβ3作動薬のミラベグロン併用の方が、リスクが低い可能性を示唆しているのかもしれません（表2）。ただ、本試験の参加者は、ほとんどが女性患者さんで、膀胱出口閉塞の患者さんは除外されています。そもそも尿閉を来すリスクが低い集団だったと考えられるので、慎重な評価が必要でしょう。

　本試験の結果を見る限り、ソリフェナシンを5mgから10mgに増量するより、ソリフェナシン5mgとミラベグロンを併用した方が、有効性と安全性に優れているような印象を受けますね。もちろん、実臨床に応用する際、目の前の患者さんと、本試験の患者さんの背景が異なる場合もあり、慎重に考慮した方がよいと思います。

　参考までに他の試験についても簡単に触れておきます。本試験と同じく過活動膀胱を対象とした「SYNERGY試験」では、ミラベグロンとソリフェナシンの単独療法／併用療法について、6群比較が実施されました3)。ミラベグロン25mgを含む群のデータは割愛し、プラセボ、ミラベグロン50mg、ソリフェナシン5mg、ミラベグロン50mg＋ソリフェナシン5mg併用の4群について、有効性と有害事象のデータを抜粋して示します（表4）。

　ソリフェナシン5mg群との比較では、ソリフェナシン5mg＋ミラベグロン50mgの方が1日失禁回数、1日排尿回数ともに、改善幅が大きい傾向です。概ねBESIDE試験と同じような結果ですね。

　血圧や脈拍に関するデータは記載されていませんが、各薬剤の単独群、併用群ともに、関連性は認められず、QT延長の懸念もなかったとの記述があります。ただ、SYNERGY試験でも、BESIDE試験と同様に、重症の高血圧やQT延長のリスクがある患者さんは除外されています。

　さて、これらの試験結果を踏まえると、併用療法によって、1日当たりの平均失禁回数が単独群と比べて0.2〜0.3回程度減少すると期待できそうです。いま一つピンとこない方は、失禁回数がゼロになった患者さんの割合に着目すると、違った印象になるかもしれません（表1）。BESIDE試験では、併用群の失禁改善（失禁ゼロ）の割合が、ソリフェナシン5mg単独群と比べて約8％上回っています。つまりソリフェナシン5mg単独療法で失禁が改善しない患者さんにミラベグロンを併用すると、12〜13人に

1人の割合で、失禁が改善する計算です。

失禁は命にかかわる症状ではないですが、患者さん本人にとってはとてもつらいものです。今にも漏れそうだ！という尿意切迫感は日常生活の大きな妨げになります。症状がほんの少し改善するだけでQOLが大きく改善することもあるでしょう。

医師から併用療法について相談があった場合には、今回紹介したエビデンスに基づいて、どの程度の効果が期待できるのかを伝え、患者さんの意向を踏まえて、行うかどうかを検討していただくと良いと思います。「劇的に改善しないなら、薬は増やしたくない」という患者さんもいるでしょうから、ケースバイケースでしょうね。効くか効かないかでお答えするのではなく、個々の患者さんにとって併用療法が必要かどうかを判断するための適切かつ定量的な情報を医師に提供すると良いと思います。

また、そもそも論になりますが、尿失禁の治療で難渋している場合には、薬物療法が適正かどうかに立ち返ってみる必要があるかもしれません。高齢者においては、膀胱排尿筋の無抑制収縮がありながら収縮力低下を示すことがあり、このような患者さんに不用意に抗コリン薬を投与すると、残尿増加や尿閉、溢流性尿失禁を引き起こすことがあるとされています[4]。

溢流性尿失禁は前立腺肥大症などの下部尿路閉塞などにより起こりますが、女性においても子宮脱のような骨盤内臓器下垂があると、下部尿路閉塞となり得ます。溢流性尿失禁を除外するため、残尿量の再評価も検討の余地があるかもしれません。

最後に、新しいアドレナリンβ₃作動薬のビベグロン（商品名：ベオーバ）についても簡単に触れておきましょう。同じ作用機序のミラベグロンと直接比較したランダム化比較試験はまだ報告されていませんが、添付文書を確認するとミラベグロンよりも禁忌

事項や注意事項が少ないですね。

ミラベグロンは重要な基本的注意としてQT延長や血圧上昇について注意喚起の記載があり、用法用量に関する使用上の注意として腎機能や肝機能に応じた推奨用量の記載があります。一方、ビベグロンにはどちらの記載もありません。抗コリン薬との併用についての注意事項も、特に記載されていません（※**脚注①**）。添付文書を見る限り、ビベグロンは「使いやすい」薬剤の印象があります。今後、過活動膀胱の治療において活躍するかもしれませんね。注目したいと思います。

参考文献

1) 日本排尿機能学会過活動膀胱診療ガイドライン作成委員会（編）「過活動膀胱診療ガイドライン[第2版]」リッチヒルメディカル2015年04月

2) Drake MJ, Chapple C, Esen AA, et al. Efficacy and Safety of Mirabegron Add-on Therapy to Solifenacin in Incontinent Overactive Bladder Patients with an Inadequate Response to Initial 4-Week Solifenacin Monotherapy: A Randomised Double-blind Multicentre Phase 3B Study (BESIDE). Eur Urol. 2016;70(1):136-45. PMID:26965560

3) Herschorn S, Chapple CR, Abrams P, et al. Efficacy and safety of combinations of mirabegron and solifenacin compared with monotherapy and placebo in patients with overactive bladder (SYNERGY study). BJU Int. 2017;120(4):562-575. PMID:28418102

4) 国立長寿医療研究センター　長寿医療マニュアル.高齢者尿失禁ガイドライン
http://www.ncgg.go.jp/hospital/iryokankei/choju-manual.html

5) Mitcheson HD, Samanta S, Muldowney K, et al. Vibegron (RVT-901/MK-4618/KRP-114V) Administered Once Daily as Monotherapy or Concomitantly with Tolterodine in Patients with an Overactive Bladder: A Multicenter, Phase IIb, Randomized, Double-blind, Controlled Trial. Eur Urol. 2019;75(2):274-282. PMID:30661513

※脚注①　ビベグロンについても、抗コリン薬であるトルテロジン（商品名：デトルシトール）との併用療法を含む比較試験が実施されており、忍容性が認められている[5]。

Article
36

水分摂取量を増やすことで
膀胱炎の再発は予防できる？

Effect of increased daily water intake in premenopausal women with recurrent urinary tract infections: a randomized clinical trial.

閉経前女性における再発性尿路感染症への、1日の水分摂取量増加の影響：ランダム化臨床試験
JAMA Intern Med. 2018;178(11):1509-1515.

「こんにちは〜」

患者さんが来局されました。若い女性です。ちょっと記憶にないので、定期的に来られている方ではなさそうです。患者さんの様子に特に目立った特徴はなく、どんなことで来局されたのかまったく分かりません。冬場、マスク着用でぐったりした感じの患者さんなら「インフルエンザかな？」とか、足を引きずっていれば「ケガかな？それとも痛風かな？」など、第一印象でいろいろ思い浮かべたりしますが…。で、この若い女性患者さんから受け取った処方せんには、抗

菌薬が1種ポツンと記載されているのみ…。

（うっ…。ちょっとデリケートな疾患かもしれない…。）

一般内科クリニック近隣の薬局で勤務していたときは、しばしばこんな処方せんを応需していました。医師の処方パターンから恐らく膀胱炎だろうと推測はつくのですが、患者さんのご気分を害さないように気を使いますね。たまに、薬局中に聞こえる声量で「膀胱炎」というワードを発するスタッフがいたりして…。薬局というオープンなスペースなので限界はあるものの、いろいろと配慮が必要ですよね。

さて、本項では膀胱炎を取り上げたいと思います。日本感染症学会・日本化学療法学会のガイドラインによると[1]、膀胱炎は、明らかな基礎疾患が認められない単純性膀胱炎と、基礎疾患を有する複雑性膀胱炎に分類されます。臨床症状としては、頻尿、排尿痛、尿混濁、残尿感、膀胱部の不快感などがみられますが、通常、発熱は伴いません。

私は膀胱炎になったことがないので分からないのですが、何度も罹っている患者さんによると、自覚症状で「あ、これは膀胱炎だな…」と分かるそうで

泌尿器疾患　Chapter: 8

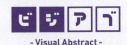

膀胱炎の再発予防に水分摂取は有効？

(JAMA Intern Med. 2018;178(11):1509-1515.)

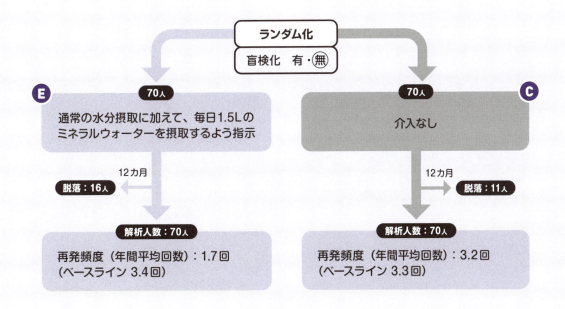

結論
膀胱炎再発リスクの高い閉経前女性が、
水分摂取量を増やすと、膀胱炎の再発予防に有効。

す。インフルエンザでぐったり…とか、尿管結石で痛い！…というような激烈な症状ではなく、「イヤ～な感じ」がするとのこと。排尿時にしみるような痛みを感じたり、残尿感があってトイレが近くなったりして、QOLは低下することでしょう。

治療は抗菌薬の投与が基本ですが、そこはすっ飛ばして、本項のテーマは水分摂取です。膀胱炎は、膀胱内で細菌が増殖して発症するので、尿量を増やして細菌を排出してしまえ！ということで水分摂取が推奨されます。無理に尿意を我慢せず、こまめに排尿して、「細菌たちよ、私の体内から出ていけ～！」ということですね。

再発予防のためにも水分摂取が推奨されているので、膀胱炎の患者さんのみならず、膀胱炎を繰り返している人に対しても「水分をしっかり摂取してください」と指導している薬剤師は多いのではないかと思います。

そこで1つの素朴な疑問ですが、水分摂取でどの程度、膀胱炎を予防できるのでしょうか…。この疑問の答えとなる研究結果[2]が2018年に発表されているので、概要を見ていきましょう。

■ 1日当たり「＋1.5L」の水分摂取介入

ビジアブを見てください。本試験はヨーロッパで実施されたランダム化比較試験で、対象は閉経前の再発性膀胱炎の女性です。「再発性」とありますが、この研究における組み入れ基準は、過去1年間で3回以上と定められています。ただし、過去1年間に腎盂腎炎の既往のある方や、間質性膀胱炎、症候性外陰腟炎、妊婦・授乳婦は除外されました。

また、水分摂取の効果を検討する介入試験なので、日頃からたくさん（1.5L／日より多く）水分を摂っている人も除外です。参加条件をクリアした140人の試験参加者は、水分摂取介入群（70人）と非介入群（70人）にランダムに割り付けられました。水分摂取介入群にはミネラルウォーターが支給され、通常の飲食に加えて1.5L／日の水分摂取が指示されて

表1 ● 水分摂取介入群、非介入群の試験前後の尿量
（文献2を基に作成）

	1日排尿量 （ベースライン→12カ月後）
水分摂取介入群	0.9L→2.2L
非介入群	0.9L→1.0L

表2 ● 膀胱炎の起炎菌の割合
（文献2を基に作成）

	介入群	非介入群
Escherichia coli （大腸菌）	78%	77%
Klebsiella species （クレブシエラ）	9%	10%
Proteus species （プロテウス）	4%	5%

います。

盲検化はされていません。そりゃそうですよね。「水分摂取」の介入に対するプラセボとはこれいかに…。盲検化は不可能ということでふと思うのは、この試験に参加して非介入群に割り付けられた人も、水分をこっそり多く摂取してしまい、それがバイアスとなる可能性があるかなぁ…と。

しかし、そんな心配は無用でした。試験開始前後に尿量が測定されており、非介入群では尿量の増加は認められなかった一方、介入群は倍以上に増加していました（**表1**）。尿量を増やすことが水分摂取介入の目的だったわけですから、狙い通りということですね。主要評価項目は1年間（12カ月）の膀胱炎の再発頻度です。

■ 膀胱炎の発生頻度が1.5回／年減少

結果はどうだったかというと、水分摂取介入により、膀胱炎の発生頻度が有意に減少しました。非介入群と比べて年間平均回数が1.5回減少です。

詳細な分布を見ると、3回／年以上膀胱炎が発生した患者さんの割合が、非介入群の88％に対して、介入群は7％のみ。4回／年以上発生した患者さんは非介入群には約3割いましたが、介入群には1人もいませんでした。その差は明白ですね。尿量を増やすことで、膀胱炎の発生を完全にゼロにはできないものの、頻度を減らすことはできそうです。

　ちなみに、膀胱炎の起因菌についても両群間で比較検討されています（**表2**）。やはり大腸菌が多いですが、介入群と非介入群で、起因菌に偏りはありませんでした。

　膀胱炎の頻度が減少した結果、抗菌薬の使用も減少しています。そのため著者は、水分摂取の推奨は「AMR（Antimicrobial Resistance：薬剤耐性）」対策としても有益であると言及しています。AMR対策としては、一般的に抗菌薬の不適切使用を減らすことが重要とされますが、疾患予防で抗菌薬の使用を減らすという考え方は素敵ですね。患者さんも膀胱炎になりにくくなり、みんなハッピーだと思います。

　あえて問題点を挙げれば、通常の食事に加えて1.5Lの水分を摂取するのが、しんどい人もいるかもしれません。私は「菅原さん、女子みたい（笑）」（※**脚注①**）と職場でからかわれるほどたくさん水分を摂る人なので、プラス1.5Lくらいは別に苦になりません。でも、職業・職場によっては、トイレが近くなることも大きな問題かもしれませんね。私もトイレに行く余裕がないほど忙しいときには、水分を摂り過ぎないように気を付けています。まあ忙しいときは水分を摂るヒマもないですけどね…（涙）。

　この試験では、水分摂取量をどれくらい増やせば膀胱炎予防効果があるかについては検討されておらず、予防に必要な明確な水分摂取量については何とも言えないところです。水を1.5L／日たくさん飲むことが必須とも言い切れないわけです。従って多量の水分摂取が難しい患者さんには、「まずは、生活・仕事に支障を来さない程度に水分摂取に努めてください」といった指導を意識されると良いかと思います（※**脚注②**）。

参考文献

1）　一般社団法人日本感染症学会・公益社団法人日本化学療法学会 JAID/JSC 感染症治療ガイド・ガイドライン作成委員会 尿路感染症・男性性器感染症ワーキンググループ. JAID/JSC 感染症治療ガイドライン2015 ―尿路感染症・男性性器感染症― 日本化学療法学会雑誌 2016年 64巻1号 p1-30

2）　Hooton TM, Vecchio M, Iroz A, et al. Effect of Increased Daily Water Intake in Premenopausal Women With Recurrent Urinary Tract Infections: A Randomized Clinical Trial. JAMA Intern Med. 2018;178(11):1509-1515. PMID:30285042

※**脚注①**　どういう意味なのか尋ねたところ、美容健康のためにこまめに水分を摂る若い女性が多いとのこと。私は美容のために水分を摂っているわけではありませんが…。

※**脚注②**　心不全や腎不全など、水分制限を受けていないかどうかの確認も必須。

Article 37

尿管結石の自然排出促進に
α₁遮断薬は有効？

Effect of tamsulosin on stone passage for ureteral stones: A systematic review and meta-analysis.

尿管結石の排出に対するタムスロシンの効果：システマティックレビューとメタアナリシス
Ann Emerg Med. 2017;69(3):353-361.e3.

薬局では患者さんごとに薬歴を作成し、体質や病歴、服用歴などを管理していますよね。例えば、前立腺肥大症の患者さんに抗コリン作用がある薬が処方されていたら「尿閉のリスクがあるので要注意！」となるわけですが…。以下に、私が実際に遭遇した事例を改変して紹介します。

新たに抗コリン薬を処方された中年の男性で、薬歴に他院で処方されたタムスロシン（商品名：ハルナールなど）を服用中と記載があった。尿閉リスクに注意が必要だと考え、お薬手帳を確認したが、最近しばらくタムスロシンを処方された形跡がない。シールの貼り忘れを疑ったがそうではなく、どうやら一時的に短期間服用していただけで現在は服用していない様子。話を伺ってみると、そもそも前立腺の疾患をわずらったことはないとのこと。

この中年男性はなぜタムスロシンを服用していたのでしょうか？　そうです。尿管結石に対してタムスロシンが適応外処方されていたのです。タムスロシンの適応症は前立腺肥大症なので、「タムスロシンが処方されている」＝「前立腺肥大症だな！」と、早とちりしそうになるのですが、患者さんに病歴をしっかり確認しないといけないなと思った次第です。

■ タムスロシン投与群で自然排石が16.7％多い

タムスロシンなどのα₁遮断薬は尿管結石の排出を促す目的で使用されることがあります。保険適応はないのですが、「尿路結石症診療ガイドライン2013年版」において、10mm以下の結石では自然排石率が増加することが報告されており、症状がコントロールできている患者さんに対してはα₁遮断薬（あるいはカルシウム拮抗薬）が第一選択となり得るとの記述があります[1]。

α₁遮断薬の中ではタムスロシンが最もエビデンスが豊富です。ただ、近年、無効であったとの報告もあり[2]、結局のところどうなの？って感じです。

そこで今回は、複数の研究を集めて解析したシステマティックレビュー[3]を取り上げてみたいと思います。この研究では、プラセボを対照薬としたランダム化比較試験を対象にメタアナリシスが実施されています。

ビジアブを見てください。基準に適合した試験は8本です。タムスロシンの用量は0.4mg、介入期間は試験ごとに異なり、3〜6週間です。合計で1000人超のデータを解析したところ、結石が排出された

泌尿器疾患 Chapter: 8

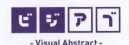

尿管結石の自然排出の促進にタムスロシンは有効？

(Ann Emerg Med. 2017 Mar;69(3):353-361)

O 主要評価項目　尿管結石の排出率

- **P**：患者
- **E**：介入
- **C**：対照
- **O**：アウトカム

P（試験適合基準）

- 尿管結石：10mm以下
- 結石破砕術 or 尿管ステント留置術
- タムスロシンのプラセボ対照ランダム化比較試験

データベースでこの基準に適合する研究を検索

- 基準に適合した試験：8試験（1384人）
- 試験デザイン：ランダム化・盲検化あり
- 介入期間：3～6週
- 各試験の平均結石サイズ：3.1～6.4mm

E 698人　タムスロシン　1日0.4mg
→ 解析人数：698人
尿管結石の排出率：85%

C 686人　プラセボ
→ 解析人数：686人
尿管結石の排出率：66%

群間差は？

尿管結石の排出率：
- **全体**：[有意] タムスロシン0.4mg vs プラセボ　+16.7%（95%信頼区間 6.4 to 26.9）　有意差あり
- **5～10mmの結石**：[有意] タムスロシン0.4mg vs プラセボ　+22.5%（95%信頼区間 12.1 to 32.8）　有意差あり

※ [有意]：排石率が有意に高かった

- **5mm未満の結石**：タムスロシン0.4mg vs プラセボ　-0.3%（95%信頼区間 -3.9 to 3.3）　有意差なし

結論

タムスロシンは、プラセボとの比較で、5～10mmの尿管結石の排出を有意に改善するが、5mm未満の結石については有意差がなかった。

表1 ● 各試験の排出率

試験名（著者名） 試験年	解析人数	結石サイズ （平均値or中央値）	タムスロシン の排石率	プラセボの 排石率	排石率の差 （95%信頼区間）
Vincendeau,2010	121人	3.1mm	71.7%	63.9%	7.7 (-8.7 to 24.3)
Furyk,2015	316人	3.7mm	87.0%	81.9%	5.0 (-3.0 to 13.0)
Hermanns,2009	90人	3.9mm	86.7%	88.9%	-2.2 (-15.7 to 11.3)
Pickard,2015	495人	4.6mm	86.7%	82.1%	4.6 (-1.7 to 11.0)
Abdel-Meguid,2010	150人	5.5mm	81.3%	56.0%	25.3 (11.1 to 39.6)
Al-Ansari,2010	96人	6.0mm	82.0%	60.9%	21.1 (3.5 to 38.8)
Agrawal,2009	68人	6.3mm	82.3%	35.3%	47.1 (26.5 to 67.6)
El-Gamal,2012	48人	6.4mm	87.5%	41.7%	45.8 (22.1 to 69.6)
累積			85%	66%	16.7 (6.4 to 26.9)

患者さんの割合は、プラセボ群に比べて、タムスロシン群の方が16.7%多いという結果でした。ただ、試験によって結果にバラつきがあり、排石率が大きく増加した試験もあれば、プラセボと同程度の試験もありました（**表1**）。つまり、異質性が高かったということですね。

　そこで、患者さんの結石のサイズに基づいて、サイズが大きい結石（5〜10mm）と小さい結石（5mm未満）に分けて解析したところ、サイズが大きい場合には有意に排石率が増加していたものの、サイズが小さい場合にはプラセボと有意差はありませんでした。サイズが小さい場合には、タムスロシンを飲んでも飲まなくても自然排出が期待できるので、服薬の有益性が低いことを示唆しているのかもしれません。

　このシステマティックレビューの後に発表されたランダム化比較試験もありますので結果を確認してみましょう。9mm未満の結石を対象にプラセボに対するタムスロシン0.4mgの有効性が検証されましたが、排石率に有意差はありませんでした[4]。さて、気になる試験参加者の結石の平均サイズは…？

　「3.8mmでした！」

　システマティックレビューで得た知見に沿う研究結果と言えそうですね。

参考文献

1) 日本泌尿器科学会、日本泌尿器内視鏡学会、日本尿路結石症学会編「尿路結石症診療ガイドライン 2013年版」金原出版 2013年9月20日

2) Pickard R, Starr K, MacLennan G, et al. Medical expulsive therapy in adults with ureteric colic: a multicentre, randomised, placebo-controlled trial. Lancet. 2015;386(9991):341-9. PMID:25998582

3) Wang RC, Smith-Bindman R, Whitaker E, et al. Effect of Tamsulosin on Stone Passage for Ureteral Stones: A Systematic Review and Meta-analysis. Ann Emerg Med. 2017;69(3):353-361.e3. PMID:27616037

4) Meltzer AC, Burrows PK, Wolfson AB, et al. Effect of Tamsulosin on Passage of Symptomatic Ureteral Stones: A Randomized Clinical Trial. JAMA Intern Med. 2018;178(8):1051-1057. PMID:29913020

Column 統計用語解説⑨

優越性試験と非劣性試験

臨床医学分野におけるランダム化比較試験の多くは、介入群の治療が対照群より優れた結果となるかどうかを検証する優越性試験ですが、対照群より劣っていないかどうかを検証する試験もあります（※**脚注①**）。これを非劣性試験と呼びます。

どんなときに非劣性試験が行われるのでしょうか？ 例えばプラセボ対照の優越性試験では、実薬（介入群）がプラセボ（対照群）よりも優れているかどうかを検証します。この場合、対照群は無治療となるわけですが、すでに有効性が確立している薬があるとしたら、患者さんの立場で考えたらどうでしょう？ 新薬を試してみたい気持ちはあっても、薬の有効性の検証のために、無治療のプラセボ群に割り付けられるのは嫌ですよね。

非劣性試験は、「無治療より優れているかどうか」を検証するのではなく、既存薬を対照として、「既存薬に劣らない効果があるかどうか」を検証する試験です。対照群に割り付けられた患者さんが不利益を被ることなく、新薬の効果が確かめられるわけです。例え ば、直接経口抗凝固薬（DOAC）はプラセボとの比較ではなく、既存薬のワルファリンを対照群とした非劣性試験で非劣性が認められ、承認に至りました。

安全性の評価でも、非劣性試験が実施されることがあります。本書で取り上げた試験の中では、セレコキシブの心血管安全性についての試験は非劣性試験でした（→**143ページ参照**）。セレコキシブの心血管安全性が、他のNSAIDsより劣っていないかどうかを検証したわけですね。

> 非劣性マージン

では、非劣性かどうかをどのように検証するのでしょうか？ 95％信頼区間を用いて説明したいと思います。優越性試験においては、95％信頼区間の幅がリスク比1.0（絶対差の場合は0）をまたいでいるかどうかで有意差の有無が分かると、信頼区間についての項目で述べました（→**151ページ参照**）。

非劣性試験では、95％信頼区間の幅がリスク比1.0をまたいでいるかどうかではなく、非劣性マージンという指標を越えるかどうかで判定されます。分かりやすく図で示しましょう（**図1**）。

優越性試験の場合、リスク比1.0をまたがずに、区間の幅全体が1.0を下回っている③が「有意にリスク減少」となります。逆に、④は「有意にリスク増加」です。①と②は1.0をまたいでいるので有意差はありません。

非劣性試験の場合は**図1**のように非劣性マージンが設定されます。95％信頼区間の上限が非劣性マージンを越えなければ、非劣性と判定されるのです（※**脚注②**）。**図1**のうち、②、③、④はすべて非劣性と判

図1 ● 95％信頼区間と非劣性マージン

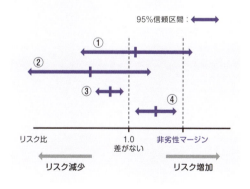

※脚注①　研究によっては「非劣性を検証した後に、優越性も検証しよう」と事前にプロトコルが組まれている試験もある。

定されますが、①は上限がマージンを越えているので非劣性とは判定されません。③と④はそれぞれ「リスク減少」「リスク増加」で真逆の結果なのですが、どちらも非劣性と判定されます（※**脚注③**）。非劣性試験はあくまで、非劣性マージンを越えたか越えないかによって、非劣性かどうかを検証することが主要な実施目的の試験なのです。

ただし、③と④とではだいぶ印象が異なりますよね。対照群に対して非劣性かどうかという仮説の検証では、③も④も非劣性を示したという結論になるのですが、その研究結果を目の前の患者さんにどう役立てるかという視点で考えると、それだけではないように思います。

どちらも非劣性マージンを下回り、非劣性が認められたとは言え、真の値は95％の確率でこの信頼区間の幅の中にあるわけですから、④の結果はちょっと見過ごせないなぁと思います。やはり、非劣性が示されたかどうかだけでなく、95％信頼区間の幅の上限値と下限値はチェックした方が良いのではないでしょうか。

では、非劣性マージンの値はどのように設定されるのでしょうか。設定の根拠は様々で試験ごとに異なります。非劣性マージンが高いほど、基準が緩くなるわけですから、非劣性と判定されやすくなります。ここで重要なのは、結果が出てから非劣性マージンを変更してはならないということですね。95％信頼区間を計算した後に非劣性マージンを設定したら、非劣性が認められるように設定できてしまいますから…。非劣性マージンは事前に設定して、研究プロトコルに載せておくのが基本だということです。

状況によってはプロトコルが修正されることもまれにありますが、その場合は修正理由とその過程をきちんと論文に記載する必要があります。本書で取り上げたセレコキシブの試験（→**143ページ**参照）では、予想よりもイベント発生率が低く、脱落例が多かったためプロトコルが修正されました。on-treatment解析（※**脚注④**）における非劣性マージンが1.33から1.40に変更されたことが論文に記載されています（ITT解析は1.33のまま変更なし、※**脚注⑤**）。

非劣性試験を評価する上でもバイアスの評価は重要です。例えば、脱落が多いとITT解析における群間差は小さくなります。そのため非劣性試験では、脱落例を解析対象者から除くことが多いようです（セレコキシブの試験では両方の解析が実施されています）。服薬コンプライアンスが著しく悪い場合にも、群間差が小さくなり、非劣性が示されやすくなります。非劣性試験については、結果の差が薄まるバイアスについては特に注意が必要です。

> ### 「有意差なし」と
> ### 「同等である」の違い

ここで、いま一つ理解しにくい「有意差」と「同等性」についても説明しておきます。「有意差がないからといって同等だとは言えない」とp値と信頼区間についての用語解説で述べました（→**151ページ**参照）。これはなぜなのでしょうか？

「有意差がない」とは、「意味のある差があるとは言えない」ということです。「同等である」ことを証明するには同等性試験が必要です。同等性試験とは、**図2**に示した通り、信頼区間の幅が同等性マージンの範囲内に収まるかどうかで同等性を判定する試験です。非劣性マージンは片側のみでしたが、同等性マージンは両側に設定されます。その範囲内に収まっていれば「劣ってもいないし、優れてもいない」ということで同等性が認められるわけです。

①はリスク比はちょうど1.0なのですが、信頼区間

※**脚注②**　治癒率などの有益なアウトカムを検証する非劣性試験の場合は、非劣性マージンは信頼区間の下限に設定される。つまり対照群の方が効果がある方の信頼区間の片側にマージンが設定される。

※**脚注③**　③と④の事例はサンプルサイズの見積もりと非劣性マージンの設定がうまくいかなかった可能性も考えられる。95％信頼区間はサンプルサイズを増やせば幅が狭くなるため、非劣性を達成しやすくなる。非劣性マージンはサンプルサイズを踏まえて適切に設定する必要がある。

※**脚注④**　on-treatment解析は実際に行われた治療に基づく解析のことで、一般的にPP解析と同じような意味で用いられることが多い。ただし、試験によって定義が様々なので各試験のプロトコルの確認が必要と思われる。割り付け時は介入群だったのに実際は対照群の治療が行われた患者を対照群として解析するAs treat解析、プロトコル通りに試験が完了しなかった脱落例をすべて除外（治療法変更例も除外）した解析をPP解析として、区別する場合もある[1]。

※**脚注⑤**　脱落例も解析対象とするITT解析は、脱落例を除外するPP解析やon-treatment解析と違って、群間差が出にくくなるため、ITT解析の非劣性マージンはPP解析におけるマージンより厳しい値に設定されている。

図2 ● 95%信頼区間と同等性マージン

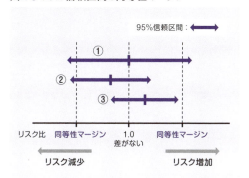

の幅が広く、同等性マージンからはみ出ているため、同等性は証明されなかったことになります。②は信頼区間の下限がはみ出ているので、やはり同等性は証明されていません。①〜③の中で同等性が証明されたのは同等性マージンの範囲内に収まっている③のみということになります。ちなみに①〜③はすべてリスク比1.0をまたいでいるので、これが優越性試験だったとしたら、すべて有意差なしとなりますね。

「有意差がない」「同等である」が同じ意味でないことが分かっていただけたでしょうか。「有意差がない」というのは「優れても劣ってもいない（＝同等）」のではなく、「優れているとも劣っているとも言えない」ということです。ややこしいですね…、日本語って難しい…。しかしこの微妙なニュアンスの違いが、統計的な解釈においては重要だということです。

1990年代中盤頃まで使用されていた脳循環改善薬の多くは、ホパンテン酸カルシウム（商品名：ホパテ、発売中止）という既存薬との比較試験で有意差がないことに基づいて、非劣性が判定されていたそうです。ところがプラセボ対照試験で再評価したところ、ほとんどの脳循環改善薬がプラセボに勝てなかったという事例が過去にあります[2]。有意差がないことを確認しても、効果が同じだと証明したことにはならないので要注意ですね。

参考文献

1) Hollis S, Campbell F. What is meant by intention to treat analysis? Survey of published randomised controlled trials. BMJ. 1999;319(7211):670-4.
   PMID:10480822

2) 田中司朗, 田中佐智子.「医療統計セミナー 論文読解レベルアップ30」羊土社

※ その他、統計用語解説①〜⑩を通しての参考文献を195ページにまとめて記載。

Column 統計用語解説⑩

交絡って何？
～バイアスについて～

さて、用語解説の最後は「交絡」です。これもあまり馴染みのない言葉だと思います。交わって絡む…。薬局のパソコン、プリンター、調剤関連機器の配線がパッと思い浮かびませんか？サーバーの裏でぐちゃぐちゃに絡み合った配線コード、故障でサポートに電話したとき格闘することになるんですよね。「○○のコードを抜き挿ししてみてください」と助言されても、どのコードがどこにつながっているのかサッパリわからない…。薬局あるあるですよね？

さて、配線コードの整理は先延ばしにして「交絡」に話を戻しましょう。交絡を一言で言い表すと「結果に影響する第3の因子」です。有名な例を挙げて説明します。とある研究者が颯爽とメディアに登場し、衝撃の研究結果を発表します。それは…。

「ライターを持ち歩くと肺がんになる！(バパァーン！！)」。集まった記者はキョトーンですよね…。「いやいや、皆の衆、聞いてくれ。ライターの所有率と、肺がんの発生率に見事な相関関係があったのだ！(バパァーン！！)」。「時間を無駄にしたぜ…」と会場を後にする記者、一方、「これはオモロいぞ…」と研究者の次の言葉を待つ記者も…。

さて、どういうことかもうお分かりですね？この話はもちろんフィクションですが、ライターと肺がんに相関関係があるのは恐らく事実でしょう。しかしそれは因果関係なのでしょうか？違いますよね。図にするとこうなります（図1）。

ライターを持っている人にはタバコを吸う習慣があることが容易に想像できます。肺がんを増加させた本当の要因はタバコだと考えられますね。しかし、どうでしょう。「タバコは肺がんのリスクを高める」は今や誰もが知っている常識です。交絡因子はタバコだと容易に想像できるからこそ、「この研究者は何を言ってるんだ…?」とツッコみを入れられますが、交絡因子が何かが想像できなければ、単なる相関関係を因果関係だと間違えて捉えてしまう恐れがあります。特にコホート研究やケースコントロール研究などの観察研究では、患者背景が均一でないため、交絡因子が試験結果に影響することがあるのです。

交絡因子の影響で、びっくりするような現象が起きることがあります。表1を見てください。「スリムニナールDX」というダイエット系サプリの研究です（もちろん、実在しません）。

スリムニナールDXの服用によりダイエット成功率が「16% vs 9%」で約2倍にアップ！こりゃあ、大ヒット間違いなしだ！！というところなのですが、この試験はランダム化比較試験ではなく、観察研究でした。データをさらに解析してみると、興味深い結果が得られました。ジムに通っている人と、通っていない人

図1 ● ライターと肺がんの関係

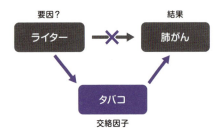

表1 ● 「スリムニナールDX」のダイエット効果

	ダイエット成功	ダイエット失敗…涙	成功率
スリムニナールDX 服用あり	160人	840人	16%
服用なし	40人	400人	9%

表2 ● ジムに通っている人のみを解析

	ダイエット成功	ダイエット失敗…涙	成功率
スリムニナールDX 服用あり	150人	350人	30%
服用なし	20人	20人	50%

表3 ● ジムに通っていない人のみを解析

	ダイエット成功	ダイエット失敗…涙	成功率
スリムニナールDX 服用あり	10人	490人	2%
服用なし	20人	380人	5%

を分けて解析してみたのです。

あれれ…?ジムに通っている人も、ジムに通っていない人も、スリムニナールDXを飲んでいる人の方が成功率が低くなりましたね。計算間違いではありません。**表2**と**表3**のデータを足し合わせれば全例解析の**表1**の数値になります。

「何でこんなことが起きるんだ!これは何かのマジックか!?」と思いますよね。なぜこんな不思議なことが起きるのでしょうか。データを詳しく見てみましょう。

ジムに通っている人のダイエット成功率は30～50%(**表2**)だったのに対し、ジムに通っていない人の成功率はわずか2～5%でした(**表3**)。約10倍もの差がありますね(これは架空の数値です。「ジム通い」にそれほどの効果があるのかは不明)。私はかつてジョギング、腕立て伏せ、腹筋などのトレーニングをしたにもかかわらず体重が変化しなかったという悲劇を経験しましたが、一般的には運動しないより運動した方がよいでしょうから、ジムに通って定期的な運動をしていた方がダイエットが成功しやすいと想像できますよね。スリムニナールDX服用群のジム通い率は50%(500/1000人)、非服用群のジム通い率は約9%(40人／440人)で大きなズレがあるため、「そりゃあ、スリムニナールDX服用群のほうが有利じゃん!!」と思いますよね。実際、これが交絡因子となって全体の結果を歪めてしまい、スリムニナールDXによってダイエット成功率が高くなったように見えてしまったわけです。

このように集団全体で解析した結果と、集団を分割して解析した結果が異なる現象を「シンプソンのパラドックス」と言います。スリムニナールDXの研究結果には、「ジム通い」という交絡因子が隠れていたため、シンプソンのパラドックスが起きたんですね。このような例を挙げると、各群の背景が異なることがいかに結果に影響するか実感できると思います。ランダム化をして患者背景のバラつきを防ぐのって重要なんですね!

交絡の補正

では、観察研究では因果関係について評価することはまったくできないのかというと、そうとも限りません。できる限り交絡によるバイアスを排除して因果関係があるのかどうか考察するわけです。

そのための手法の一つが「マッチング」です。曝露群と対照群の患者背景にズレが生じ、交絡因子による影響が出て結果がおかしくなってしまうのですから、それならば「患者背景のズレを解消すればいい」という考え方です。スリムニナールDXの研究でいうと、ジムに通っていてスリムニナールDXを飲んでいる人と飲んでいない人をペア、同様にジムに通っていなくてスリムニナールDXを飲んでいる人と飲んでいない人をペアにして調査対象に組み入れれば、ジム通いの有無による交絡は防げるわけです。

このように交絡となり得る背景因子でマッチングすることにより、交絡を防ぐことができます。観察研究では、年齢や性別など様々な因子でマッチングすることが多いです。本書で取り上げた吸入ステロイドの研究(→32ページ参照)やがんの代替療法の研究(→243ページ参照)でもマッチングによる調整が行われています。

交絡によるバイアスを排除するためのもう一つの手法は「多変量解析」です。これは結果を分析する段階で、交絡因子を調整する手法です。多変量解析で重要なのは「どんな因子を調整したのか」ですね。例えば「死亡」というアウトカムを評価する観察研究で、様々な因子を調整して解析されていたとしても、肝心の「年齢」について調整されていなかったらどうでしょう。ちょっとまずいですよね。ですから結果に影響しそうな因子が調整因子に入っているかをチェックする必要があると思います。本書で取り上げた研究では、食事バランスの研究（→**232ページ参照**）、コリンエステラーゼ阻害薬の研究（→**222ページ参照**）で多変量解析が行われています。

分析の際に何でもかんでも調整すればいいという単純な話ではありません。どの因子を調整因子とするかの検討はとても難しいものだと思います。そもそもデータがきちんと収集できていなければ、データがない因子は調整のしようがありません。また、解析人数が少ない場合には、調整因子を多く設定することはできないと言われており、症例数もチェックする必要があります。

というわけで、観察研究を吟味する上では交絡によるバイアスの評価が特に重要となります。アウトカムに影響する因子を考えないといけないので、観察研究では疾患の背景についての知識も必要ですね。観察研究は内容の吟味とその解釈がとても難しい研究デザインだと思います。

その他のバイアス

観察研究で問題となる交絡以外のバイアスについて簡単に触れておきましょう。

・Protopathic bias（初発症状バイアス）

「タバコをやめると肺がんが増える！」。データの収集方法によってはこんな結果が出てしまう可能性があります。もし、タバコを吸っている人が「咳や痰、息苦しさが続いていて、ついに血痰が出た！」となったら、どんな行動を取るでしょうか？すぐに病院を受診すればよいのですが、とりあえずタバコをやめて様子

を見ようという人もいると思います。「禁煙してからも症状が続くので、受診したら肺がんだった」といった場合、データ上ではまるで、タバコをやめた後に肺がんになったように見えてしまうことがあります。これは因果の逆転により生じるバイアスとも言えますね。

・Healthy user effect

これは選択バイアスの一種です。例えば健康食品を摂取している人たちは健康意識が高い集団であると言えます。「健康食品を摂取した人は予後がよかった」という研究結果が出たとしても、それは健康食品の効果ではなく、ただ単に健康意識が高い集団だから予後が良かった可能性もあります。ランダム化比較試験のデータを用いた事後解析研究で、プラセボの服薬コンプライアンスが良い人たちは、プラセボの服薬コンプライアンスが悪い人たちと比べて予後が良かったという研究結果も発表されています[1]。これもHealthy user effectの一種と言えるでしょう。

あるいは見方を変えればHealthy user effectによるバイアスも交絡の一種だと捉えることもできると思います。健康に対する意識の高さについて患者背景にズレが生じて結果に影響してしまうわけです。健康に対する意識の高さについては定量化が難しいため、マッチングや調整が難しいのではないかと思います。

・リコールバイアス

これは主にケースコントロール研究で問題となる情報バイアスの一種で、患者さんに対して過去の情報を調査する際に生じるバイアスです。例えばタバコの副流煙の曝露状況を調査した場合、がん患者さんはがんの原因となった可能性のある曝露情報を想起（リコール）しやすいのに対し、健康な方は実際には副流煙の曝露を受けていても、それを意識しておらず想起しにくい可能性があります。また、先天的な異常をもつ子どもを出産した母親は健康な子どもを出産した母親よりも、「薬の服用」などの曝露情報をより明確に思い出す傾向にあると言われています。

つまり、ケースコントロール研究における症例群と対照群で、原因と思われる曝露情報を思い出す程度に差が生じてしまうというわけですね。リコールバイ

アスは曝露情報そのものに誤差が生じるため、あたかも、曝露情報とアウトカムの発生に関連があるかのようなバイアスが生じてしまうということです。

・誤分類バイアス

観察研究は、カルテや保険データなどのデータベースを利用して実施することが多いのですが、疾患や要因の曝露について誤って分類されてしまうことがあります。例えば保険請求上の病名と実際の病名が異なっている可能性などがあります（"疑い病名"が含まれる可能性）。過去のデータを利用する際には、前向きの介入研究と比べると、誤分類によるバイアスが生じやすく、注意が必要です。

・生存者バイアス

「昔は予防接種なんてなかった！みんな自然に感染して、自分の治癒力で治したんだ！予防接種しなくたって、みんなこうして元気に生きているじゃないか！」「昔は体罰なんて当たり前だった！それでも、学校で厳しくされてみんなたくましくなったし、今となっては良い思い出だ！最近の若者はあまったれだ！」

いきなり説教くさいセリフが乱発しましたが、生存者バイアスとはこういう事例が該当します。前者は、「たまたまあなたの周りに重症化して亡くなった方がいなかったのでしょうね…」ということです。あるいはお亡くなりになった人もいたという情報が記憶から抜け落ちているのかもしれません。「死人に口無し」ということわざがありますが、予防接種の恩恵を受けられずに無念にも重症化して亡くなった方々の情報が抜け落ちて、生存者だけの偏った情報で有効性を評価するなどもってのほかです。きちんとデータを解析する必要があるでしょう。

体罰に関しても同様ですね。「そんな強気なあなたの周りには、体罰にも耐えられる強い人たちが集まっているんでしょうね…」と思ってしまいます。本当に体罰に負の影響がないのかどうかきちんと考慮できていない可能性がありますね。

このようなバイアスは、ある過程を乗り越えられた人たちのデータが中心となってしまい、調査対象のデータが偏っているために起こる選択バイアスの一種です。解析対象のデータに偏りがないかどうか、

集団全体を反映する情報と言えるのかどうかを吟味することが大事だと思います。

他にも様々なバイアスがあります。観察研究の解釈は本当に難しいですね。あらゆるバイアスについて配慮した解析を行ったとしても、観察研究では未知の交絡因子は調整できません。こればかりはどうしようもないですね。ここに観察研究で因果関係を推察することの限界があるように思います。

ランダム化比較試験の場合は、患者さんをランダムに割り付けることで患者背景が均一な集団ができますから、未知の交絡因子があったとしても試験の結果に影響することはなくなります。やはり、因果関係を証明するにはランダム化比較試験ということになりますね。

参考文献

1) Curtis JR, Larson JC, Delzell E, et al. Placebo adherence, clinical outcomes, and mortality in the women's health initiative randomized hormone therapy trials. Med Care. 2011;49(5):427-35.
   PMID: 21422960

統計用語解説①〜⑩を通じた参考文献

・佐藤 俊哉.人間栄養学講座 連載 ランダム化臨床試験をする前に【第3回】ランダム化臨床試験のデザイン.栄養学雑誌2007年65巻4号 p. 193-197

・佐藤 俊哉.人間栄養学講座 連載 ランダム化臨床試験をする前に【第4回】ランダム化の方法.栄養学雑誌2007年65巻5号 p. 255-260

・薬剤師のジャーナルクラブ編.「薬剤師のための医学論文活用ガイド 〜エビデンスを探して読んで行動するために必要なこと〜」中外医学社

・名郷直樹,青島周一.「薬剤師のための医学論文の読み方・使い方」南江堂

・田中司朗,田中佐智子.「医療統計セミナー 論文読解レベルアップ30」.羊土社

・比江島欣慎.「ぜんぶ絵で見る医療統計」.羊土社

・植田真一郎.「論文を正しく読むのはけっこう難しい 診療に活かせる解釈のキホンとピットフォール」医学書院

・野尻 宗子.バイアスと交絡：医療情報データベースを使った薬剤疫学研究.YAKUGAKU ZASSHI.2015年135巻6号 p. 793-808

・若井 建志,大野 良之.バイアスの種類とその対策(1).日本循環器 管理研究協議会雑誌1999年34巻1号 p. 42-45

Chapter
9

精神疾患

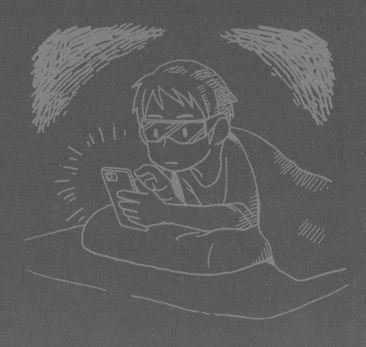

Article 38

マクロライド系抗菌薬とトリアゾラム、相互作用の程度はどれくらい？

Inhibition of triazolam clearance by macrolide antimicrobial agents: in vitro correlates and dynamic consequences.

マクロライド系抗菌薬によるトリアゾラムのクリアランス阻害：in vitroとの相関と動的影響
Clin Pharmacol Ther. 1998;64(3):278-85.

　私たち薬剤師が薬について調べるとき、真っ先に参照する情報源の代表格が添付文書だと思います。カウンターで服薬指導をしていた薬剤師が調剤室に戻ってきて、錠剤棚の薬の箱に入っている添付文書を取り出して、目当ての情報をゲットし、患者さんのもとへ戻っていく…。よくみられる光景ですよね。分からないことを聞かれたら調べる。基本中の基本であり、添付文書は今日も明日も大活躍です。

　とはいうものの、添付文書の情報だけでは、かゆいところに手が届かないこともあります。比較的新しい薬の添付文書はいろいろと詳しく記載されている印象ですが、古い薬だと詳細な情報が載っていない場合が少なくありません。

　例えば、相互作用についての記載です。併用注意として、「本剤のAUC（血中濃度曲線下面積）やCmax（最高血中濃度）が○○％増加する」と具体的にどれくらい薬物動態が変化するのかが記載されているものもあれば、併用の際には「本剤を○○mgに減量する」と減量の目安まで記載されている薬剤もある一方で、「本剤の代謝が阻害され、血中濃度が上昇する可能性がある」とだけしか書かれていないものもあります。

　本当にデータがまったくないのであれば、添付文

書に定量的な情報が載っていないのもやむなしですが、検索してみると、血中濃度の変化を検討した臨床試験の論文が見つかったりして…。しかも、かなり劇的にAUCが増加しており、「これはガチで要注意だな…」というものもありますよね。そこで本項では、薬物動態の論文を読んで、私自身がびっくりした併用注意の組み合わせを1つ紹介します。

■ トリアゾラムとクラリスロマイシン「併用注意」の詳細は？

　マクロライド系抗菌薬のクラリスロマイシン（商品名：クラリス、クラリシッドなど）は薬物代謝酵素のシトクロムP450 3A4（CYP3A4）を阻害するため、CYP3A4で代謝される数多くの薬剤と相互作用を起こすことが知られています（Ｐ糖タンパクの阻害を介する相互作用もあります）。不眠症治療薬のスボレキサント（商品名：ベルソムラ）など、併用禁忌とされているものもありますが、ほとんどの薬剤が「併用注意」という扱いです。この併用注意が厄介で、その影響の度合いは薬によって様々です。中でも、個人的に特に注意が必要だと思っているのがトリアゾラム（商品名：ハルシオンなど）です。

　トリアゾラムも主にCYP3A4で代謝されるので、クラリスロマイシンと併用すると血中濃度が上昇し

精神疾患　Chapter: 9

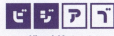
- Visual Abstract -

マクロライド系抗菌薬によるトリアゾラムのクリアランスへの影響について

(Clin Pharmacol Ther. 1998;64(3):278-85.)

O 評価項目　トリアゾラムの薬物動態＜Cmax (ng/mL)、AUC (ng・h/mL) など＞
　　　　　　薬力学的効果＜鎮静（投与4時間以内、100mmVAS）など＞

100mmVAS：0～100、高い方が鎮静が強い

P：試験参加者
E：介入
C：対照
O：アウトカム

P 参加人数：12人

健常者　服用薬なし　喫煙なし　年齢：21～39歳

ランダム化クロスオーバー　盲検化 (有)・無

E1
クラリスロマイシン
500mg
＋
トリアゾラム
0.125mg

ウォッシュアウト
1週間以上

E2
エリスロマイシン
500mg
＋
トリアゾラム
0.125mg

ウォッシュアウト
1週間以上

E3
アジスロマイシン
500/250mg
＋
トリアゾラム
0.125mg

ウォッシュアウト
1週間以上

C
プラセボ
＋
トリアゾラム
0.125mg

解析人数：12人
トリアゾラムの
Cmax：2.46
AUC：28.9
鎮静：40.8

解析人数：12人
トリアゾラムの
Cmax：2.21
AUC：20.9
鎮静：24.5

解析人数：12人
トリアゾラムの
Cmax：1.32
AUC：5.6
鎮静：13.2

解析人数：12人
トリアゾラムの
Cmax：1.25
AUC：5.5
鎮静：9.5

群間差は？

トリアゾラムの　Cmax：　**有意** クラリスロマイシン500mg vs プラセボ　**有意差あり**
　　　　　　　　　　　有意 エリスロマイシン500mg vs プラセボ　**有意差あり**
　　　　　　　　　　　アジスロマイシン500/250mg vs プラセボ　有意差なし
　　　　　　　　　　　※ **有意**：Cmaxが有意に高かった

　　　　　　　AUC：　**有意** クラリスロマイシン500mg vs プラセボ　**有意差あり**
　　　　　　　　　　　有意 エリスロマイシン500mg vs プラセボ　**有意差あり**
　　　　　　　　　　　アジスロマイシン500/250mg vs プラセボ　有意差なし
　　　　　　　　　　　※ **有意**：AUCが有意に大きかった

　　　　　　　鎮静効果：**有意** クラリスロマイシン500mg vs プラセボ　**有意差あり**
　　　　　　　　　　　有意 エリスロマイシン500mg vs プラセボ　**有意差あり**
　　　　　　　　　　　アジスロマイシン500/250mg vs プラセボ　有意差なし
　　　　　　　　　　　※ **有意**：鎮静効果が有意に大きかった

結論

アジスロマイシンはトリアゾラムの薬物動態、鎮静効果に影響を及ぼさなかったが、
クラリスロマイシンとエリスロマイシンはトリアゾラムのクリアランスを減少させ、
鎮静効果を増強した。

図1 ● それぞれの投与スケジュール（文献1を基に作成）

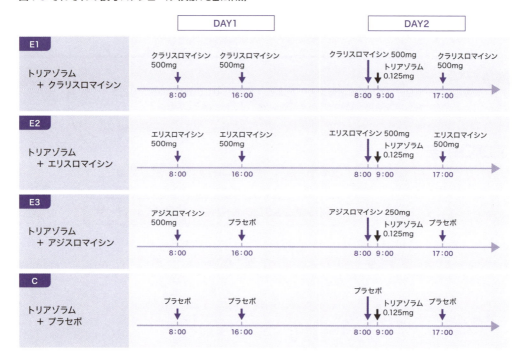

ますが、どれくらい影響するのかが添付文書にもインタビューフォームにも記載されていません。ですが、論文を検索してみると、プラセボを対照として相互作用を検討した研究が報告されているのです[1]。実際にどの程度、血中濃度が上昇するのか、この研究の内容を確認してみましょう。

■ マクロライド系抗菌薬3種類とトリアゾラムの併用を検討

ビジアブを見てください。本試験は21～39歳の12人の健常者を対象に、米国で実施されました。トリアゾラム0.125mgと3種類のマクロライド系抗菌薬を併用してもらい、プラセボを対照として、トリアゾラムの血中濃度の推移を比較しています。参加者全員が、それぞれ1週間以上の間隔を空けて全てのパターンを実施するクロスオーバー試験です。

本試験で試験参加者がトリアゾラムと同時に服用したマクロライド系抗菌薬は、クラリスロマイシンのほか、エリスロマイシン（商品名：エリスロシン）とア

ジスロマイシン（商品名：ジスロマックなど）です。3種ともマクロライド系ですが、クラリスロマイシンとエリスロマイシンはCYP3A4を阻害する一方、アジスロマイシンにはその作用はほとんどないとされています。

具体的な投与スケジュールは図1の通りです。クラリスロマイシン、エリスロマイシンの投与量は日本の通常量より多いですね。トリアゾラムは就寝前ではなく、朝服用としたようです。この試験では薬物動態について比較検証するだけでなく、鎮静効果などの薬力学的効果についても検証されました。

■ Cmaxが2倍、AUCは5倍に

さて、結果です。トリアゾラムをアジスロマイシンと同時服用しても影響はほとんどありませんでしたが、CYP3A4を阻害するエリスロマイシンとクラリスロマイシンは、トリアゾラムのCmaxとAUCを増加させました。おおよそCmaxが2倍、AUCが5倍ですね。論文に記載されている血中濃度の推移を確

認すると、クラリスロマイシン同時服用群の血中濃度は、なんと服用8時間後も、トリアゾラム単独服用群のCmaxとほぼ同じ値となっています。これは眠気の持ち越しの懸念がありますね。

鎮静効果については「100mmVAS（※脚注①）」で評価されており、やはり血中濃度の上昇に伴ってスコアは高くなっています。ビジアブには医師による客観的評価での鎮静スコアを記載しましたが、自己評価のスコアも似たような結果でした。疲労感（Fatigue）の症状も併用時に高いスコアとなっており、血中濃度の上昇に伴い、鎮静効果が増強されるとみてよいでしょう。

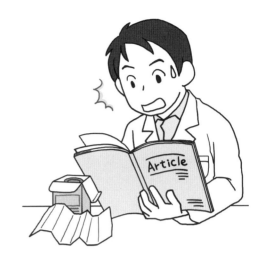

トリアゾラムは超短時間型の睡眠薬として知られています。「作用時間が短いんだから、代謝が阻害されて半減期が延長しても、まあ大丈夫だろう」と軽視しがちですが、エリスロマイシンやクラリスロマイシンと併用した場合にはCmaxも増大するので、投与8時間後でも単独投与のCmaxと同じレベルという意外な結果となりました。

腎機能低下などにより排泄遅延で半減期が延長するのと違って、薬物代謝酵素の阻害による相互作用ではCmaxも増大しますよね。例えば、筋弛緩薬のチザニジン（商品名：テルネリンなど）は、抗うつ薬のフルボキサミン（商品名：ルボックス、デプロメールなど）との併用によりCmaxが約12倍に増大します[2]。すごいですよね。チザニジンは初回通過効果が大きいとインタビューフォームに記載されており、これが阻害されたことにより血中濃度が跳ね上がったと推察されます。

相互作用について考える上では、薬物動態の変化だけでなく、投与された患者さんに薬剤がどのような影響を及ぼすのか（副作用の増強など）が大事だと思うのですが、この研究結果を見ると、安易な併用はちょっと怖いなと感じます。添付文書に詳細なデータが記載されていればいいのですが、必ずしも詳しく記載されているとは限らないのでちょっとした盲点だと思います。併用注意といっても、影響の度合いはピンキリです。あっさりスルーしてはいけないものもあるので要注意ですね。

「いっそのこと、少しでも危ない組み合わせはすべて禁忌扱いにしてほしい」という声もあるかもしれませんが、禁忌扱いにするとその治療選択肢は基本的に消滅します。もし代替となる治療法がない場合には、巡り巡って患者さんが不利益を被る可能性もあるので、悩ましいところです。

最後にトリアゾラムとクラリスロマイシンの併用について、医師から問い合わせを受けた場合の対応について考えてみましょう。

もちろん患者さんの背景によってケースバイケースになると思いますが、「相互作用のない代替薬はありますか？」と医師から意見を求められたら、クラリスロマイシンをトリアゾラムの血中濃度に影響を及ぼさないマクロライド系抗菌薬であるアジスロマイシン（ピロリ菌除菌の適応はないなど、保険適用の違いに注意）に変更するか、逆にトリアゾラムをCYP3A4阻害薬のイトラコナゾール（商品名：イトリゾールなど）との短期併用でAUCが34％増加に

※脚注①　VAS（Visual Analogue Scale）：100mmの線を引き、片端を症状なし、逆サイドを症状MAXとして、症状の度合いに該当するところ（線上）に印をつけて線の長さで評価するツール。痛みの評価などに用いられている。

とどまり、薬物動態に著明な影響がなかったと報告がある超短時間型のゾルピデム（商品名：マイスリーなど）[3]に変更する、などが代替案として挙げられます。あるいは、患者さんの状態を総合的に評価した結果、副作用の注意喚起とトリアゾラム適宜減量の調節指示で、そのまま併用を提案するケースもあるかもしれません。

相互作用についての臨床判断では、病態はもちろんのこと、患者さんの意向や生活習慣、環境など、様々な側面を考慮する必要があります。また、検討を行う上では、「血中濃度が上昇する可能性がある」といった漠然とした情報ではなく、エビデンスに基づいた定量的なデータがあった方がいいですよね。

なので薬剤情報をすみやかに入手して医師に提供できるようになりたいと思うのですが、調剤中は忙しく、本当に1分1秒が惜しい…。というわけで、日々、業務にかかわる薬剤情報を入手して、いざというときのためにきちんと整理しておきましょう！（と、自分に言い聞かせる毎日です）。

おまけ

クラリスロマイシンと相互作用を起こす薬の中で、他に注意が必要な薬といえば、シクロスポリン（商品名：ネオーラルなど）やタクロリムス（商品名：プログラフなど）などの免疫抑制薬が挙げられます。消化管からの吸収率に個人差があり、有効治療域や安全域が狭いため、TDM（薬物血中モニタリング）が推奨されている薬剤です。用量依存的に糸球体輸入細動脈の収縮を誘導することで、腎血流量減少による急性腎不全を引き起こすことがあるので注意が必要ですね。クラリスロマイシンとの相互作用により血中濃度はどの程度変化するのでしょうか。

生体腎移植を受けた53歳の女性の症例報告[4]では、シクロスポリンの血中濃度がクラリスロマイシン併用により変動しました。併用開始2日後では上昇はなかったものの、4〜5日後には2〜3倍に上昇しました（2日後：226ng/mL/mg/kg、4日後：479ng/mL/mg/kg、5日後：601ng/mL/mg/kg　※1回の投与量で補正した血中濃度トラフ値）。

タクロリムスはどうでしょうか。生体腎移植を受けた28歳の女性の症例報告[5]によると、クラリスロマイシン併用4日目でタクロリムスの血中濃度が6.5ng/mLから19.4ng/mLに上昇し、血清クレアチニン濃度が1.14mg/dLから1.41mg/dLに上昇しました。

両薬剤ともに、添付文書上は併用禁忌扱いではないのですが、このように薬物動態が大きく変化する可能性があるので注意が必要です。

参考文献

1) Greenblatt DJ, von Moltke LL, Harmatz JS, et al. Inhibition of triazolam clearance by macrolide antimicrobial agents: in vitro correlates and dynamic consequences. Clin Pharmacol Ther. 1998;64(3):278-85. PMID:9757151

2) Granfors MT, Backman JT, Neuvonen M, Ahonen J, Neuvonen PJ. Fluvoxamine drastically increases concentrations and effects of tizanidine: a potentially hazardous interaction. Clin Pharmacol Ther. 2004;75(4):331-41. PMID:15060511

3) Luurila H, Kivistö KT, Neuvonen PJ. Effect of itraconazole on the pharmacokinetics and pharmacodynamics of zolpidem. Eur J Clin Pharmacol. 1998;54(2):163-6. PMID:9626922

4) 浜之上 恵美、小杉 隆祥、木村 伊都紀、松尾 和廣、黒川 實、相川 厚、水入 苑生、小原 武博、長谷川 昭　C2モニタリングによりシクロスポリンAとフルコナゾールおよびクラリスロマイシンとの薬物相互作用の検討を行った生体腎移植患者の一症例　医療薬学 2003 年29巻6号 p.744-749

5) 太田 あづさ、横山 歩美、高村 志保、辻本 純子、福井 由美子、中谷 宰士、西村 憲二　生体腎移植後にクラリスロマイシンを服用し、タクロリムスの血中濃度上昇をきたした1症例（薬物相互作用，一般演題 ポスター発表，再興，再考，創ろう最高の医療の未来）日本医療薬学会年会講演要旨集 2013年23巻　土-P2-240

エスゾピクロンはゾピクロンと比べてどれくらい苦味が出にくくなった？

ゾピクロン錠とエスゾピクロン錠の苦味比較（第2報）ランダム化二重盲検クロスオーバー試験

日本病院薬剤師会雑誌 2017年 53巻2号 p.192-196

薬剤の中には強い苦味を持つものがあります。例えば、睡眠薬として用いられるゾピクロン錠（商品名：アモバンなど）が有名ですね。以前、錠剤を粉砕したことがあるのですが、微量の粉塵を吸い込んでしまっただけで、強烈な苦味に悶絶しました。粉砕して経口投与するには不向きな薬であることを身をもって知りました。

では、錠剤のまま水でごくりと飲み込んでしまえば大丈夫かというと、何とこの薬は唾液中に分泌されるため、翌朝、口の中に苦味を感じたりすることがあります。そこで登場したのが、エスゾピクロン（商品名：ルネスタ）ですね。エスゾピクロンは、ラセミ体のゾピクロンからS体を光学分割した薬剤で、苦味が軽減したとされています。

どの程度、苦味が少なくなったのかが気になりますよね。エスゾピクロン2mgとゾピクロン7.5mgの苦味について健常者を対象に実施した試験結果が報告されているので[1]、紹介しましょう。

■ 苦味は少なくなったがゼロではない

ビジアブを見てください。本試験はクロスオーバー試験です。試験参加者をランダムに2群に割り付けて、まず、第1群にエスゾピクロン2mg、第2群にはゾピクロン7.5mgを投与しました。持ち越しの影響がないように1週間の休薬期間を設けた後、服用する薬剤を変えて今度は第1群にゾピクロン7.5mg、第2群にはエスゾピクロン2mgを投与しました。服用回数は両剤ともに1回ずつとし、翌朝の苦味の強度（0〜4点）と持続時間を評価しました。

結果ですが、ゾピクロンの苦みの強度2.3に対して、エスゾピクロンの苦みの強度は1.4であり、エスゾピクロンの方が有意に苦味が少ないという結果になりました。苦みの持続時間もゾピクロン5.7時間に対して、エスゾピクロンは2.1時間と、やはり有意に短くなっています。

また、この試験では、起床後の歯磨きによる苦味の変化も検証しています。「苦味が消失もしくは苦味なし」「苦味が低下」「苦味に変化なし」の順に、ゾピ

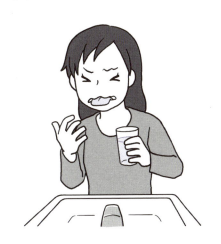

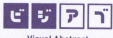

クロン群は5人／4人／6人、エスゾピクロン群は11人／1人／3人であり、エスゾピクロン群の方が、起床後の歯磨きによって苦みが低下・消失しやすいことが示唆されました（**表1**）。

　他の研究報告もチェックしておきましょう。不眠症の患者さんを対象に実施したランダム化比較試験において、味覚異常の発生頻度は、エスゾピクロン3mg群では50.78％、ゾピクロン7.5mg群では60％でした[2]。

　2つの試験結果より、確かにゾピクロンと比べるとエスゾピクロンは苦味が出にくいと考えられますが、苦味がまったくのゼロになったわけではありません。ゾピクロンを服用している患者さんから「苦味が嫌だ」との訴えがあった場合にエスゾピクロンを推奨できるかというと微妙なところです。苦味のない他の睡眠薬と比べたら、エスゾピクロンは苦味を生じやすい薬ですから、苦味を気にする患者さんには不向きな薬だと思います。

　ただし、「ゾピクロンは苦味で飲みづらいけれど、他の成分の睡眠薬に切り替えるのは不安」という患者さんには、光学活性体のエスゾピクロンへの切り替えは抵抗が少ないと思います。ゾピクロンからエスゾピクロンへの切り替えによって眠気の持ち越しがみられるようになることもあるので、その点は要注意ですね。

　「エスゾピクロンに変えても苦味を感じることがあるけど、1カ月分以上処方してもらえるので我慢して服用している」（※**脚注①**）という患者さんもいるでしょう。そういった場合には薬指導の際に、唾液に分泌される苦味のマスキングとして、「起床時の歯磨き」や「朝食の摂取」などの苦味軽減の対処法をアドバイスするとよいと思います。

表1 ● 歯磨きによる苦味の変化（文献1を基に作成）

	エスゾピクロン群	ゾピクロン群
苦味が消失／苦味なし	11例	5例
苦味が低下	1例	4例
苦味に変化なし	3例	6例

参考文献

1) 宇田 篤史，大澤 史宜，山本 和宏，四宮 一昭，平野 剛，平井 みどり　ゾピクロン錠とエスゾピクロン錠の苦味比較（第2報）ランダム化二重盲検クロスオーバー試験．日本病院薬剤師会雑誌 2017年 53巻2号 p.192-196

2) Pinto LR Jr, Bittencourt LR, Treptow EC, Braga LR, Tufik S. Eszopiclone versus zopiclone in the treatment of insomnia. Clinics (Sao Paulo). 2016;71(1):5-9. PMID:26872077

※**脚注①**　　ベンゾジアゼピン受容体作動薬の大部分が処方日数の制限があり、30日分を超えて処方できない薬剤が多いが、エスゾピクロンは処方日数制限がない（2019年7月時点）。

Article 40

スマホのブルーライト遮光で不眠症は改善する？

Blocking nocturnal blue light for insomnia: A randomized controlled trial.

不眠症に対する夜間ブルーライトの遮断：ランダム化比較試験
J Psychiatr Res. 2018;96:196-202.

　私はいわゆる「ガラケー」を長らく愛用していました。二つ折りのガラケーをパカッと開くたびに「えっ！まだガラケーなの！？」という視線を浴びたものですが、ようやくスマートフォン（スマホ）に切り替えました。切り替え前は「携帯電話なんて電話とメールができればいいんだ！」「別にスマホなんて必要ない！」と思っていたのですが、いざ使ってみたら信じられないくらい便利ですよね！

　しかし便利なだけにスマホが手放せなくなり、寝る前にも、ベッドの中で長時間いじるのが習慣になっている人は注意が必要です。スマホ、パソコンなどの液晶画面の光には波長が380～495nm前後の「ブルーライト」が多く含まれています。夜間、ブルーライトを多く浴びるとメラトニンの分泌が抑制され、サーカディアンリズムが崩れてしまい、睡眠障害の原因となる可能性が指摘されています[1]。今回は、就寝前のブルーライトを遮光することで、不眠症が改善するかどうかを検証したクロスオーバー試験[2]の結果を紹介しましょう。

　ビジアブを見てください。試験の組み入れ基準は18～65歳で、不眠症が3カ月以上持続している方です。不眠症以外の精神疾患、閉塞性睡眠時無呼吸、レストレスレッグス症候群などは除外されました。喫煙習慣のある人、1日に400mg以上のカフェインを摂取している人、β遮断薬を服用している人も除外です。

　試験参加者は15人で、平均年齢は47歳でした。本試験はクロスオーバー試験なので、試験参加者は交互に、ブルーライトを遮光する群と遮光しない群になりました。

　ブルーライトの遮光方法は、メガネのような遮光レンズ（以下、BBレンズ）の着用です。ただ、BBレンズを着用するかしないかだと盲検化ができず、プラセボ効果が生じる懸念があります。そこでBBレンズを着用する群と、ブルーライトを遮光しないプラセボレンズを着用する群とで比較しています（※**脚注①**）。すべての試験参加者は4週間のウォッシュアウ

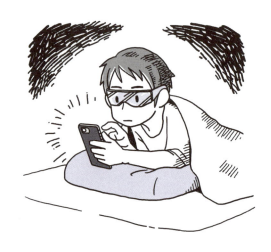

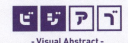

就寝前のブルーライト遮光レンズの使用は不眠症に有効？

(J Psychiatr Res. 2018 Jan;96:196-202)

O 主要評価項目　PIRSスコア（PIRS：ピッツバーグ不眠症評価スケール、0～195点で高い方が重症）

P：患者
E：介入
C：対照
O：アウトカム

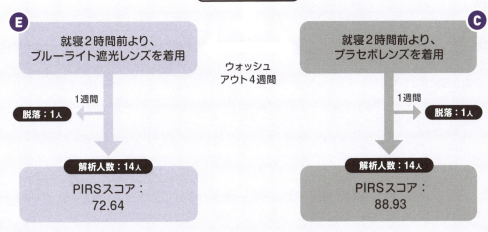

結論

就寝2時間前よりブルーライト遮光レンズを着用することで、不眠症患者の症状が改善した。

ト期間を挟んで、両方のレンズをそれぞれ1週間着用しました。

主要評価項目は「PIRS（ピッツバーグ不眠症評価スケール）スコア」です。不眠症症状とQOLに関する65項目（各0〜3点）からなる、195点満点のスコアで、スコアが高い方が重症となります。なお、1人だけ途中で試験中断となり、最終的な解析対象は14人でした。

■ ブルーライト遮光で 不眠症が有意に改善

さて、結果はどうだったかというと、BBレンズ着用群は、プラセボレンズ着用群に比べてPIRSスコアが有意に低くなりました。その差は約16点です。また、ビジアブには示していませんが、睡眠の質の評価（7段階で高い方が良好）でも、プラセボレンズの3.31に対して、BBレンズは4.00となり、BBレンズ着用の方が有意に高い結果でした（p=0.032）。

副次評価項目として、アクチグラフを用いた客観的な睡眠パラメータも記録されました。アクチグラフとは手首に装着する腕時計のようなデザインの睡眠・覚醒時間を記録する機器で、客観的な睡眠状況が確認できます。

アクチグラフで測定した総睡眠時間は、BBレンズ群は5時間59分、プラセボレンズ群は5時間30分となり、BBレンズ群が有意に増加していました（p=0.035）。また、睡眠潜時（入眠までにかかる時間）は、BBレンズ群11分、プラセボレンズ群16分で、こちらは有意差はないものの（p=0.221）、若干短縮される傾向でした。

小規模の試験なのでさらなる検証が必要かと思いますが、ブルーライトを遮光するレンズの使用により、不眠症が改善される可能性が示唆されました。ブルーライトを遮光するメガネを入手するためには

コストがかかりますが、就寝前にスマホ、パソコンなどの使用を控えるだけなら、コストをかけずにブルーライトを防ぐことができそうですね。

来局患者さんから、「最近眠れなくて」と相談を受けたら、この試験結果を紹介して、夜間はスマホなどの使用時間を短くするようアドバイスしてみるのも一手でしょう。本試験では就寝2時間前よりブルーライト遮光レンズを着用していたことから、就寝の2時間前からスマホなどの使用を控えると良いのではないでしょうか。

ただし、一言で不眠と言っても様々な原因があり、心身の何らかの異常のサインとして睡眠に問題が生じていることも考えられます。この試験の参加条件では、不眠症の原因となるレストレスレッグス症候群や、うつ病などの精神疾患は除外されていますが、もしかしたら、目の前の患者さんにはそのような疾患が隠れているかもしれません。また、「仕事がうまくいかずに悩んでいる」といった外的要因が睡眠に影響している可能性もありますよね。そのような場合には、ブルーライトを遮光するだけでは、あまり効果が期待できない気がします。

昼夜が逆転している方、睡眠リズムが崩れている方に勧めてみる価値はあると思いますが、不眠の背景は人それぞれだと思うので、ブルーライトだけにこだわり過ぎずに患者さんの話をよく聞いてみることが第一歩かと思います。

日本睡眠学会のガイドラインでは、定期的な運動、就寝4時間前からのカフェインの制限、就寝前の喫煙の制限（ニコチンは精神刺激作用あり）、就寝前の飲酒制限（アルコールは一時的に寝つきがよくなるものの、徐々に効果が弱まり、夜間覚醒が増える）などが睡眠衛生のための指導として勧められています[3]。ブルーライト対策は、様々な生活指導の中の一つとして考えると良いのではないでしょうか。

※脚注① 　BBレンズは「amber lenses（琥珀色のレンズ）」、プラセボレンズは「clear placebo lenses」と論文に記載されている。レンズの色で盲検化が見破られることはなかったのか気になるところではある。

精神疾患　Chapter: 9

私自身はというと、寝る前にアイスコーヒーを飲み、ノートパソコンの液晶画面をガン見して作業していても、ふと気づくと寝落ちしていることが多いです。父は些細な物音でもすぐに起きてしまうほどの不眠症で、睡眠薬を服用しているのですが、私はそこそこ大きな地震があっても目が覚めないことが多いです。どうやら睡眠に関連する体質は遺伝しなかったようです。

そんな私だって、時には眠れない日もありますし、夜間に目が覚めてしまうこともあります。でも、あまり細かいことは気にせずに、「眠くなったら寝る」をモットーに過ごしており、今のところ日中の眠気などの支障はありません。

最近では睡眠の質を管理するアプリもあるようです。健康志向の高い人たちにとっては「私の睡眠の質はどうなんだろう！？」と気になることでしょう。ただし、自分自身の睡眠の質にこだわりすぎると、神経質になってしまってしまうこともありますよね。睡眠に対する過剰な関心は、睡眠に対する欲求不満につながり、十分に睡眠がとれているにもかかわらず、不眠を訴えるようになることも考えられます。

睡眠に関しては様々な意見があることと思いますが、「眠れない日が続く」とか、「日中眠くてしょうがない」とか、生活に支障を来すような問題を抱えたときに、自分の睡眠と向き合い、医療の手助けを借りれば良いのではないかと思う今日この頃です。

> **おまけ**
>
> 薬剤師としては不眠症の原因となる薬剤についても把握しておきたいところですよね。米国のガイドラインによると、β遮断薬、SSRI、SNRI、MAO阻害薬、カフェイン、メチルフェニデート（商品名：コンサータ、リタリン）、エフェドリン（商品名：フスコデやメチエフに含有）、プソイドエフェドリン（商品名：ディレグラ）、テオフィリン（商品名：テオドール、テオロング、ユニフィルなど）、アルコールなどが挙げられています[4]。
>
> SSRIなどの抗うつ薬は不眠の原因となることもあるんですね。β遮断薬については「はて、どこかで見たような…」と右手で指鉄砲の形をつくって顎に沿って記憶を辿ってしまいますね。そうです。本項で取り上げたブルーライトの試験で除外基準に設定されていました。β遮断薬が試験結果に影響する可能性があるということですね。エフェドリンが不眠の原因になるということは麻黄を含む漢方薬にも注意が必要です。エフェドリン製剤については市販薬にも配合されているので要注意だと思います。

参考文献

1) 綾木 雅彦, 森田 健, 坪田 一男. 住宅照明中のブルーライトが体内時計と睡眠覚醒に与える影響 -すこやかな概日リズムを保つための住宅環境照明の提案 - 住総研研究論文集 2016 年 42 巻 p. 85-95

2) Shechter A, Kim EW, St-Onge MP, Westwood AJ. Blocking nocturnal blue light for insomnia: A randomized controlled trial. J Psychiatr Res. 2018;96:196-202. PMID:29101797

3) 厚生労働科学研究・障害者対策総合研究事業「睡眠薬の適正使用及び減量・中止のための診療療ガイドラインに関する研究班」および日本睡眠学会・睡眠薬使用ガイドライン作成ワーキンググループ 編. 睡眠薬の適正な使用と休薬のための診療ガイドライン
http://www.jssr.jp/data/guideline.html

4) Schutte-Rodin S, Broch L, Buysse D, Dorsey C, Sateia M. Clinical guideline for the evaluation and management of chronic insomnia in adults. J Clin Sleep Med. 2008;4(5):487-504. PMID:18853708

Column エビデンスって何？
〜意見と事実の違い〜

統計用語解説シリーズでエビデンスの評価にかかわる統計の解説をしてきましたが、結局のところエビデンスって何でしょう？エビデンスとは科学的根拠のことで、「エビデンスに基づく医療」をEBM（Evidence-Based Medicine）と呼びます。EBMには5つのステップがあります。

1：臨床疑問の定式化
2：関連情報の収集
3：得られた情報の批判的吟味
4：情報の患者さんへの適用
5：1〜4の流れの再評価

ステップ1は「疑問の定式化」です。臨床の疑問をPECOで定式化するわけですね（→**79ページ参照**）。EBMの最初のステップがPECOなのです。

ステップ2については本書では詳しく取り上げませんが、「PubMed（パブメド）」などのデータベースが活用されることが多いです。PubMedは米・国立医学図書館が作成・提供している、無料で医学論文が検索できるデータベースです。インターネットがつながればどこでも利用できます。もちろんスマホでもOKです。

あるいはGoogleやYahooで検索するだけでも医学論文は収集できます。英語で「疾患名＋薬剤の一般名＋pubmed」と検索すれば該当する論文がヒットします。ちょっとくらい英語のスペルを間違えても、正しいスペルで検索し直してくれるので便利です。Googleは論文の報告年と被引用数が表示されるので、「新しい論文なのかどうか」「たくさん引用されている論文なのかどうか」がわかります。

検索のコツは様々です。例えば、ランダム化比較試験を探したいなら、「randomized」、プラセボ対照の試験を探したいなら、「placebo」、相互作用について調べたいなら「interaction」、小児に使用したエビデンスを調べたいなら「pediatric（小児科）」といった具合に検索ワードを組み合わせることで目的の文献が見つかるでしょう。以前、小児への適応外使用の事例があり、小児用量が分からなかったので、「薬剤名＋pediatrics＋mg/kg」で検索したら小児用量が記載された文献が一発で見つかりました。「ドヤ顔」をしてエッヘンと胸を張ったものの、調剤室に私一人だったので誰も褒めてくれませんでしたが…。

ちなみにPubMedのトップページ（https://www.ncbi.nlm.nih.gov/pubmed/）の検索欄に、本書の参考文献欄でも記しているPubMedの論文ID（PMID、例：PMID:24836780）を打ち込めば、一発でその論文の抄録ページにたどり着けます。PMIDは論文ごとに割り振られた固有の番号なので、勉強した論文の整理にも役立ちます。私はEvernote（エバーノート）というノートアプリで論文情報を管理していますが、「はて、この論文はどこかで読んだことのあるような気がする…」と思ったら、その論文を読む前にEvernoteの検索機能を利用して、PMIDで検索することで既読済みの論文かどうかチェックすることもできるので有用です。

国内の論文を検索するなら、J-STAGEですね（https://www.jstage.jst.go.jp/browse/-char/ja）。国立研究開発法人科学技術振興機構が運営する電子ジャーナルの無料公開システムで、日本の文献を探すのに有用だと思います。

ステップ3は収集した情報の「批判的吟味」です。本書で取り上げた論文50本についての研究内容の解説と考察は、このステップ3に該当すると思います。個人的には「批判的吟味」という表現は苦手です。患者さんの役に立つ研究データを提供していただいているのに「批判」で…、と思ってしまいます。別に研究内容を批判しようってわけではないのです。

ヘンな対立構造が生まれるのはカンベンしてほしい
ところです。

　私はどんな研究論文であれ、「ありがたや…、あり
がたや…」と両手を合わせ、一礼してから読んでいま
す。実際に論文を前にして両手を合わせていたら職
場のスタッフに怪訝な顔で見られてしまうので心の
中で感謝しています。もちろん論文の結論を見て「そ
うなんだ！」と納得だけしていればいいわけではあり
ません。内容を丁寧に吟味して、目の前の患者さん
にとってどんな意味を持つ研究データなのかをしっ
かり判断する必要があると思います。これがステッ
プ3ですね。

　ステップ4は得られた情報を患者さんにどのよう
に適用するかです。薬剤師の場合は、医師への情報
提供を通じて、間接的に患者さんのアウトカムにつ
なげることも多いかもしれませんね。医師に情報提
供する場合には、定量的データとともに、「こういう
患者さんにはオススメですが、こういった患者さんに
はあまりオススメできません」といった具合に、患者
さんの背景に応じてケースバイケースの提案ができ
るとスムーズかもしれません（そう簡単に割り切れ
ないことが多いですが）。

　ステップ5は一連の流れの評価ですね。患者さん
の経過を見て、アウトカムが改善されたかどうかを
評価するわけです。どんなにエビデンスを吟味して
患者さんに適用しても、必ずしも治療がうまくいくと
は限りませんからね。再評価が大事なわけです。

　さて、これがEBMの流れなのですが、患者さんの
気持ちはどこへいったんだ！？と言うお叱りの声もあ
るかと思います。確かに、ステップ1～5を見るとエ
ビデンスだけで臨床判断をするかのように捉えられ
がちです。しかし、説明を割愛していますが、ステッ
プ4の中では様々な要素が検討されます。

　エビデンスだけでなく、患者さんの価値観や生活
環境、医療従事者の経験などを総合的に考え合わ
せて患者さんへの対応を決めていくのがEBMだと
言われています。つまり、絶対的な1つの答えがある
わけではないということですね。状況の違いにより、
選択肢は様々です。悩ましい判断をする上で役立っ
てくれるのが、エビデンスが示唆する定量的なデー
タだと思います。

ファクトを探せ！

　ちょっと話が変わりますが、情報の整理について
述べます。大学ノートに手書きでまとめるとか、パ
ワーポイントでまとめるとかそういう話ではありませ
ん。頭の中での情報の整理についてです。テレビを
つければ様々な健康情報が流れています。その真偽
を一つひとつ検証するのはとても大変で疲れてしま
いますよね。そこで、情報を2つに分類することを意
識すると良い、という考え方があります[1]。

　その2つとは「意見」と「事実（ファクト）」です。
健康に関する情報は大きくこの2つに分類されます。
「事実」とは「客観的に確認できること」で、誰が見て
も、誰にとっても同じです。「事実」についての記述内
容は、出典論文を確認するなどして、その事実が正
しいかどうか客観的に確認することができます。も
う一方の「意見」は、「個人の判断や個人の考え」で
す。主観的な判断となるので、それが正しいことなの
かどうか客観的に判断することが困難な場合が多い
です。

　本書で取り上げた「緑茶うがい」を例として取り上
げてみましょう（→**10ページ参照**）。まず、ビジアブ
に記載した内容、これは客観的な事実、研究結果で
すから「事実」です。では、ここからいくつか例を挙
げていきます。「事実」でしょうか、「意見」でしょうか。

　「緑茶うがいでインフルエンザの発生数に有意差
がなかったので、緑茶は使わずに、水でうがいをす
るべきだ！」。

　これは「意見」です。有意差がなかったのは「事実」
ですが、緑茶うがいをするべきかどうかは個人の考
えですね。「インフルエンザには絶対になりたくない！
有意差がなくても減少傾向だったのであれば緑茶で
うがいしたい！」と言う「意見」もあるでしょう。他人
に勧めるほどの強い根拠とは言えないので（この研
究では、緑茶うがいが有効という仮説は否定されて
いる）、一般集団に対して大々的に緑茶うがいを勧め
るのはどうかなと疑問に思いますが・・・（←これは私
の意見です）。

　「水うがい群は、緑茶うがいは禁じられたけど、緑

茶を飲むことは禁じられていなかったから、水うがい群においても緑茶の効果が出ていた。有意差がなかったのはそのためだ！」

これも「意見」です。水うがい群が緑茶を飲むことを禁じられていなかったことによるバイアスの可能性があることについては「事実」と言えると思いますが、それが有意差がつかなかった原因だと断定できるかどうかは意見が分かれると思います。「水うがい群においても緑茶の効果が出ていた」というのは、意見というか推測ですよね。あくまで可能性であって断定はできないと思います。

キリがないのでこの辺りにしておきますが、研究結果をどのように解釈するかは個人の価値観などが反映されるので「意見」になります。つまり、本書の論文解説は、ビジアブや研究内容についての記述は「事実」ですが、どんなバイアスが考えられて、それが結果にどのように影響するだろうかと述べている部分は私の意見です。患者さんへの対応はどうしたらいいかと悩ましい問題について述べている部分も私の意見です。私なりにじっくりと考えて論じましたが、これが正解だとは言い切れませんし、様々な解釈があると思います。実際に、まったく同じエビデンスに基づいているのに、まったく違う2つの意見が出てくることもあります。そうなると、論文情報という「事実」を見ないと、「どちらの意見を信じればいいんだ！」と混乱しますよね。「事実」はそこにあるわけですから、やはり事実をチェックして自分で考えるのが大事だと思います。それが私が臨床論文を読んで勉強するようになったきっかけの一つでもあります。意見が割れている場合、誰の意見を信じればいいのか分からなくなりますよね。そのような場合には、原著論文を自分で読んで判断することが重要だと思うのです。

EBMのステップ3（吟味）で大事なのは、まず論文の中から「事実」を抽出することだと思います。客観的事実を正確に読み取って、その後、医療統計の教科書を開きながら、自分で結果を考察していくわけです。

もちろん、他の人の「意見」は重要視しなくていいというわけではありません。様々な意見を参考にすることも、とても勉強になります。私は特に分野を限らず、様々な分野の論文を読んで、勉強しているのですが、興味深い論文に出会ったとき「この分野の専門家はこの論文をどのように解釈したのだろう…?」と気になります。なので、一次情報だけでなく、一次情報に基づく専門家の意見も常日頃からチェックするようにしています。「意見」から学ぶこともとても多いものです。ある専門家の「意見」とはまったく違う、別の専門家の「意見」があるかもしれないことは念頭におきますが、他の人の考え方を学ぶことはとても大事だと思います。

というわけで、「事実」と「意見」とを区別して情報収集すると有用なのではないかと思います。臨床論文を紹介する医療系のサイトやブログは多くあります。そのような二次情報はいわば「食レポ」のようなものです。「こんな味だったよ！」と分かりやすく紹介してあるので、とても有用です。

ただし「食レポ」ですから、「まあまあおいしかった」と言う人もいれば「微妙な味だった」と言う人もいるでしょう。その味について判断するには、やはり自分で論文を読んでみて、実際に味わってみるのが大事なのかなと思います。実際に味わった後に、「食レポ」を読むこともあります。自分がおいしいと思っても、ほかの人たちが様々な問題点を指摘している場合は、自分がうっかりバイアスを見落としていたのかもしれません。その場合は、指摘されている部分（事実）に着目し、再度、自分で考えてみると良いでしょう。自分自身の理解を深めるためにも、「事実」と「意見」を偏りなく学びたいものです。

参考文献

1) 青島周一. 医療情報を読み解くための国語ゼミ　第2回：事実と意見. 議論の前提と主題. 地域医療ジャーナル 2018年4巻8号

Chapter 10

認知症/高齢医療

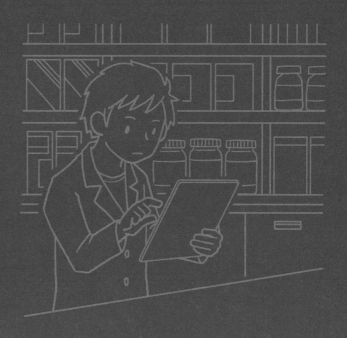

Article 41

抑肝散は、認知症のBPSDに有効？

Randomized double-blind placebo-controlled multicenter trial of Yokukansan for neuropsychiatric symptoms in Alzheimer's disease.

アルツハイマー病の精神神経症状に対する抑肝散のランダム化二重盲検プラセボ対照多施設試験
Geriatr Gerontol Int. 2017;17(2):211-218.

　認知症の主な症状としては「物忘れ」がよく知られていますが、記憶力や判断力の低下のような中核症状だけでなく、興奮・幻覚・妄想などのBPSD（行動心理症状）が問題となることがあります。

　厚生労働省の「かかりつけ医のためのBPSDに対応する向精神薬使用ガイドライン（第2版）」[1]によると、かかりつけ医500人の調査で、認知症患者さんの家族が最も困る症状は「物忘れ」と「興奮性のBPSD」でした。BPSDへの対応に困っている事例が多いことがうかがえますね。興奮して暴力を振るわれたりする事例もあるため、介護者の負担を軽減するためにも、BPSDへの対応策は必要です。

　幻覚や興奮が強いBPSDの薬物療法として、ガイドラインで紹介されているのは、抗認知症薬（コリンエステラーゼ阻害薬、メマンチン）、抗精神病薬、抑肝散、気分安定薬（バルプロ酸、カルバマゼピン）です[1]。抗認知症薬については、BPSDの増悪を来す場合もあり、注意が必要とされています。

　抗精神病薬については、プラセボ対照ランダム化比較試験のメタアナリシス[2]の結果から、BPSDを改善することは明らかです。ただし錐体外路症状や傾眠、歩行異常、脳血管障害などの有害事象の増加が認められるため、使用に当たっては、慎重な判断が求められます。

　これらの薬剤に比べると抑肝散は重大な副作用が少ないことから、認知症の患者さんにしばしば用いられています。漢方薬が苦手な患者さんには飲んでもらいにくいという課題はあるものの、一般的に忍容性は高く、比較的使いやすい薬という印象です。

　では、抑肝散の、BPSDに対する有効性はどの程度なのでしょうか。2016年に発表されたBPSDに対する抑肝散の有効性を検討したシステマティックレビューでは、5本のランダム化比較試験のメタアナリシスが実施されています[3]。解析結果は、抑肝散はBPSDに有効であり、妄想や興奮、幻覚などの症状を改善する、というものでしたが、アルツハイマー型認知症のBPSDが対象の研究だけに限定して解析すると、有意差がありませんでした。また、解析対象の5本の試験のうち4本は盲検化されておらず、バイアスの可能性も考えられます。

　そこで今回紹介するのは、上記のレビューで解析対象となった研究のうちで唯一のプラセボ対照ランダム化比較試験です[4]。早速、内容を見ていきましょう。

認知症 / 高齢医療　Chapter: 10

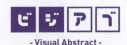

アルツハイマー型認知症のBPSDに抑肝散は有効?

(Geriatr Gerontol Int. 2017 Feb;17(2):211-218.)

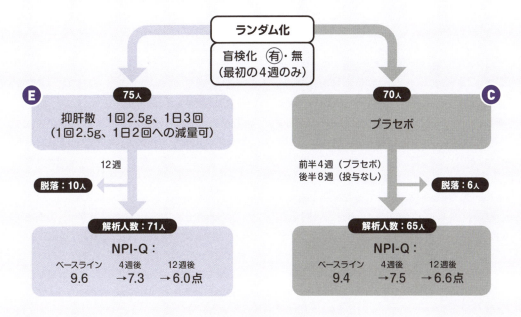

結論

アルツハイマー型認知症のBPSDに対する抑肝散の有効性について、プラセボとの比較で、有意差は認められなかった。

■ プラセボとの比較で
有効性に有意差なし

　日本で実施された研究で、試験に参加したのはBPSDがあるアルツハイマー型認知症患者さんです。軽症〜中等症が対象で、重度の認知症は除外されています。がん、うつ病／双極性障害の方は除外されました。また、過去に抑肝散の服用歴がある患者さんも除外されています。

　145人の試験参加者が、抑肝散群（75人）とプラセボ群（70人）の2群に、ランダムに割り付けられました。抑肝散の用量は日本の添付文書通り「1回2.5g、1日3回」です。副作用の発現など、患者さんの状態に応じて、1日2回への減量は許可されました。主要評価項目は試験開始から4週後の「NPI-Q」スコアの変化です。

　NPI-QとはBPSDの重症度や介護者の負担度を評価する検査のことです。BPSDの重症度の評価項目は、「妄想（delusion）」「幻覚（hallucination）」「興奮（agitation/aggression）」「抑うつ（dysphoria）」「不安（anxiety）」「多幸感（euphoria）」「無関心（apathy）」「脱抑制（disinhibition）」「易刺激性（irritability/lability）」「異常行動（aberrant motor activity）」「夜間行動（night-time disturbance）」「食行動の異常（eating disturbance）」の12項目（各項目0〜3点）で、介護者が36点満点で評価します。高い方が重症となります。

　さて、結果です。抑肝散群のNPI-Qスコアはベースライン時の9.6が4週間後に7.3に改善、プラセボ群では同9.4が同7.5に改善しました。残念ながら、プラセボ群と比べて、抑肝散群の有意な改善は認められませんでした。

　ビジアブには示していませんが、副次評価項目としてMMSE（ミニメンタルステート検査）についても評価されています。MMSEは認知症のスクリーニングに用いられる検査で、見当識、記憶力、計算力などを質問形式で回答してもらって0〜30点満点（低い方が重症）で認知機能障害について評価します。本試験でのMMSEのスコアはプラセボ群、抑肝散群ともに、ベースライン時と比べてほとんど変化がなく、両群に有意差はありませんでした。つまり、認知機能の改善効果も認められなかったということです。

　NPI-Qの症状別のスコアで、「興奮」の変化はどうだったのでしょうか。MMSEが20点未満の患者さんだけを抜粋したサブグループ解析においては、興奮症状が有意に改善していました（3点満点で約0.5点の差）。また、もともと興奮が強かった患者さんだけを抜粋した解析においても、興奮が有意に改善していました（3点満点で約0.3点の差）。

　しかし試験参加者全体では、興奮のスコアの変化は、抑肝散群で約1.7→約1.1、プラセボ群では約1.7→約1.2であり、その差は約0.1点であり、有意差はありませんでした。興奮以外の症状のスコアについても、有意差がついた項目はありません。

　これらのサブグループ解析は、事前に立てた仮説に基づくものではないと考えられ、従って、偶然に差がついただけの可能性もあります。興奮が強い症例において、抑肝散が症状を軽減する可能性はあるものの、それについては改めて検証が必要だと思います。

　本試験では、プラセボ群でも、4週間後のBPSDの各症状が軽減傾向でした。試験終了後に試験実施施設に対して調査をしたところ、患者さんのケアを積極的に実施した施設において、プラセボ群の症状軽減が顕著だったそうです。非薬物療法がうまくいったことが、抑肝散の効果を検出しにくくした可能性もありますね。「それなら非薬物療法だけでも十分では？」という見方もできますが、この辺りは解釈が分かれるところでしょう。

　個人的に気になったのは、より短期の使用における有効性です。本試験では4週後の症状の変化を評価した結果、抑肝散の、プラセボに対する優位性は示せませんでした。しかしBPSDは、症状の度合いが変動しやすい場合もあります。興奮が強い時期

に、一時的に抑肝散を使用した場合に、有効なのかどうかが気になるところです。

実際に、BPSDがある認知症患者さんを介護している家族や介護スタッフから「抑肝散で症状が改善した」という声を耳にすることがあるので（プラセボ効果や非薬物的ケアによる改善の可能性も否定できませんが）、どんなケースで効果が期待できるのか、さらなる検証の余地はあるように思います。

なお、安全性の検討については、4週間の試験の後、盲検化を解除して、プラセボ群も抑肝散服用に切り替えて、試験が続行されましたが（合計12週間）、特に大きな問題はありませんでした。ただ、低カリウム血症が3例発生しているので、抑肝散に含まれる甘草による偽アルドステロン症の徴候には注意が必要かと思います（→218ページ参照）。

さて、BPSDに対する薬物療法については、それぞれの薬剤の特徴を把握した上で、患者さんの苦痛や介護者の負担など、様々な状況を考慮してケースバイケースで使用するのが現実的な対応となると思います。

BPSDが出現した場合、最優先されるのは非薬物的介入です。まずは誘因や環境要因などの特徴を探り、その改善を行うことを優先するようガイドラインに記載されています[1]。症状が出現したらとりあえず薬を処方して終わりではなく、BPSDが問題となっている患者さんの背景（感染症、脱水、体の痛み、視覚・聴覚障害などの身体的要因や、別の精神疾患の可能性、服薬中の薬物との関連）を確認し、誘因を探ることが大事だということですね。

薬が効いているように見えても、もしかしたらBPSDの誘因が解消され、薬物療法がすでに必要ない状態になっている可能性もあるので、漫然と長期投与するのではなく、継続的なアセスメントが必要となるのではないかと思います。

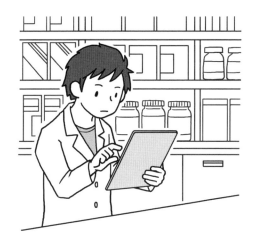

参考文献

1) 平成27年度厚生労働科学研究費補助金厚生労働科学特別研究事業.認知症に対するかかりつけ医の向精神薬使用の適正化に関する調査研究班作成「かかりつけ医のためのBPSDに対応する向精神薬使用ガイドライン（第2版）」
https://www.mhlw.go.jp/stf/seisakunitsuite/bunya/0000135953.html

2) Ma H, Huang Y, Cong Z, et al. The efficacy and safety of atypical antipsychotics for the treatment of dementia: a meta-analysis of randomized placebo-controlled trials. J Alzheimers Dis. 2014;42(3):915-37. PMID:25024323

3) Matsunaga S, Kishi T, Iwata N. Yokukansan in the Treatment of Behavioral and Psychological Symptoms of Dementia: An Updated Meta-Analysis of Randomized Controlled Trials. J Alzheimers Dis. 2016;54(2):635-43. PMID:27497482

4) Furukawa K, Tomita N, Uematsu D, et al. Randomized double-blind placebo-controlled multicenter trial of Yokukansan for neuropsychiatric symptoms in Alzheimer's disease. Geriatr Gerontol Int. 2017;17(2):211-218. PMID:26711658

Article **42**

抑肝散服用時の
低カリウム血症のリスク因子は？

Liquorice-induced hypokalaemia in patients treated with Yokukansan preparations: identification of the risk factors in a retrospective cohort study.

抑肝散製剤による治療を受けた患者における甘草誘発性低カリウム血症：後ろ向きコホート研究におけるリスク因子の同定
BMJ Open. 2017;7(6):e014218.

　テレビをつけるたびに画面に登場している人気タレントさんっていますよね。誰とでも上手にからみ、器用に共演者を引き立てることができるのでいろんな番組からひっぱりだこなのでしょう。そんなタレントさんに「甘草」とニックネームをつけたら怒られるでしょうか？

　漢方薬には複数の生薬が配合されています。その組み合わせによって様々な薬効を発揮するのですが、配合されている生薬の中で最も出番が多いのが甘草です。いつもテレビに登場している人気タレントのごとく、漢方薬の添付文書を開けばそこには甘草の名が！　甘草はなんと約7割もの漢方薬に配合されています。

　そんな甘草ですが、主成分であるグリチルリチンにより「偽アルドステロン症」を来すことがあります。グリチルリチンは腸内細菌によりグリチルレチン酸に代謝されるのですが、これがコルチゾールから不活性型のコルチゾンへ変換されるのを阻害することで、コルチゾールの作用が増強し、ミネラルコルチコイド作用による血圧上昇、低カリウム血症、浮腫などの副作用を引き起こすことがあります。

　この副作用は甘草の用量依存的に増加すること

が、甘草の使用量と偽アルドステロン症の頻度に関する調査[1]で示されています（**表1**）。ですから漢方薬を2種以上併用する場合には、甘草の重複と合計の用量に注意する必要があります。甘草の含有量は漢方薬によって異なります。1～2gしか含有されていない製剤もあれば、6g以上と含有量が多い製剤もあります。2gを超える製剤を一部抜粋して示しました（**表2**）。

　甘草含有量が多い漢方薬として有名なのが「芍薬甘草湯」ですね。添付文書通りの用量で投与すると1日当たり6gとなるため、こむら返りへの使用では頓服で用いられることが多いです。「1日○gまでな

表1 ● 甘草の使用量（1日当たり）と偽アルドステロン症関連症状の頻度（文献1を基に作成）

甘草使用量	偽アルドステロン症関連症状 （浮腫、低K血症、血圧上昇）の頻度
1g	0.5～1.7%
2g	1.7%
4g	3.3%
6g	10.3～11.8%

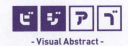

抑肝散／抑肝散加陳皮半夏による低カリウム血症のリスク因子

(BMJ Open. 2017 Jun 15;7(6):e014218.)

研究対象：389人
- 認知症（BPSD）や精神疾患で抑肝散／抑肝散加陳皮半夏を服用
- 入院205人／外来184人
- 服用前のカリウム値：3.6mEq/L未満
- 服薬コンプライアンス不良

低カリウム血症の発生の有無に基づき2群に分類

| ケース症例 | 94人 低カリウム血症あり | 295人 低カリウム血症なし | コントロール症例 |

各種データを比較

	低カリウム血症あり	低カリウム血症なし
年齢	69.5歳	68.2歳
体重	51.2kg	54.6kg
抑肝散／抑肝散加陳皮半夏	86人／8人	237人／58人
投与量フルドーズ	66人（70.2％）	163人（53.3％）
ループ利尿薬併用	10人（10.6％）	15人（5.1％）
サイアザイド系利尿薬併用	4人（4.3％）	7人（2.4％）
ステロイド併用	18人（19.1％）	25人（8.5％）
グリチルリチン製剤併用	7人（7.4％）	18人（6.1％）
低アルブミン血症	47人（50％）	86人（29.2％）

リスク因子について多変量解析

群間差は？

低カリウム血症のリスク因子のハザード比：
- [有意] 抑肝散（vs 抑肝散加陳皮半夏） ハザード比3.09（95％信頼区間 1.41 to 6.80） **有意差あり**
- [有意] 低カリウム血症誘発薬剤の併用 ハザード比2.74（95％信頼区間 1.75 to 4.29） **有意差あり**
- [有意] 低アルブミン血症 ハザード比2.15（95％信頼区間 1.36 to 3.38） **有意差あり**
- [有意] 投与量フルドーズ ハザード比1.60（95％信頼区間 1.01 to 2.55） **有意差あり**

※ [有意]：リスクが有意に高かった

結論

「抑肝散の使用」「低カリウム血症誘発薬剤の併用」「低アルブミン血症あり」「最大用量での投与」が低カリウム血症のリスク因子であった。これらのリスク因子を有する患者に抑肝散製剤を使用する際には、定期的なモニタリングが必要である。

表2 ● 漢方薬の甘草含有量 (添付文書を基に作成)

甘草配合量/日	漢方薬
8g	甘草湯
6g	芍薬甘草湯※
5g	甘麦大棗湯
3g	桔梗湯、小青竜湯、人参湯、桂枝人参湯、五淋散、黄連湯、排膿散及湯　など
2.5g	半夏瀉心湯※

※ メーカーによって含有量が異なる製品あり。

ら大丈夫」という明確なエビデンスはありませんが、1978年（昭和53年）の厚生省薬務局長通知「薬発第158号」において、「製造承認を与える一般用医薬品のグリチルリチン製剤の最大配合量は甘草5g（グリチルリチン酸として200mg）とする。」とされています（※**脚注①**）。芍薬甘草湯は「5g/日」を超えていますが、「漢方生薬製剤で、甘草湯、芍薬甘草湯等のように使用期間のごく短いものについてはこの限りでない」と例外扱いになっています。

このように甘草による偽アルドステロン症のリスクは、甘草の摂取量に応じて高まりますが、甘草の用量が少なければ大丈夫とも言い切れません。併用薬にも注意が必要です。例えばカリウムの排泄を促進する利尿薬や、グリチルリチン製剤（商品名：グリチロン配合錠など）を併用した場合にはリスクが増加する可能性があると考えられます。グリチロン配合錠は1錠当たりグリチルリチン酸25mgを含むので、これを1日6錠服用すると150mgとなります。甘草3.75g相当ですから油断できませんね。

そこで今回は、甘草の含有量が比較的少ない漢方薬「抑肝散製剤」を処方された患者さんに着目して、偽アルドステロン症の症状である低カリウム血症のリスク因子を検討した研究を紹介します[2]。

■ 抑肝散製剤でも 24%に低カリウム血症

ビジアブを見てください。研究対象となったのは、筑波大学病院（入院・外来）で認知症や他の精神疾患で抑肝散製剤（抑肝散と抑肝散加陳皮半夏、甘草配合量はともに1.5g/日）を処方された患者さんです。服用開始前からカリウム値が低かった患者さん（3.6mEq/L未満）は調査対象外としました。

389人（入院患者205人、外来患者184人）の調査対象者を、抑肝散服用後に低カリウム血症（3.6mEq/L未満）を発症した群と、発症しなかった群の2群に分けて、両群の「年齢」「体重」「投与量」「低カリウム血症を誘発する薬剤との併用」「各種検査データ」を比較しました。

結果ですが、対象者389人のうち、94人（24.2%）が低カリウム血症（3.6mEq/L未満）を発症していました。低カリウム血症を発症した群の、抑肝散製剤服用開始前後のカリウム値の変動は、「平均4.0mEq/L→3.2mEq/L」で、発症までの期間の中央値は34日でした。

低カリウム血症を発症した群と、発症していない群のデータを比較したところ、「抑肝酸製剤の種類の違い」「低カリウム血症を誘発する薬剤との併用」「低アルブミン血症（3.8g/dL未満）」「最大用量（フルドーズ）での投与」の4つに有意差があり、これらをリスク因子と同定しました。具体的には、抑肝散の使用（vs 抑肝散加陳皮半夏の使用）のハザード比は3.09、低カリウム血症を誘発する薬剤併用（vs 不使用）は同2.74、低アルブミン血症あり（vs なし）は同2.15、最大用量での投与（vs 最大用量未満）はハザード比1.60となっています。

まず、「抑肝散の方が、抑肝散加陳皮半夏よりもリスクが高い」という結果についてですが、「甘草の含有量は同じなのに、なんで…?」という気もします。

※脚注①　第十七改正日本薬局方の告示に伴い、この薬務局長通知は廃止となっているが、ひとつの目安として参考になると思われる。

論文の著者はその理由について、配合されている生薬の種類の違いにより、漢方エキスの製剤工程におけるグリチルリチンの抽出率が異なる可能性を指摘しています。

「低カリウム血症誘発薬」には、具体的にはループ利尿薬、サイアザイド系利尿薬、ステロイド、グリチルリチン製剤が含まれます。特に患者さんが高齢になると併用薬剤も増えてくる傾向にあるので、漢方薬と利尿薬の併用などを見逃さないよう注意が必要ですね。

フルドーズでの投与がリスク因子になるというのは、1日7.5g（減量なし）の投与は、減量投与と比べてリスクが高かったということです。甘草の投与量に応じてリスクが高くなるのは前述の通りですね（**表1**）。

この研究は後ろ向きの調査なので、リスク因子について何らかの交絡があるかもしれません。また、調査対象者が比較的高齢の患者さんだったので、高齢者において発症頻度が高いことを示唆しているのかもしれません。さらにこの研究の対象者は認知症などの精神疾患を有する患者さんなので、認知症ではない患者さんに一般化できるかどうかについても検討の余地がありそうです。ちなみに、この調査においては年齢について有意差がありませんでしたが、全体的に高齢の方が多く、年齢の違いについて十分に比較できなかったためと思われます。

いくつか疑問点はあるものの、甘草の含有量が比較的少ない抑肝散製剤のような漢方薬でも、リスク因子が重なることで低カリウム血症を発症する患者さんが2〜3割出る可能性があるということですから油断できませんね。

さて、本研究結果を踏まえた薬局での対応ですが、低カリウム血症の発症の中央値が34日であったことから、患者さんが甘草含有製剤の服用を開始する場合には、だいたい1カ月を目処に偽アルドステロン症の徴候がないか確認しておくとよいでしょう。もし血液検査データが確認できるのであればカリウム値が下がっていないかチェックすると良いと思います。特に利尿薬などのカリウム排泄を促進する薬剤を併用している場合は要注意ですが、併用薬がないからといって油断はできません。

冒頭に述べた通り甘草は「人気者」です。砂糖のおよそ150倍という甘味を持つことから、医薬品だけでなく食品や嗜好品にも含有されています。有名なのが仁丹ですね。

仁丹は特に年配の方を中心に嗜まれている清涼剤のような医薬部外品です。複数の生薬が配合されていて、案の定、甘草もちゃっかり配合されています。仁丹の用法・用量は「1回10粒、1日10回まで適宜使用」なのですが、5年間にわたり1日100〜130粒（グリチルリチンとして1日20mg程度と推定される）を摂取していた70歳の男性が、低カリウム血症を発症したとの報告もあります[3]。

用法・用量を守って摂取すれば、仁丹のみでグリチルリチンの過剰摂取となることはなさそうですが、甘草を含有する漢方薬や利尿薬などと併用すると、低カリウム血症のリスク因子になる可能性がありますね。服薬指導の際、併用薬剤だけでなく嗜好品の摂取状況にも注意を要する一例かと思います。

参考文献

1) 萬谷 直樹, 岡 洋志, 佐橋 佳郎, 鈴木 理央, 綾部 原子, 鈴木 まゆみ, 神山 博史, 長田 潤, 木村 容子, 伊藤 隆 甘草の使用量と偽アルドステロン症の頻度に関する文献的調査 日本東洋医学雑誌 2015 年 66 巻 3 号 p.197-202

2) Shimada S, Arai T, Tamaoka A, Homma M. Liquorice-induced hypokalaemia in patients treated with Yokukansan preparations: identification of the risk factors in a retrospective cohort study. BMJ Open. 2017;7(6):e014218. PMID:28619768

3) 杉本 孝一, 塩之入 洋, 井上 幸愛, 金子 好宏.仁丹大量摂取により生じた低カリウム血性筋症の1例.日本内科学会雑誌 1984 年 73巻1号 p.66-70

Article 43

コリンエステラーゼ阻害薬の認知症患者における失神リスクは？

Syncope and its consequences in patients with dementia receiving cholinesterase inhibitors: a population-based cohort study.

コリンエステラーゼ阻害薬を投与されている認知症患者における失神とその影響：人口集団ベースのコホート研究
Arch Intern Med. 2009;169(9):867-73.

認知症治療薬のコリンエステラーゼ阻害薬は徐脈の副作用を引き起こすことがありますが、どの程度の頻度で起こり得るのでしょうか。また、徐脈による失神や転倒のリスクも気になるところです。大規模なデータベースを用いて、コリンエステラーゼ阻害薬による徐脈や失神のリスクについて後ろ向きに調査した観察研究が報告されているので、試験の概要と結果を見てみましょう[1]。

ビジアブを見てください。一般住居で生活している認知症の高齢者を対象として、コリンエステラーゼ阻害薬による有害事象の発生率を比較したところ、服用者は、非服用者と比べて、徐脈や失神の発生率が増加していました。

概算すると、年間1000人当たり、失神が13人くらい増えるということになります。「徐脈より失神のほうが発生率が高いの!?」と一瞬混乱しますが、失神や徐脈による「受診」をカウントしているので一概にそうとは言えませんね。失神したら受診するでしょうけど徐脈だけでは受診しない可能性もあります。「徐脈によるふらつき」などはもっと高頻度だったかもし

れません。また、認知症の進行により、ふらつき症状があってもはっきりとした訴えがなく、気付きにくかった可能性もありますね。

徐脈や失神に起因するアウトカムとして、骨折やペースメーカー留置の増加も示唆されているので、コリンエステラーゼ阻害薬を服用している認知症患者さんが徐脈や失神を起こした場合には、服用中止を検討した方が良さそうです。「コリンエステラーゼ阻害薬のせいに違いない！」と決めつけるのは早計かもしれませんが、検討は必要だと思います。

最後に研究デザインについてちょっとだけ補足しておきます。本研究は観察研究ですから、両群の患者背景の違いが結果に影響する可能性があります。そのためそれぞれの有害事象に影響を及ぼす可能性がある因子を調整し、交絡を除去することが試みられています（未知の交絡は除外できませんが）。

失神、骨折、ペースメーカー留置などは、理論的に、徐脈に起因して起こり得る有害事象です。また、ランダム化比較試験のメタアナリシスの研究報告においても、コリンエステラーゼ阻害薬で失神のリスクが有意に増加することが示唆されています（コリンエステラーゼ阻害薬1194例中41例、プラセボ1012例中19例）[2]。よって、本研究における有害事象は、薬の服用によるものと考えるのが妥当だと思います。

参考文献

1) Gill SS, Anderson GM, Fischer HD, et al. Syncope and its consequences in patients with dementia receiving cholinesterase inhibitors: a population-based cohort study. Arch Intern Med. 2009;169(9):867-73. PMID:19433698

2) Birks J. Cholinesterase inhibitors for Alzheimer's disease. Cochrane Database Syst Rev. 2006;(1):CD005593. PMID:16437532

認知症 / 高齢医療　Chapter: 10

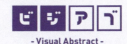

認知症患者におけるコリンエステラーゼ阻害薬の失神リスク

(Arch Intern Med. 2009 May 11;169(9):867-73.)

P：患者
E：曝露
C：対照
O：アウトカム

O 評価項目　失神による受診　徐脈による受診
　　　　　　　永続的ペースメーカー留置　大腿骨近位部骨折による入院

P 研究対象：8万1302人

- 過去5年以内に認知症と診断された患者
- 平均年齢：80歳[66歳以上]
- 過去1年以内に失神による入院歴あり
- 長期介護施設入居者

コリンエステラーゼ阻害薬の新規処方の有無で分類

E 1万9803人
コリンエステラーゼ阻害薬　処方あり
- ドネペジル：1万3641人
- ガランタミン：3448人
- リバスチグミン：2714人

平均250日 →

有害事象（1000人年当たりの発生数）
- 失神による受診：31.5
- 徐脈による受診：6.9
- ペースメーカー留置：4.7
- 大腿骨近位部骨折で入院：22.4

C 6万1499人
コリンエステラーゼ阻害薬　処方なし

平均300日 →

有害事象（1000人年当たりの発生数）
- 失神による受診：18.6
- 徐脈による受診：4.4
- ペースメーカー留置：3.3
- 大腿骨近位部骨折で入院：19.8

群間差は？

有意 コリンエステラーゼ阻害薬 処方あり vs 処方なし
- 失神による受診：調整ハザード比1.76（95%信頼区間1.57 to 1.98）　**有意差あり**
- 徐脈による受診：調整ハザード比1.69（95%信頼区間1.32 to 2.15）　**有意差あり**
- ペースメーカー留置：調整ハザード比1.49（95%信頼区間1.12 to 2.00）　**有意差あり**
- 大腿骨近位部骨折で入院：調整ハザード比1.18（95%信頼区間1.04 to 1.34）　**有意差あり**

※ **有意**：有害事象が有意に多かった

＜調整因子＞ 年齢、性別、抗不整脈薬や骨折リスクに影響する薬剤の服用、冠動脈疾患、心房細動、併存疾患スコアなど

結論

認知症の高齢者に対するコリンエステラーゼ阻害薬の使用は、失神、徐脈、ペースメーカー留置、大腿骨近位部骨折の発生率の増加と関連していた。

Article 44

ポリファーマシー
への介入で
予後は改善する？

Impact of strategies to reduce polypharmacy on clinically relevant endpoints: a systematic review and meta-analysis.

臨床的に意義のある評価項目に対するポリファーマシーを減らす戦略の影響：システマティックレビューとメタアナリシス
Br J Clin Pharmacol. 2016;82(2):532-48.

「ポリファーマシー」という言葉を初めて聞いたとき、「薬局の数が多いこと」を指しているのだと思ったのは私だけでしょうか。実際には、「たくさんの薬を飲んでいる」状態のことですね。ただ、何剤以上といった明確な定義はなく、有害事象のリスク増加や服薬アドヒアランス低下などの問題につながる状態を指すようです[1]。

では、ポリファーマシーへの介入は患者さんの予後を改善するのでしょうか。今回はこの問題について調べたシステマティックレビューを取り上げたいと思います[2]。医学論文のデータベースからポリファーマシーに対する研究を集めて、「主に65歳以上を対象とした研究」「4種以上の薬剤を服用中の患者さんが80％以上を占める研究」の基準に適合した25本の試験を解析対象としました。評価項目は「総死亡」「入院」「薬剤数の変化」です。今回は総死亡についてビジアブで取り上げました。

さて結果です。死亡について報告された19本のうち18本が解析対象となりました。介入期間は2カ月～18カ月です。メタアナリシスを実施したところ総死亡のオッズ比はほぼ1となりました。増加するとも減少するとも言えないという結果です。

ポリファーマシーによる有害事象が問題視されていますが、本研究では、多剤併用を減らす介入の有効性は証明されなかったことになります。総死亡にまったく差がつかなかったのは驚きですね。この結果をどう捉えるかは人それぞれですが、私は、臨床試験で有効性を検証するのが難しいテーマだったのかもしれないと思いました。

薬剤数が多くても、適切な処方であれば無理に減らすことはできません。実際に、介入群でも薬剤数を減らせなかった試験もありました。また、対照群は「ポリファーマシーへの介入」はなしですが、通常のケアで不適切処方の適正化がされていたかもしれません。両群の比較自体が難しいように感じます。また、予後を評価するには、もっと長期間追跡しないと差がつかないような気もします。

ポリファーマシーに対する介入の効果の検証は難しい問題ですが、少なくとも薬剤師としては、薬剤によって有害事象が起こっていて、その症状を改善するために別の薬が処方されるといった「処方カスケード」は未然に防がなくてはなりません。実は処方されていた薬をきちんと服用できていなくて、入院や施設入居を契機に処方通りきちんと服用するようになった結果、副作用が出てしまうといったケースもあるので、患者さんの服用状況を正確に把握することも大事だと思います。

一方で悩ましく感じるのは、薬をたくさん飲んでいるけれど、特に問題は起きておらず、患者さんもまったく困っていないケースでしょう。不要と考えられる薬を減らすことで予後が改善されるかについて何ともいえないならば、患者さんの意向を尊重するスタンスも必要かもしれません。

参考文献

1) 医薬品・医療機器等安全性情報　No.354「高齢者の医薬品適正使用の指針（総論編）」

2) Johansson T, Abuzahra ME, Keller S, et al. Impact of strategies to reduce polypharmacy on clinically relevant endpoints: a systematic review and meta-analysis. Br J Clin Pharmacol. 2016;82(2):532-48. PMID:27059768

認知症/高齢医療　Chapter: 10

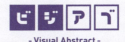

ポリファーマシーに対する介入の臨床的影響は?

(Br J Clin Pharmacol. 2016 Aug;82(2):532-48.)

O 評価項目　総死亡

P	：患者
E	：介入
C	：対照
O	：アウトカム

P （試験適合基準）

試験参加者の80％以上が65歳以上の高齢者 ／ 試験参加者の80％以上が、4種類以上の薬剤を服用

データベースでこの基準に適合する研究を検索

基準に適合した試験：25試験（1万980人）　研究参加者の平均年齢：69.7～87.7歳

試験デザイン：
　ランダム化あり　21試験
　ランダム化なし　4試験

セッティング：
　プライマリ・ケア　15試験
　入院　3試験
　介護施設　7試験

介入期間：6週～18カ月

平均服用薬剤数：5～11種類

E 多剤併用を減らす介入　　2カ月～18カ月
解析人数：3110人
総死亡：
296人/3110人（9.5％）

総死亡を調査した試験：18試験

C 通常ケア（介入なし）　　2カ月～18カ月
解析人数：2893人
総死亡：
292人/2893人（10.1％）

群間差は？

総死亡：多剤併用を減らす介入 vs 通常ケア
オッズ比1.02（95％信頼区間0.84 to 1.23）　有意差なし

結論

多剤併用を減らす介入は、通常ケアと比較して、総死亡を減らさなかった。
現時点では、ポリファーマシーに対する介入が、
予後を改善するかどうかについて説得力のあるエビデンスはない。

Article **45**

とろみ調整食品で服薬すると効果が減弱する？

とろみ調整食品が速崩壊性錠剤の崩壊、溶出、薬効に及ぼす影響

Yakugaku Zasshi. 2018;138(3):353-356.

　嚥下障害がある高齢患者さんの飲食補助として「とろみ調整食品」が汎用されています。とろみをつけることで飲み込みやすくなり、誤嚥を防止できるわけですね。それなら薬を飲むときにも活用できるのではないかということで、とろみ調整食品を服薬時に使用しているケースもあるようですが、何と患者さんの便中に未崩壊の錠剤が見つかった事例が報告されています[1]。錠剤の崩壊に影響するということは、薬効に影響する可能性があります。そこでとろみ調整食品の使用が薬効に影響を及ぼすかどうか検証するために、健常者を対象にボグリボース（商品名：ベイスンなど）の口腔内崩壊錠を用いた経口投与試験が実施されました[1]。

　本試験について、「とろみ調整食品を使用しないと飲食が困難な患者さんに血糖降下薬が必要なのか」という意見があるかもしれませんが、あくまで薬効に影響するかどうかを検証するために血糖降下薬を用いたのだと思います。

　試験参加者は35～55歳の6人。10時間以上絶食後に、「ボグリボース（とろみ調整食品あり）＋スクロース（ショ糖）100g」あるいは「ボグリボース（とろみ調整食品なし）＋スクロース（ショ糖）100g」を服用してもらい、血糖値の推移を比較しました。

　結果ですが、とろみ調整食品を使って服用した場合、使わなかった場合と比べて血糖値が10～20mg/dL高く推移しました（ビジアブに記載した数値は論文に掲載されたグラフから読み取ったもの）。

　この試験で使用したボグリボース口腔内崩壊錠の崩壊速度の中央値は35秒でしたが、とろみ調整食品に浸漬させた場合は351秒であり、錠剤の崩壊性の違いが薬効に影響した可能性が考えられます。

　ボグリボース以外では、酸化マグネシウム錠への影響も検証されており[1]、とろみ調整食品に浸漬させると、溶出率が低下することが確認されています。とろみ調整食品を使用して酸化マグネシウム錠を服用していた患者さん（6人、平均投与量1705mg/日）は、使用せず服用していた患者さん（126人、平均投与量1380mg/日）よりも、平均投与量が多かったとの報告もあり、溶出率の違いが薬効に影響していた可能性があります[2]。

　とろみ調整食品を使用しなくてはならない患者さんの方が便秘症状が強かった可能性はあるものの、適切に便通コントロールをする上で、とろみ調整食品が酸化マグネシウムの薬効に影響する可能性があることは認識しておいた方が良さそうです。

　どの薬剤で影響が出てどの薬剤では影響が出ないのか、すべての薬剤について検証されているわけではありませんが、例えば、介護施設に入居している嚥下障害の患者さんが、「どうも薬が効いてないみたいなんだけど…」と訴えられた場合には、服用方法を聞いてみましょう。もし、とろみ調整食品を使用していたら、使用開始の時期と、薬効低下が原因として疑われる症状が出始めた時期が同じではないか確認してみると良いと思います。

参考文献

1) Tomita T, Kohda Y, Kudo K. Effect of Food Thickeners on the Disintegration, Dissolution, and Drug Activity of Rapid Oral-disintegrating Tablets. Yakugaku Zasshi. 2018;138(3):353-356. PMID:29503428

2) Tomita T, Goto H, Yoshimura Y, et al. Effect of food thickener on disintegration and dissolution of magnesium oxide tablets. Yakugaku Zasshi. 2015;135(6):835-40. PMID:26028419

認知症 / 高齢医療　Chapter: 10

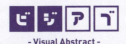

とろみ調整食品が速崩壊性錠剤の崩壊、溶出、薬効に及ぼす影響

(Yakugaku Zasshi. 2018;138(3):353-356)

O　評価項目　血糖値の変化

- P：試験参加者
- E：介入
- C：対照
- O：アウトカム

P　参加人数：6人

健常者 / 年齢：35～55歳 / 糖尿病(×) / 消化器疾患(×)

盲検化　有・(無)

E
ボグリボース口腔内崩壊錠を
とろみ調整食品に浸漬させて服用
＋ スクロース100g摂取

解析人数：6人
血糖値：
　30分後：約125mg/dL
　60分後：約123mg/dL
　90分後：約110mg/dL

C
ボグリボース口腔崩壊錠
（とろみ調整食品なし）
＋ スクロース100g摂取

解析人数：6人
血糖値：
　30分後：約110mg/dL
　60分後：約108mg/dL
　90分後：約98mg/dL

群間差は？

ボグリボース服用後の血糖値の変化：
有意 とろみ調整食品あり vs なし　**有意差あり**（p＜0.01）

※ **有意**：血糖値が有意に上昇した

結論
とろみ調整食品を使用して服薬すると、
錠剤の崩壊および薬効の発現に影響する場合がある。

自分で論文を読んでみたい！

　本書では様々な論文を取り上げ、論文を読むために必要な統計の用語についてもコラムで解説してきました。「これまで臨床論文を読んだことはなかったんだけど、ぜひ自分で読んでみたい！」「論文情報を活用したい！」という気持ちになった方はいらっしゃいますか？（ここでみなさんの反応を知りたくて耳をすませる私…。某マジシャンのように耳が巨大化！　※脚注①）

　とは言え、いざ、「実際に論文を読んでみよう！」となると、亀仙人の甲羅を背負わされたかのように腰が重くなりますよね（※脚注②）。ほとんどの論文が英語で書かれていて、初めて臨床論文を見たときには、どこに何が書いてあるのかサッパリ分からないと思います。

　まず、英語という言語の壁が、巨人族から街を守る壁のように立ちはだかりますが、これについては心配いりません！便利な世の中になったもので、インターネットの翻訳サイトを利用すれば意外と何とかなります。お薦めは「Google 翻訳」ですね。以前は翻訳の精度が低かったのですが、バージョンアップされるごとに飛躍的に精度がアップしてきました。かつて心の中で「Google 先生」と呼んでいた私ですが、現在は「Google 教授！」と呼んでいます。言語の壁は Google 教授の手を借りれば、ほぼ突破できるでしょう。

　私は職場で、英語をスラスラ読める人だと思われていたようなのですが、「いやいや、翻訳サイト、めっちゃ使ってますよ」と素直に英語が得意ではないことを告白したところ、「な〜んだ…、英語読めるわけじゃないんだぁ〜…」とガッカリされてしまい、ガラスのハートにヒビが入った経験があります。「自分自身の英語力で壁を壊すべきだ！」という意見はごもっともなのですが、せっかくですから使える道具は使えば良いと思います。私は今でもしばしば、翻訳サイトを活用しています。

　さて、英語よりもっと大きな壁となるのが「そもそも論文の読み方が分からない」という根本的な問題でしょう。臨床統計が分からない、研究内容の吟味・評価が分からないといった理由でつまずくのではないかと思います。私は何度もつまずきました（今でもですが）。私の周囲には論文情報を活用している薬剤師はいなかったので、独学で勉強するしかありませんでした。なんと孤独なことよ…。そんな初学者にオススメの論文抄読会があります。その名も、「薬剤師のジャーナルクラブ（JJCLIP）」[1]です。

　JJCLIP（ジェジェクリップと読みます）はツイキャス[2]という配信サイトを活用したインターネット上の論文抄読会です。JJCLIP主宰の青島周一氏、桑原秀徳氏、山本雅洋氏の3名がラジオ形式で配信しています。開催は月に1回（日曜日の夜）、配信時間は1回90分です。事前に作成された仮想シナリオに基づいて、仮想症例における臨床疑問の参考となる論文を読んで、仮想症例にどう対応するかを議論します。論文を読むというとやはりハードルが高く感じてしまうのですが、論文を読むためのチェックポイントをまとめたワークシートがオンライン上で配布されるので、初学者でも安心です。

　ツイキャスのアカウントを取得していれば（無料）、自由にコメントを書き込むことができ、視聴者も議論に参加できます。分からないことがあればコメン

※脚注①　お笑い系マジシャン「マギー審司」のネタ「（耳が）大きくなっちゃった！」より。

※脚注②　国民的人気マンガ「ドラゴンボール」より。孫悟空の元祖師匠である亀仙人は孫悟空に重い甲羅を背負わせて特訓した。重い甲羅を脱いだら、ビューンと空高くジャンプできた孫悟空をマネして、重い物をしばらく背負ってからジャンプして高く飛べるか試したのは著者だけではないはず。

ト欄に質問を書き込めば、配信者の3名、もしくは他の参加者が教えてくれるので「分からないまま置いてきぼりにされてしまう」ということはまずありません。書籍を読んで勉強するのと違って、「わからないことを質問できる」というところがいいですよね。

論文抄読会というと、ヘンな質問をしようものなら怒られてしまうんじゃないかと不安になるかもしれませんが、そんな心配は無用です。初学者大歓迎！どんな意見でも大歓迎！と言うとても温かい雰囲気（※脚注①）ですので、気兼ねなくコメント欄で質問することができます（ただし、他人の意見を頭ごなしに否定したり、見下したりするような発言は禁じられています）。

この温かい雰囲気がいいんですよね。「ザ・勉強」という堅い空気ではなく、ラジオを聴いている感じで気軽に学ぶことができます。積極的に意見したり質問したりするのが苦手な方（←私…）でも、コメント欄に書き込むだけなら、比較的、緊張せずに質問できるのではないでしょうか。気軽に参加できて、急用ができたら途中で視聴をやめるのも自由です。

今までのアーカイブ（2013年9月〜）[3]もすべて無料で視聴できるので、まずはアーカイブを聴いてみると良いと思います。コメント欄の内容もそのまま残っていて、過去の参加者の意見を見てみるのも勉強になると思います。ただ単に、論文の読み方を学べるだけでなく、様々な解釈や考え方を学ぶことができるのが論文抄読会の最大のメリットですね。

特にオススメは、新年度1発目の4月配信の回です。毎年、新年度ということで、比較的、初学者向けの内容となっています。まずは試聴してみて、内容に興味が湧いたら、リアルタイムで参加してみてください。今後の配信スケジュールについては、青島氏、桑原氏、山本氏が共同代表として設立されたNPO法人「AHEADMAP」の公式サイトで告知されるのでご確認ください[4]。また、本書の統計に関する解説でも引用したJJCLIP主宰の青島氏、桑原氏、山本氏の執筆による「薬剤師のための医学論文活用ガイド」などの書籍を参照しながら視聴すれば効率良く勉強できると思います。

実を言うと、本書はJJCLIPとの出会いがなければ、絶対に生まれなかったと断言できます。職場で論文を読む先輩がいなければ、論文を読んで一次情報を吟味するような習慣がつくのはまれですよね。やはり、環境に左右される場合もあると思うのです。そのような状況を打破するため、インターネットを通じて、新たな学びの場を生み出したというのはすごいことです。「どこでもドア」で世界が開いたような気がします。何より、とても楽しい企画ですので、みなさんもぜひ参加してみてください。

あるいは、もっともっとユル〜い感じで論文の読み方の勉強がしたいんだ！！という方は、「地域医療ジャーナル」という医療系ウェブマガジンで私が連載している「ねこでも読める医学論文」を読んでみくください[5]。ねこの薬剤師が論文抄読会をする設定の会話劇です。手元に論文を用意しておくと（全文フリーで閲覧できる論文を取り上げています）、ねこ薬剤師たちと一緒に内容をチェックしながら読み進めることができます。気軽に楽しくがモットーですが、実践的な内容になっていると思います。

というわけで、いきなり難しい統計の本から読み始めるのではなく、「入り口はなるべく楽しいところから」。できるところから少しずつ始めていきましょう！

参考文献

1) 青島 周一, 桑原 秀徳, 山本 雅洋 薬剤師のジャーナルクラブ インターネット上でのEBMスタイル臨床教育プログラムの概要とその展望. ファルマシア 2016 年 52 巻 10 号 p. 948-950

2) TwitCasting LIVE
https://twitcasting.tv/

3) 薬剤師のジャーナルクラブ　JJCLIP　アーカイブ
https://twitcasting.tv/89089314/show/

4) NPO法人「AHEADMAP」公式サイト
https://aheadmap.or.jp/

5) 地域医療ジャーナル　ISSN 2434-2874
https://cmj.publishers.fm/

※脚注①　　配信中に突如として某先生から放たれるダジャレにより、うっすらと冷え込んだ空気になるときもあるので注意が必要である（K先生ごめんなさい！）。

Chapter 11

食事・生活習慣・健康情報

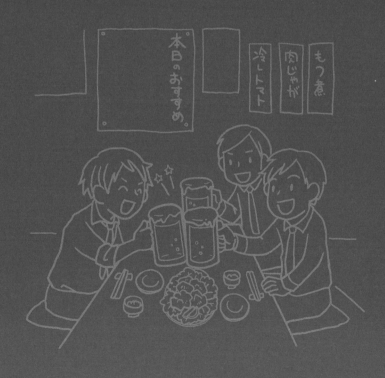

Article **46**

健康のためには
食事のバランスって大事？

Quality of diet and mortality among Japanese men and women: Japan Public Health Center based prospective study.

日本人男女の食事の質と死亡率：多目的コホート研究（JPHC研究）
BMJ. 2016;352:i1209.

人の生活の基礎となる3本柱は「衣食住」ですよね。いずれも大切な3要素ですが、健康との関連性について言えば、強弱があるように思います。子どもの頃、「お菓子ばかり食べていると体に悪いでしょ！」とよく叱られましたが、「そんなカッコ悪い服を着てたら体に悪いよ！」と言われたことはありません。

もちろん「衣」はどうでもよいというわけではなくて、冬場は暖をとるため絶対に必要です。薄着でいると風邪を引いてしまうかもしれません。そもそも「衣」を省略して公共の場に躍り出たら、警察に捕まります。ただ単に衣類をまとっていればいいわけではなく、時と場合に応じた身だしなみも大事です。

ただ、健康との関連に限れば、一番結びつきが強いのはやはり「食」かなと思うのです。オシャレの概念が欠落した、「衣」のクオリティの低い私も、こうして元気に生きていますし…。

「食」については、「○○は健康によい！」とか「○○は体に悪い！」とか、真偽の不確かな様々な情報がネット、テレビ、雑誌、書籍などで飛び交っています。それはもう、うんざりするほどです。「体に良い！」エビデンスがある特定の食品も確かにあります。例えばナッツ類のエビデンスは豊富です。システマティックレビューでも、ナッツ類の摂取と総死亡や冠動脈疾患のリスク低下との関連が示唆されています[1),2)]。

では、ナッツ類をひたすら食べ続ければ健康でいられるかというと、そんな単純な話ではないはずです。「日本人の食事摂取基準」[3)]には3大栄養素のバランスとビタミン、ミネラルなどの栄養素の推奨量が定められていますが、ナッツ類だけではすべての栄養素は補えないでしょう。

というわけで、今回取り上げる研究のテーマは「食事バランス」です。食事のバランスは、健康にどう影響するのでしょうか？厚生労働省と農林水産省が作成した「食事バランスガイド」[4)]に基づく研究[5)]を紹介したいと思います。

■ 8万人のコホート研究
食事バランスと死亡の関係を検討

この研究は国立がん研究センターなどが実施している「多目的コホート研究（JPHC研究：Japan Public Health Center-based prospective Study)」のデータを活用して実施されたものです。コホート研究の参加者に食事アンケート調査を実施し、食事バランスと死亡の関連を前向きに調査して

食事・生活習慣・健康情報　Chapter: 11

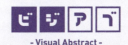

日本人の食事バランスと死亡率
(BMJ. 2016 Mar 22;352:i1209.)

O 主要評価項目　死亡率

P：研究対象者
E：曝露
C：対照
O：アウトカム

P 研究対象：7万9594人

平均年齢：約50歳［45～75歳］　　JPHC研究で食事アンケート調査に回答した日本人

がん　脳卒中　虚血性心疾患　慢性肝疾患（すべて除外）

調査対象者の「食事バランスガイド」順守度をスコア化し
（0～70点：スコアが高いほど順守度が高い）、スコアに基づいて4群に分類

←食事バランスが良い　　　　　　　　　　　　食事バランスが悪い→

E 第4群	**E** 第3群	**E** 第2群	**C** 第1群
1万9149人	2万1886人	1万7708人	2万851人
平均スコア：60.3	平均スコア：51.5	平均スコア：44.1	平均スコア：34.2
15年	15年	15年	15年
死亡率：6.0/1000人年	死亡率：7.5/1000人年	死亡率：9.4/1000人年	死亡率：11.6/1000人年

群間差は？

死亡リスク：
- **有意** 第4群 vs 第1群　ハザード比0.85（95%信頼区間0.79 to 0.91）　有意差あり
- **有意** 第3群 vs 第1群　ハザード比0.88（95%信頼区間0.83 to 0.93）　有意差あり
- **有意** 第2群 vs 第1群　ハザード比0.92（95%信頼区間0.87 to 0.97）　有意差あり

※ **有意**：死亡のリスクが有意に低かった

＜ハザード比の調整因子＞　年齢、性別、地域、BMI、喫煙、身体活動量、病歴（高血圧、糖尿病、脂質異常症）、コーヒー摂取量、緑茶摂取量、職業

結論
「食事バランスガイド」を順守することは、
日本人の死亡率低下と関連していた。

表1 ● 1サービング数 (SV) の量とそれぞれ (主食、副菜、主菜、乳製品、果物) の目安 (文献4を基に作成)

	主食 (ご飯、パン、麺類)	副菜 (野菜、いも、きのこ、豆、海藻など)	主菜 (肉、魚、卵、大豆製品など)	乳製品	果物
栄養	炭水化物	ビタミン、ミネラル、食物繊維	たんぱく質	カルシウム	ビタミン、カリウムなど
1SV	炭水化物 約40g	主材料の重量 約70g	たんぱく質 約6g	カルシウム 約100mg	主材料の重量 約100g
目安	ご飯小盛1杯 おにぎり1個 食パン1枚 うどん0.5杯 もりそば0.5杯	野菜サラダ ひじきの煮物 煮豆 きのこのソテー	冷奴 納豆 目玉焼き 焼き魚 (2SV) ハンバーグ (3SV) 豚肉のしょうが焼き (3SV)	牛乳瓶半分 スライスチーズ1枚 ヨーグルト1個	みかん1個 りんご半分 ぶどう半房 桃1個

います。

ビジアブを見てください。JPHC研究参加者 (14万人以上) のうち、がん、脳卒中、虚血性心疾患、慢性肝疾患に罹患していない約8万人の日本人を対象としています。追跡期間の中央値は15年です。研究参加者の居住地域が1カ所に集中していると、結果が一般化できない懸念もありますが、この研究には東京都、大阪府、岩手県、秋田県、長野県、沖縄県、茨城県、新潟県、高知県、長崎県と、幅広い地域の住民が含まれています。

この約8万人の研究参加者を、食事アンケートの内容に基づいて4群に分けました。その際、食事のバランスの良し悪しの評価に用いた指標が、先ほど出てきた「食事バランスガイド」です。

食事バランスガイドでは、まず、1日の食事内容を「主食」「副菜」「主菜」「乳製品」「果物」の5つに分類し、それぞれの摂取量を「サービング数 (SV: serving)」という単位でカウントします (表1)。

1SVは、「主食」なら炭水化物40g、「副菜」なら (野菜など) 主材料約70g、「主菜」ならたんぱく質約6g、「乳製品」ならカルシウム約100mg、「果物」なら主材料約100gを含む量です。

このようにして算出した研究参加者の食事のSVを、1日当たりの推奨SV (表2) と照らし合わせて評価し、食事バランスをスコア化するのです。主食、主菜、乳製品については、表2の推奨量の範囲内なら10点、多過ぎても少な過ぎてもスコアは低くなります。副菜と果物は推奨量以上なら10点で、摂取が少ない場合には減点されます。

さらに、「嗜好品」と「総カロリー」の摂取量もスコア化します。お菓子、ジュース、アルコールなどの嗜好品については適度に楽しく摂取するものということで、1日当たり0～200kcalなら10点とし、摂り過ぎると減点です。400kcal以上は0点となります。

総カロリーの推奨量は表2の通りです。年齢と活動量に応じて1日当たり1600～2800kcalに設定されており、範囲内なら10点、上下どちらに外れても減点です。ただし妊娠中の女性、とても激しい運動をしている人、食事療法が必要な患者さんは推奨量が異なる場合があるため、この限りではありません。健康な成人のおおまかな目安ということですね。

このように研究対象者の食事バランスを、7項目 (「主食」「副菜」「主菜」「乳製品」「果物」「嗜好品」「総カロリー」) 70点満点で評価し、研究対象者をグループ分けしたのです。

表2 ●1日当たりの総カロリー（kcal）とサービング数（SV）　（文献5を基に作成）

	主食	副菜	主菜	乳製品	果物	総カロリー
70歳以上の男女（活動量「ふつう」）	4～5	5～6	3～4	2	2	1600～2000
18～69歳の女性（活動量「低い」）						
18～69歳の男性（活動量「低い」）	5～7	5～6	3～5	2	2	2000～2400
18～69歳の女性（活動量「ふつう」）						
18～69歳の男性（活動量「ふつう」）	7～8	6～7	4～6	2～3	2～3	2400～2800

　食事バランスガイドの基準に対し、最も順守度が低かった（食事バランスが悪かった）グループが第1群で平均スコアは34.2でした。続いて第2群（同44.1）、第3群（同51.5）、最も順守度が高かった（食事バランスが良かった）グループが第4群（同60.3）です。主要評価項目は「死亡率」です。

■ 食事バランスが良い群は、15年後の死亡率が約15%減

　結果ですが、食事バランス順守のスコアが高いグループほど、死亡が少ない傾向でした。最も食事バランスが悪い第1群の死亡率は、観察人年として1000人年当たり11.6人、それに対して最も食事バランスが良い第4群は同6人でした。

　4つのグループは、平均年齢こそ50～51歳でほとんど差がありませんでしたが、男女比や喫煙率、高血圧の有無など、群間差がある項目もありました。観察研究においてはこのような患者背景のズレが研究結果に影響することがあるため（これを交絡と呼びます）、評価項目（この研究においては死亡率）に影響しそうな要因を調整して、交絡の可能性を取り除きます。この研究ではビジアブに示した通り、年齢、性別、地域、BMI、喫煙など10項目以上の因子を調整した上で、ハザード比を計算しています。

　こうして「調整ハザード比」を算出したところ、最も食事バランスが悪い第1群を対照として、第2群のハザード比は0.92、第3群は0.88、最も食事バランスが良い第4群は0.85となりました。約15年間の追跡で、最もバランス良く食事を摂っている人たちは、最もバランスが悪い人たちに比べて、15%くらい死亡率が低かったということになりますね。

　なお、主菜の肉と魚の摂取比まで考慮した8項目80点満点の「修正スコア」でグループ分けした場合の死亡リスクも算出されています。これは、白身肉と赤身肉の比が4：1以上の場合は10点とし、赤身肉の割合がそれより増えると減点とする、新たな1項目（10点満点）を加えたスコアです（表3）。

　この修正スコアで、改めて全体を4群に分類すると、食事バランスが良い群の死亡率減少がもっと顕著になるかと思いきや、結果は7項目70点満点で分類した場合とほぼ同じでした。これについて論文の著者は、もともと日本人は魚（白身肉）の摂取量が多く、適切なバランスが取れているため、差がつかなかったのではないかと考察しています。ただ、同じくJPHCを活用した別のコホート研究の中には、魚の摂取が心筋梗塞の減少と関連していたとの報告もあるので[6]、主菜の肉・魚のバランスも無視はできないと思います。

　さて、食事バランスは健康にどんな影響を及ぼすのか？ということで日本のコホート研究を見てきましたが、やはり食事は、偏っているより、バランスが良い方が健康に良さそうだということが示唆されました。死亡に関しては交絡をすべて排除するのは難しく、他の要因が結果に影響している可能性はあります。それでも本研究の結果からは、やっぱり偏食は体に悪そうだなぁ…と思いました。

表3 ● 赤身肉と白身肉（文献5を基に作成）

赤身肉 (red meat)	白身肉 (white meat)
牛肉、豚肉、ソーセージ、ハム、ベーコンなど	鶏肉、魚、ウナギ、エビなど

　食事と健康についてはいろいろ考え出すとキリがありません。食事バランスの次には、個別の食品の影響を検討することも必要でしょう。「ナッツ類には体に良いというエビデンスが豊富」と前述しましたが、最近では、精製されていない炭水化物（玄米など）は食物繊維が豊富で、精製された炭水化物（白米など）よりも、健康に良いといった報告も出てきているようです[7]。体に良い作用を持つ特定の食品の摂取量、食物繊維の摂取量などにも注意をした方がよいかもしれませんが、現在の食事バランスガイドには、個別の食品の推奨量は定められていません。

　海外の文献を調べてみると、米国の代替健康食指数「AHEIスコア：Alternate Healthy Eating Index score」（※脚注①）などの指標に基づいた食事の質の改善が、死亡率の減少と関連していた、という報告がありました[8]。AHEIでは、日本の食事バランスガイドと違って、ナッツ類の摂取や、赤身肉・加工肉の制限、トランス脂肪酸の制限、塩分制限などの指標も設けていますね。

　食事と健康については今後も、研究が進んでいくと思います。患者さんに「現時点では何がベストなの⁉」と詰め寄られると答えるのが難しいところですが、私は「極端な偏りがないようにいろんなものを適量食べるのがよい」と考えます。テレビやネットの「○○は体に良い！」という情報に影響され、そればかり食べてしまい、全体の栄養のバランスが大きく崩れてしまっている事例もあるのではないでしょうか。なので患者さんには、「最近、食べていない食べ物が体に良い食品ですよ」とアドバイスして、不足気味の栄養を補うよう促しています。もちろん、持病などで、特別な食事療法を指示されていない方に限ります。

　さて、「何ごとも適度に、バランスのよい食生活を…」ということで本項をきれいに締めようと思ったのですが、ふと、私自身の食生活の問題が脳裏をよぎります。焼肉、ラーメン、焼き鳥…、焼肉、ラーメン、焼き鳥、…（以下ループ）。外食が多く、完全に偏っていますね。果物や乳製品を最後に食べたのはいつだったか、ほとんど記憶にありません。明日の朝、リンゴとヨーグルト、食べておこうかな…。

参考文献

1) Mayhew AJ, de Souza RJ, Meyre D, Anand SS, Mente A. A systematic review and meta-analysis of nut consumption and incident risk of CVD and all-cause mortality. Br J Nutr. 2016;115(2):212-25. PMID:26548503

2) Aune D, Keum N, Giovannucci E, et al. Nut consumption and risk of cardiovascular disease, total cancer, all-cause and cause-specific mortality: a systematic review and dose-response meta-analysis of prospective studies. BMC Med. 2016;14(1):207. PMID:27916000

3) 厚生労働省「日本人の食事摂取基準（2015年版）」https://www.mhlw.go.jp/stf/seisakunitsuite/bunya/kenkou_iryou/kenkou/eiyou/syokuji_kijyun.html

4) 厚生労働省、農林水産省「食事バランスガイド」http://www.maff.go.jp/j/balance_guide/

5) Kurotani K, Akter S, Kashino I, et al. Quality of diet and mortality among Japanese men and women: Japan Public Health Center based prospective study. BMJ. 2016;352:i1209. PMID:27005903

6) Iso H, Kobayashi M, Ishihara J, et al. Intake of fish and n3 fatty acids and risk of coronary heart disease among Japanese: the Japan Public Health Center-Based (JPHC) Study Cohort I. Circulation. 2006;113(2):195-202. PMID:16401768

7) Reynolds A, Mann J, Cummings J, Winter N, Mete E, Te morenga L. Carbohydrate quality and human health: a series of systematic reviews and meta-analyses. Lancet. 2019;393(10170):434-445. PMID:30638909

8) Sotos-Prieto M, Bhupathiraju SN, Mattei J, et al. Association of Changes in Diet Quality with Total and Cause-Specific Mortality. N Engl J Med. 2017;377(2):143-153. PMID:28700845

※脚注①　米国の食事ガイドライン（The Dietary Guidelines for Americans）を基に作成された食生活の質を測るスコア。

Article **47**

食事・生活習慣・健康情報　Chapter: 11

毎日の体重測定は
ダイエットに有効？

Daily self-weighing to prevent holiday-associated weight gain in adults.

成人の休日に関連した体重増加を防ぐための毎日の自己体重測定
Obesity (Silver Spring). 2019;27(6):908-916.

学生の頃の私は、食べても食べても太らない体質でした。ところが働き出して一人暮らしをするようになり、好きなときに好きなものを食べているうちに、お腹がぽっこりと突き出てきてしまいました…。「あれぇ？菅原さん、おなかが出てる〜！」と事務員さんから指摘されてしまい「これはやばい」と思い始めたのですが、ぽっこりおなかは堂々たる存在感を示し、痩せる兆しがありません。

贅肉との闘いがいかに過酷なものか知る由もなく、「太ってしまう人は自分に甘いのでは？」などと考えていた過去の自分に往復ビンタを食らわせてやりたい気持ちです。ダイエットに励む方々はみんな同士！ともにがんばりましょう！

というわけで今回はダイエットを取り上げたいと思います。何だかんだで体重が増えがちなのは長期休暇のときですよね。そこで、休暇中の体重増加を防ぐ対策として、毎日の体重測定が有効かどうかを検証する試験が米国で実施されました[1]。大学で試験参加者を募集したため、大部分は学生さんや大学職員さんです。肥満かどうかは組み入れ基準とせず、BMIが18.5以上の方が対象となっています。

111人の試験参加者が、介入群と対照群の2群にランダムに割り付けられました。介入群には毎日、自分で体重を測定して送信してもらい、体重の変化

が視覚的に分かるようにグラフ表示にして、スマートフォンなどのアプリでフィードバックしました。一方、対照群には特に何もしていません。両群ともに、「体重増加を防ぐ」という研究目的を伏せることで参加者に対する盲検化が行われました。

介入期間は約2カ月間です。11月下旬の感謝祭休暇の1週間前に試験を開始し、休暇が終わってからも続行、年末年始の休暇が終わる翌年1月初めに試験終了としました。試験開始前と年末年始の休暇終了後、さらに休暇終了から14週間後にも体重測定を行っています。

さて、結果です。対照群では休暇後に体重が増加していたのに対し、介入群では体重は横ばいのままで増加は見られませんでした。対照群においても、休暇終了から14週間後にはベースラインの体重近くまで戻っているのですが、これについては男女差があり、男性はベースラインとほぼ同じでしたが、女性はベースラインよりやや高いという結果でした。

本研究では、体重を毎日測定することで、休暇中の体重増加が防げる可能性が示唆されました。ただし、体重を測定するだけでカロリーが消費されるわけではないので、あくまで自覚の問題ですね。

介入群にはベースライン時の体重を上回らないように注意の指示が与えられた一方で、対照群にはそのような指示がなかったことも、結果に影響している可能性があります。もし対照群も減量に意欲的だったら、体重測定をしなくても、体重増加が防げたかもしれません。ちょっとした意識づけが体重維持につながるよ！ということを、本試験結果は示唆しているのではないかと思います。

「さて…、体重計を買いにいこうかな…」

参考文献

1) Kaviani S, vanDellen M, Cooper JA. Daily Self-Weighing to Prevent Holiday-Associated Weight Gain in Adults. Obesity (Silver Spring). 2019;27(6):908-916. PMID:31119881

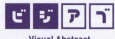
- Visual Abstract -

毎日の体重測定は休暇中の体重増加を防ぐのに有効?
(Obesity (Silver Spring). 2019 Jun;27(6):908-916.)

O 主要評価項目　体重変化
　　　　　　　　＜ベースライン（休暇前）→休暇後→休暇終了14週後＞

P：試験参加者
E：介入
C：対照
O：アウトカム

P 参加人数：111人

- 平均年齢：29歳［18〜65歳］
- 男女比　1：3
- 平均BMI：24［18.5以上］
- 平均体重：67kg
- 平均腹囲：約80cm
- ~~摂食障害~~
- ~~体重や代謝に影響する慢性疾患および薬剤の服用~~

ランダム化

盲検化（試験参加者）　有・無
（研究目的を隠す）

E 56人
毎日の自己体重測定を指示
（グラフで視覚的にフィードバック）

約2ヵ月
脱落：5人

解析人数：56人
体重の変化：
ベースライン	休暇後	休暇終了14週後
66.6kg	→66.8kg	→66.5kg

C 55人
介入なし

約2ヵ月
脱落：2人

解析人数：55人
体重の変化：
ベースライン	休暇後	休暇終了14週後
67.0kg	→70.2kg	→67.8kg

群間差は？

休暇前後（ベースライン→休暇後）の体重変化：
有意 自己体重測定 vs 介入なし **有意差あり** ($p<0.001$)　※**有意**：体重変化が有意に小さかった

結論
毎日の自己体重測定と視覚的なフィードバックは、
休暇中の体重増加を防ぐために有効であることが示唆された。

食事・生活習慣・健康情報　Chapter: 11

Article **48**

禁煙と体重増加、
死亡リスクの関係は？

Smoking cessation, weight change, type 2 diabetes, and mortality.

禁煙、体重変化、2型糖尿病と死亡の関係
N Engl J Med. 2018;379(7):623-632.

　私は以前タバコを吸っていた時期があるのですが、タバコを吸っているとまわりの人から「体に悪いからやめた方がいいよ」とか「禁煙しないの？」とか再三言われますよね。もう本当に、数え切れないくらい同じようなセリフを浴びました。

　でも、「タバコは体に良くない」と言われたところで、そう簡単にやめられないんですよ。日本における喫煙率は徐々に減少してきているものの、タバコをやめられない患者さんは少なくない印象です。家族や友人、医師や看護師や薬剤師に「肺がんになってしまうよ」と言われても、「どうせみんながんになる時代なんだから別にいいんだ」と達観したことを言う方もいれば、「オレは絶対に大丈夫だ」と謎の自信に満ちている方も…。

　それからこんな言い分を聞いたこともありましたかね。「タバコをやめると太ってしまうから、むしろ吸ってた方がいいんだ！」と…。何を隠そう、これを言い訳にタバコを吸っていたのはかつての私です。

　確かに**表1**に示した通り、複数の研究データの解析から、禁煙1年後に体重が平均4〜5kg増加するという結果が得られています[1]。タバコをやめると口寂しくなり、間食が増えてしまうのが一因かもしれませんね（私がそうでした）。個人差もあり、中には体重が減少する人もいるようですが、概ね体重は増加

する傾向とみて良いでしょう（繰り返しになりますが私がそうでした）。

　肥満は心血管疾患のリスク因子となるので[2]、「体重増加は健康に良くない」には一理あります。でも、「体重が増えるかもしれないから喫煙を続けた方がよい」は、ちょっと違うようです。この考え方に否定的な研究結果が報告されているので、早速、見てみましょう[3]。

■ 禁煙後の体重変化、
　糖尿病、死亡のリスクなどを検討

　ビジアブを見てください。医療従事者を対象とした米国の3つのコホート（合計約29万人）から、喫煙状況、体重変化、糖尿病、死亡などのデータを抽

表1 ● 禁煙後の期間と体重の変化
（文献1を基に作成）

禁煙後	体重変化（kg）
1カ月	+1.12
2カ月	+2.26
3カ月	+2.85
6カ月	+4.23
12カ月	+4.67

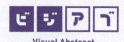

禁煙後の体重増加と死亡リスクについて

(N Engl J Med. 2018 Aug 16;379(7):623-632.)

食事・生活習慣・健康情報　Chapter: 11

出し、禁煙と、糖尿病リスクや死亡率との関連を調べた観察研究です。解析対象は16～17万人、フォロー期間は平均約20年ということでかなり大規模ですね。2年ごとに喫煙状況などの情報を集めており、2回以上連続して喫煙の情報が欠落している場合は解析から除外されています。

　また、がんや心血管疾患の患者さんはこの研究から除外されました。死亡率の解析においては、フォロー期間中にがんや心血管疾患などの病気を発症した場合には、その時点で喫煙状況の更新をストップしています。これは観察研究で生じやすいバイアスを最小限にするための配慮です。いわゆる因果関係の逆転で、「病気のために喫煙をやめた」可能性を除外するのが目的だと思います（※脚注①）。

　喫煙状況の分類がちょっとややこしいです。喫煙者（今も昔もタバコを吸っている人）と非喫煙者（今も昔もタバコを吸ってない人）は分かりやすいですよね。問題は禁煙期間がある人たちの分類なんです。

　まず「一時的な禁煙（～2年）」ですが、これは2年ごとの調査で1サイクルだけ非喫煙で、その前後は喫煙と答えた方が該当します。「禁煙（2～6年）」は2～3サイクル非喫煙、「長期禁煙（6年～）」は4サイクル以上非喫煙の人が該当します。

　「禁煙（2～6年）」の参加者については、禁煙後の体重変化で「体重増加なし」「0.1～5kg増加」「5.1～10kg増加」「10.1kg～増加」の4群に分類しています。「長期禁煙（6年～）」はこのような分類をしていません。しなかった理由は、6年以降の体重変化が、非喫煙者の推移と一致したためとのことです。

　以上のように喫煙状況と禁煙後の体重変化によって研究対象者を分類し、約20年間追跡しました。評価項目は、2型糖尿病、心血管死、総死亡のリスクです。

■「体重増加の害」より「喫煙の害」の方が大きい

　結果ですが、禁煙（2～6年）の人の禁煙後の体重増加は、糖尿病のリスクと関連していました。ずっと喫煙していた人との比較で、10kg以上体重が増加した人のリスクは1.59に増加しています。リスクは禁煙後の体重増加の程度と比例しており、禁煙後に体重増加がなかった群ではリスクは増加していませんでした。

　長期的に見ると、禁煙後の糖尿病リスクは禁煙5～7年がピークで、その後は徐々に減少しています。前述の通り禁煙6年以降は体重変化の推移が非喫煙者と重なっていたことから、禁煙後の糖尿病リスクは主に体重増加に起因すると考えられます。つまり禁煙した人は短期的には体重増加を来しやすく、体重増加の程度に応じて、糖尿病のリスクが増加することが本研究で示唆されたことになります。

　一方、心血管死や総死亡のリスクはどうでしょうか。禁煙（2～6年）した人のリスクは、禁煙後に体重増加を来した場合でも、喫煙者と比べて減少していました。体重が10kg以上増加した場合の、喫煙群に対する心血管死リスクは0.33、総死亡リスクは0.50です。10kg以上増加していても、心血管死がこれほど大幅に減少するとはちょっと驚きですね。「体重増加の害」よりも「喫煙の害」の方が圧倒的に大きいということでしょうか。恐ろしや…。

　ちょっと不思議に思ったのは、心血管死と総死亡に関しては体重増加との関連がいま一つはっきりしない点です。禁煙（2～6年）の総死亡リスクは、体重増加なし群0.81、10kg以上増加群0.50です。体重が増加しなかった人たちの方が死亡リスクも小さくなりそうな気がするのですが、もしかしたら、何らかの交絡があるのかもしれませんね。

※脚注①　例えば、がんになったらその時点で禁煙する人は多いと考えられる。その結果、あたかも、禁煙した後にがんによる死亡が増えたように見えてしまう。しかし実際には、禁煙が死亡の原因ではなく、禁煙する原因となったがんが原因で死亡が増えたと考えられる。

例えば体重が増加しなかった禁煙者の中には、何らかの健康上の負の理由で食事量が減った人がいたのかもしれません。本研究で除外されたのは、がんと心血管疾患の患者さんのみだったので、そういった可能性もありそうです。従って、この結果だけを見て、「禁煙後は体重を増やした方が良いのか！」と判断するのは、ちょっと違うかなというところです。

禁煙後の死亡リスクについて長期的にフォローしていくと、体重増加のない禁煙者のリスクは線形に減少していますが、体重が増加した禁煙者はリスク減少がL字形となり、初期はガクッと減少するのですが、途中から頭打ちとなっています。これらを総合的に判断すると、やはり禁煙後も、体重増加はなるべく防いだ方が良いと思います。

観察研究は、ランダム化比較試験と違って参加者の背景が各群で異なるため、結果に影響する可能性のあるベースラインのズレを補正することで、交絡の影響を排除します。この研究では「年齢」「コホートの種類」「性別」「人種」「身体活動性」「BMI」「アルコール摂取量」「高血圧の有無」「高コレステロール血症の有無」「糖尿病の家族歴」「マルチビタミン摂取の有無」「代替健康食指数（※脚注②）」「総カロリー摂取量」について調整した上でハザード比を算出しています。入念に補正されているのですが、それでも完璧に交絡を排除するのは難しいと思います。

さて、私見を交えて本試験を解説してきましたが、改めて簡単にまとめると以下のようになります。

- 禁煙による体重増加よりも、喫煙を続けることの方がリスクが大きい！
- 禁煙による体重増加は糖尿病リスクと関連するので、禁煙後の暴飲暴食には注意！

私が禁煙したときは見事に体重増加を招いてしまいましたが、それでも喫煙を続けるよりは予後が良いということで、まあ、良かったということですね。

もしタバコを吸っている患者さんが、「タバコをやめると太ってしまうから、オレは吸ってた方がいいんだよ！」と直球を投げ込んできたら、この研究結果を丁寧に教えてあげるとよいのではないでしょうか。カキーンと思いっきり打ち返すのではなく、そっとボールをキャッチして、フワッと投げ返してあげたいところですね。頭ごなしに喫煙を否定すると、「何が何でも吸い続けてやる！」と意地になっちゃいますからね（私がそうでした…）。

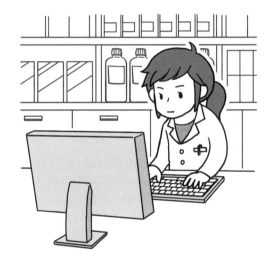

参考文献

1) Aubin HJ, Farley A, Lycett D, Lahmek P, Aveyard P. Weight gain in smokers after quitting cigarettes: meta-analysis. BMJ.2012;345:e4439. PMID:22782848

2) Wilson PW, Bozeman SR, Burton TM, Hoaglin DC, Ben-joseph R, Pashos CL. Prediction of first events of coronary heart disease and stroke with consideration of adiposity. Circulation. 2008;118(2):124-30. PMID:18591432

3) Hu Y, Zong G, Liu G, et al. Smoking Cessation, Weight Change, Type 2 Diabetes, and Mortality. N Engl J Med. 2018;379(7):623-632. PMID:30110591

※脚注②　236ページで取り上げた代替健康食指数と英語のスペルが少し異なる（「altanate」「altanative」）が、ほぼ同様のスコアと思われる。

食事・生活習慣・健康情報　Chapter: 11

Article
49

代替療法を選択した場合の
がんの生存率は？

Use of alternative medicine for cancer and its impact on survival.

がんに対する代替療法の実施と生存への影響
J Natl Cancer Inst. 2018;110(1)

「あなたが一番なりたくない病気は？」

　もし街頭でこんなアンケートをしたら、「がん」と答える方が多いのではないでしょうか。がんは日本人の死因の第1位です。命を脅かす恐ろしい病気でありながら、2人に1人の日本人が一生のうちにがんになると言われるほど身近な病気でもあります。家族ががんになるかもしれないですし、身近な友人ががんになることもあり得ます。かかりつけ薬剤師として長年かかわっている患者さん…、もしくは、自分自身ががんになっても全然おかしくありません。

　がんの治療法は様々で、手術療法、薬物療法、放射線療法などがあります。がんの部位や種類などに応じて「これが現在のベストだ！」という治療法（の組み合わせ）が、臨床試験などの科学的根拠に基づいて定められており、これを「標準治療」と呼びます。医療機関におけるがん治療は、標準治療が基本ですね。

　一方、科学的根拠が明らかではない「代替療法」に関心を持つ患者さんもいらっしゃいます。無理もないですよね。がんは、「標準治療を受ければ必ず治ります！」とは断言できないケースが多い病気です。完治する保証がない苦しい状況では、インターネットや新聞・雑誌の広告などに氾濫する「がんが消えた！」というような「魔法の言葉」に引き寄せられてしまうこともあるでしょう。その気持ちはとてもよく

分かるのですが、本当にその代替療法に身をゆだねて良いのか、冷静にじっくり考えていただく必要があるように思います。

■ 代替療法を受けた
　がん患者の予後を調査

　がんの代替療法は、健康食品やサプリメント、鍼灸、マッサージなど様々で、その種類は多岐にわたります。標準治療の代わりに実施することから「代替療法」と呼ばれますが、標準治療に加えて補足的に実施する場合には「補完療法」といわれます。代替療法と補完療法を区別せずに、両者をまとめて補完代替療法（Complementary and Alternative Medicine）と呼ぶこともあります。

　今回取り上げたいのは、標準治療をきっぱりやめてしまう代替療法についてです。様々な代替療法があり、一つひとつ検討するのは難しいのですが、標準治療を受けず何らかの代替療法を実施したがん患者さんの予後を調査した研究報告があるので、ご紹介します[1]。

　ビジアブを見てください。これはランダム化比較試験のような介入研究ではなく、米国のがんのデータベース（2004年〜2013年）を利用した観察研究ですね。対象となったのは、転移のない乳がん、前

243

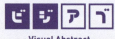

がんの代替療法の生存予後への影響
(J Natl Cancer Inst. 2018 Jan 1;110(1).)

O 評価項目　5年生存率

- **P**：患者
- **E**：曝露
- **C**：対照
- **O**：アウトカム

P 研究対象：168万2187人

- 乳がん、前立腺がん、肺がん、大腸がんのいずれか
- 転移なし
- がんの病期（AJCC）：Ⅰ〜Ⅲ
- 代替療法：281人
- 標準治療：168万1906人

代替療法を受けた人と標準治療を受けた人の背景をマッチング
（年齢、人種、がんの種類、がんの病期、診断年、併存疾患指数、医療保険の種類）

E 280人 代替療法 → 66ヵ月 → 解析人数：280人
5年生存率：
がん（4種全体）：54.7%
- 乳がん：58.1%
- 肺がん：19.9%
- 大腸がん：32.7%
- 前立腺がん：86.2%

C 560人 標準治療 → 66ヵ月 → 解析人数：560人
5年生存率：
がん（4種全体）：78.3%
- 乳がん：86.6%
- 肺がん：41.3%
- 大腸がん：79.4%
- 前立腺がん：91.5%

群間差は？

死亡リスク（がん　4種全体）：**有意** 代替療法 vs 標準治療
調整ハザード比2.5（95%信頼区間 1.88 to 3.27） **有意差あり**

※ **有意**：死亡リスクが有意に高かった

＜ハザード比の調整因子＞　年齢、がんの種類、がんの病期、併存疾患など

結論
治癒可能ながんに対し、標準治療を受けず代替療法を実施することは、死亡リスクの増加と関連していた。

立腺がん、肺がん、大腸がんの患者さんです。がんの病期はAJCC分類でステージⅠ～Ⅲが対象で、ステージⅣは除外されています。

該当の患者さん約168万人のうち、代替療法を実施したのは281人でした。標準治療を受けずに代替療法を受けた人は全体の0.1％未満ということになります（※脚注①）。本研究における代替療法の定義は、「化学療法、ホルモン療法、放射線療法、手術療法などの標準治療を受けずに、非医療従事者によって行われる有効性が証明されていない（"other-unproven"）がん治療を受けること」となっており、どのような代替療法を実施したかについては特に指定はありません。

代替療法を受けた281人の患者背景は、平均年齢60歳、約8割が白人で、男女比はやや女性が多いです。乳がん123例、前立腺がん72例、肺がん52例、大腸がん34例で、がんの病期はステージⅠが58例、Ⅱが142例、Ⅲが81例でした。

一方、標準治療を受けた患者さんの背景は少し異なっていました。例えば、代替療法群に比べてがんの病期のステージが低い人が多く、直接比較してしまうとバイアスが生じてしまいます。病期が進んだ患者さんが多い群の方が、予後が悪くなるのは当然ですよね。

そこで本研究では、代替療法を実施した患者さんと背景が似た患者さんを、標準治療を行った約168万人の中から抽出する手法を取りました。これをマッチングと呼びます。代替療法280人に対して、年齢、人種、がんの種類、がんの病期、診断年、併存疾患指数、医療保険の種類などの背景がマッチするように標準治療群から560人が選ばれ、病期などの重要なパラメータにズレがないように調整した上で、5年生存率について比較されました。フォローアップ期間の中央値は66カ月です。

なお、この研究では、どのような人たちが代替療法を選択したかについても調べられています。「若年者」「女性」「併存疾患が少ない人」「高度な教育を受けた人」「高収入の人」「がんの病期が進行している人」などに、代替療法を選択する傾向がみられたとのことです。

「女性」が多いのは、乳がん治療の標準治療が乳房切除である場合などに、代替療法が選ばれる傾向が顕著になるためなのでしょうか。並存疾患が多い人の方が標準治療を選択する傾向にあるのは、すでに他の疾患で標準的な治療の恩恵を十分に受けており、医療機関が実施するがんの標準治療に対する信頼が厚いという傾向にあったためかもしれません。高収入の方が代替療法を選択する傾向にあるのは、保険がきかない高価な治療を受ける金銭的な余裕があるためでしょう。教育レベルが高い方が代替療法を選択する人が多いというのは意外ですね。教育とはいったい…。

■ 代替療法群の死亡リスクは2.5倍に

さて、どのような結果が得られたかというと、5年生存率が代替療法群で54.7％、標準治療群で78.3％でした（がんの死亡リスクは2.5倍に増加［ハザード比2.5］）。その差は23.6％です。この差をざっくり説明すると（25％の差として概算）、標準治療を受け続ければ5年間生存できる4人の患者さんが、標準治療の代わりに代替療法を行った場合、その4人のうちの1人が5年のうちに亡くなるということになると思います。

がんの部位別の比較でも、前立腺がんを除いて統計的に有意差がついています。前立腺がんで有意差がつかなかったのは、他のがんに比べて予後が良い傾向のためだと考えられます。より長期にフォローすれば差が開いたかもしれませんね。さらなる検討が必要かと思います。

※脚注①　ただし、代替療法を受けた患者さんのデータは十分に収集できていない可能性がある。実際には、代替療法を受ける割合はもっと多いかもしれない。

さて、このような研究結果が得られたわけですが、解釈についてはやや注意が必要です。例えば、標準治療群の中には、実はデータ収集以前に代替療法を受けていた患者さんがいるかもしれませんし、あるいは他の医療機関で並行して標準治療を受けていた患者さんが、代替療法群に紛れ込んでいる可能性があります。その場合、結果の差を小さくするバイアスが生じ、標準治療の効果を過小評価することになり得ると論文の著者も言及しています。

また、この研究は観察研究なので、介入研究に比べると、因果関係の証明が困難です。2群が似たような患者背景になるようにマッチングされ、死亡リスクの算出においては年齢やがんの病期などの様々な因子の調整も行われているのですが、記録が残っていない未知の因子を調整することはできません。5年生存率の差に影響した、別の要因がある可能性も残されています。

そのような点も考慮した上でこの結果をどう解釈するかですが、私はやはり、治療法の違いが生存率の差に強く影響していると感じました。治療法以外の要因が影響している可能性はあるとしても、ここまで明白な差（死亡リスクが2.5倍）がついた理由は、標準治療を受けずに代替療法を選択したことではないかと思います。

では、がんと診断された患者さんが来局され、代替療法について相談をされたら、薬剤師としてどう答えるか…。どんな選択をするかは最終的には患者さん個人の意思に委ねられますが、予後が悪くなるという研究結果があるわけですから、少なくとも標準治療を受けないことのリスクについてはご説明しておくのが良いと思います。もちろん、頭ごなしに代替療法を全面否定して、患者さんが病院や薬局から離れてしまうのは良くないですよね。患者さんの気持ちに耳をすましつつ、患者さんのためになるアドバイスができたらよいなと思っています。

ところで、「標準治療」というネーミングって「普通」「並」「平凡」という印象を受けませんか？言葉の強さが「最先端の技術を駆使した○○療法！」といった代替療法のキャッチコピーに負けて、標準治療の方が劣っている印象を与えかねない気がします。

標準治療とは、いわば「現在の最高の治療（ゴールドスタンダード）」ですよね（※**脚注②**）。質の高い臨床試験の実施を経て、有効性と安全性が最も優れている治療だと判断されたからこそ「標準」になり得たわけで、代替療法と比べると、「自称ケンカ無敗」と「公式戦を勝ち抜いた優勝者」くらいの違いがあるはずです。この辺りの誤解を解くためにも、薬剤師として、正確な情報提供に努めたいものですね。

おまけ

補完代替療法に関しては、日本補完代替医療学会の「がんの補完代替医療ガイドブック」[2]が参考になると思います。「補完代替療法を利用する前に調べておくべきこと」「補完代替療法を実施しているセラピストに事前に相談しておくべきこと」などがリストアップされていますので、代替療法について患者さんから相談を受けた場合には参考にしてみてください。

参考文献

1) Johnson SB, Park HS, Gross CP, Yu JB. Use of Alternative Medicine for Cancer and Its Impact on Survival. J Natl Cancer Inst. 2018;110(1) PMID:28922780

2) 厚生労働省がん研究助成金「がんの代替医療の科学的検証と臨床応用に関する研究」班編集 日本補完代替医療学会監修「がんの補完代替医療ガイドブック」日本補完代替医療学会誌 第3巻 第1号 別刷 http://www.jcam-net.jp/topics/guidebook.html

---

※**脚注①** 標準治療とは、「多くの患者さんにとって最善の治療」ということであり、必ずしもすべての患者さんにとって最善かどうかは一概に言えないかもしれない。患者さんの価値観や生活環境などを踏まえた個別化も必要と思われる。

二日酔いになりにくい お酒の飲み方は？

> *Grape or grain but never the twain? A randomized controlled multiarm matched-triplet crossover trial of beer and wine.*
>
> ワインとビールの「チャンポン」はダメ？ビールとワインのランダム化3群比較3人一組マッチングクロスオーバー試験
> Am J Clin Nutr. 2019;109(2):345-352.

「とりあえずビール！」

日本全国の居酒屋で飛び交うこの一言ですが、私はビールが苦手です（涙）。「あ、ぼく、ビール飲めないんで…」と口を挟みにくい雰囲気…、そして、口を挟んだ後に流れる微妙な空気…。ビールが苦手な人には分かっていただけるはず！

さて、日本の酒席のこの謎ルールに、医学的な意味はあるのでしょうか？「アルコール度数の低いビールで体を慣らせてから、ワインや日本酒、ウイスキーなどの度数の高いお酒を飲んだ方が悪酔いしないでしょ」というのが、お酒好きの薬剤師仲間の意見。でも複数種類のお酒を飲む「チャンポン」は良くない、という話もよく聞きますよね。

実は海外でも同じように疑問に思った人がいるようで、ビールとワインの飲み方によって二日酔いの重症度に違いが出るかという「最重要課題」を検証した研究の結果が2019年に発表されています[1]。ドイツで実施された試験で、東アジア人は対象外ですが、この研究結果は私たち日本のお酒愛好家にも参考になるはずです。貴重なデータをありがとう（ダンケ・シェーン）！って感じですね。お酒を飲まない人にとっては「知らんがな」って感じでしょうけど…。

試験に参加したのはお酒を飲める健康な方々です（そりゃそうだ！）。平均年齢は24歳と比較的若い人たちが多く、飲酒の頻度は月に数回程度の人たちが多いです。

試験参加者105人が、ランダムに3群に割り付けられました。飲酒試験は1週間以上の「休肝期間」を挟んで2回の実施です。1回目の飲酒試験では、第1群はまずビールを飲み、続けてワインを飲みました。第2群はその逆で、まずワインを飲んで次にビールです。2回目の飲酒試験では、それぞれ飲酒の順番を逆にします。

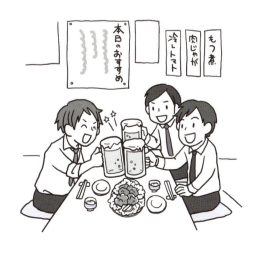

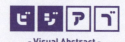
- Visual Abstract -

ビールとワインはどちらを先に飲むと二日酔いになりにくい?
(Am J Clin Nutr. 2019 Feb 1;109(2):345-352.)

食事・生活習慣・健康情報　Chapter: 11

第3群（対照群）は1回目の試験で、ビールかワインのどちらかのみを飲み続けます。そして1回目の試験でビールのみを飲んだ人は2回目の試験ではワインのみを、1回目の試験でワインのみを飲んだ人は2回目の試験ではビールのみを飲みました。

介入群のビールとワインを切り替えるタイミングですが、呼気アルコール濃度を指標に、ある程度、酔っ払ったのを確認してから切り替えられています。そして呼気アルコール濃度が一定の基準に達するまで飲み続けてもらいました。

二日酔いの重症度については、呼気アルコール濃度がゼロに戻ってから（シラフに戻り、正気を取り戻してから）、自己評価してもらいました。評価内容は、喉の渇き、倦怠感、頭痛、めまい、吐き気、胃痛、頻脈、食欲不振の8項目で、それぞれ0〜7点の56点満点（高い方が重症）です。

■ ビール→ワイン、ワイン→ビールの二日酔いの重症度に有意差なし

さて、結果です。「ビール→ワイン」「ワイン→ビール」「ビールのみ」「ワインのみ」の4通りを比較したところ、若干「ワインのみ」のスコアが高めではあるものの、二日酔いの重症度に有意差はつきませんでした。「"とりあえずビール"が悪酔いしにくい」とか、「チャンポンは悪酔いする」という説とは異なる結果となったわけですね。これが何を意味するか…。

「好きなお酒を好きな順番で飲みましょう！（ただし、飲みすぎに注意…ボソッ）」

ということではないでしょうか。当たり前ですが、結局、飲みすぎたら二日酔いになるんです。二日酔いにならないよう、順番やアルコールの種類にこだわって、楽しく飲めなかったら元も子もないですよね。それよりも自分の適量を知って、酒量はほどほどに。では、みなさん、今夜も楽しいお酒を！乾杯（Cheers）！！（※脚注①）

おまけ

二日酔いの予防法についてのシステマティックレビューが世界5大医学雑誌の一つである「BMJ」に掲載されていますので、お酒好き薬剤師のみなさんのために紹介しましょう[2]。

結論から申し上げます！

「二日酔いの予防や治療に有効とされるエビデンスは確立していない」

「二日酔いを回避する最も有効な方法は禁酒または節酒である」

だそうです…。そ、そんなこと…、言われなくても分かっとるわ！って感じですよね。私もここ最近になって、ようやく大人の階段を上り、酔っ払って物をなくしたりしないようになりました。これまで、様々なものを失った気がします。財布、携帯、メガネ、記憶、信頼・・・。お酒好きのみなさん、こんな失敗を繰り返さないように節度を守りましょうね！

参考文献

1) Köchling J, Geis B, Wirth S, Hensel KO. Grape or grain but never the twain? A randomized controlled multiarm matched-triplet crossover trial of beer and wine. Am J Clin Nutr. 2019;109(2):345-352. **PMID:30753321**

2) Pittler MH, Verster JC, Ernst E. Interventions for preventing or treating alcohol hangover: systematic review of randomised controlled trials. BMJ. 2005;331(7531):1515-8. **PMID:16373736**

※脚注①　なんと、本試験の論文の最後の締めくくりの一言も「Cheers！（乾杯）」となっている。

Epilogue
あとがき

EBMという言葉が「エビデンス至上主義」みたいな感じで一人歩きしている気がする今日この頃ですが、必ずしも「エビデンスに従うことこそ絶対的に正しいことだ！」というわけではありません。そもそもエビデンスに従うというのはどういうことか…。「試験結果が有意に改善＝その治療を行うべきだ！」とは限りませんし、有意差がなかったとしてもその治療が完全否定されるわけでもないと思います。では、プラセボ（無治療）と比べて、どれくらい改善していれば臨床的に意義があると言えるのかも一言では結論づけられない気がします。というのも、患者さんの価値観は人それぞれだからです。必ずしも、一つのエビデンスが一つの医療行為に直結するとは限りません。

また、臨床研究には様々なバイアスが生じるので要注意ですね。テレビやネットなどの情報の中には信憑性が疑わしいものもあり、適切に収集し、評価・活用する能力（情報リテラシー）が必要とされます。様々な医療情報を適切に評価するのは難しいことですが、臨床論文を読み解く訓練をしておくことで情報リテラシーが向上するのではないでしょうか。

もちろん臨床論文だけでなく、医学書や製薬会社からの情報、診療ガイドラインなどを参照することも大事です。また、臨床論文を吟味する上では薬理学や病態生理学、薬物動態学などの背景知識も必要となるので、基礎を学ぶことも大事だと思います。つまり、不要な知識などない！勉強あるのみ！ということですね…。勉強することが多過ぎていくら時間があっても足りないですよね…(溜息)。業務が忙しくて、それだけでヘトヘトの方も多いと思います。本書は眠くなってしまいそうなややこしい統計の話も取り上げていますが、日頃の業務で疲れ切っていても気軽に楽しく読めるように心がけたつもりです。勉強はなるべく楽しく！が私のモットーですから、みなさんが「楽しく勉強で

きた！」と思っていただければ幸いです。

私自身、本書の執筆を通して、とても多くのことを学びました。面白くて勉強になる本を書こう！という意気込みで命をかけて挑んだと言っても過言では…、いや、過言でした。さすがに命はかけませんでしたが、ここ半年ほど、大好きな音楽（ライブなど）も我慢して缶詰でしたね。ちょっとしたアクシデントがあり、ずーっと引きこもって執筆していたはずが、ふと気づいたら「フジロックフェスティバル」が開催される越後湯沢行きの新幹線に乗っていました…。科学では説明がつかない不思議な現象に驚きましたが、フジロックの会場に向かうシャトルバスの中でもスマホで本書の執筆をしていましたから、私のアツい意気込みがお分かりいただけるかと思います（実際は「締切」に怯えていたのですが…）。結局、会場についたら何もかも忘れて楽しんでしまい、雨に打たれてずぶ濡れになった挙句、疲労困憊、しばし再起不能となりましたが、存分に楽しんで充電した私は華麗に復活し、本書を書き上げることができました（息抜きも大事！）。

なお、本書の執筆にあたって、イラストレーターの滝波裕子さんに素敵なイラストを描いていただいたことに感謝いたします。表紙の挿絵になった「点耳薬を嫌がる子ども」ですが、たった1枚の絵でこんなにもわかりやすく状況を表現できるんだなぁと感心しました。

そして最後に、私が臨床論文を読んで勉強するきっかけをつくってくれた薬剤師のジャーナルクラブ「JJCLIP」主宰の青島周一先生、桑原秀徳先生、山本雅洋先生に感謝申し上げます。何も知らなかった当時の私を、新しい世界への扉を開いて招き入れて頂きました。先生方の活動には及びませんが、本書が当時の私のような薬剤師にとっての新たな学びの一助となることを願うばかりです。

菅原鉄矢

索引
INDEX

あ

アカルボース	104
アジスロマイシン	199, 200, 201
アジルサルタン	086, 087, 088
アジルバ	086
アスピリン	030, 164,
アズマネックス	034, 035, 036
アセトアミノフェン	042, 043, 044, 045, 146, 164, 166
アゼラスチン	058, 060
アゼルニジピン	082, 083, 084, 085
アダラート	084
アテノロール	113
アテレック	084
アドエア	034, 035, 036
アトルバスタチン	112, 113, 114
アマリール	103
アムロジピン	082, 083, 084, 085, 086, 087, 088, 113
アムロジン	082, 086, 113
アモキシシリン	047, 048
アモバン	203
アルピニー	045
アレグラ	056, 067
アレサガテープ	056, 062
アレビアチン	166
アロプリノール	164, 166
アンピシリン	047, 164
アンヒバ	045
イソジン	018
イトラコナゾール	201
イトリゾール	201
イナビル	027
イブプロフェン	042, 143, 144, 145, 146, 147, 164
イミダフェナシン	175
イルベサルタン	088
インクレミン	127
インスリン	101, 102, 103, 104, 118
インダパミド	093, 094
ウリトス	175
エキセナチド	103, 104
エスゾピクロン	203, 204, 205
エソメプラゾール	146
エチゾラム	128, 129
エテンザミド	164
エバスチン	058, 060, 061
エピナスチン	058, 060, 061
エフェドリン	209
エメダスチン	056, 058, 060, 062, 063, 064
エリスロシン	200
エリスロマイシン	199, 200, 201
黄連湯	220
オキサトミド	058, 060
オキシブチニン	172, 173, 174, 175
オセルタミビル	027, 028, 029, 030, 031
オフロキサシン	075, 076, 077, 078, 080, 164
オルベスコインヘラー	034
オルメサルタン	088
オロパタジン	058, 060

か

ガランタミン	223
カルバマゼピン	164, 166, 214
カルブロック	082
カロナール	146, 166
甘草	138, 217, 218, 220, 221
甘草湯	138, 218, 220
カンデサルタン	088
甘麦大棗湯	220
桔梗湯	220
キニーネ（キニン）	139, 140
キプレス	038
キュバールエアゾール	034
キンダベート	158
グラクティブ	103
クラブラン酸	048
クラリシッド	198
クラリス	198
クラリスロマイシン	198, 199, 200, 201, 202
クラリチン	060
グリチルリチン	218, 219, 220, 221
グリチロン配合錠	220
グリメピリド	103, 104
グルコバイ	104
クレマスチン	058, 066
クロベタゾン酪酸エステル	158
クロルフェニラミン	058
桂枝人参湯	220
ケトチフェン	058, 060
ケナログ口腔用軟膏	071

コニール	084
五淋散	220
コルテス	158
コンサータ	209

さ

ザイザル	060, 062
ザナミビル	027
サラゾスルファピリジン	164
サリチルアミド	164
サルメテロール	033, 035, 037
サワシリン	047
酸化マグネシウム	226
ジアゼパム	044, 045
ジギタリス	086
シクレソニド	034, 037
シクロスポリン	202
ジクロフェナク	146, 147, 164
ジスロマック	200
シタグリプチン	103, 104
ジヒドロコデインリン酸塩	164
シムビコート	034, 035, 036
芍薬甘草湯	138, 218, 220
ジャヌビア	103
シュアポスト	103
小青竜湯	065, 066, 220
ジルテック	060
シルニジピン	084
シングレア	038
仁丹	221
水酸化アルミニウム	069

水酸化マグネシウム	069
ステーブラ	175
スボレキサント	198
スリンダク	164
スルピリン	164
スルファメトキサゾール	164
セチリジン	058, 060, 061
セファクロル	164
セレコキシブ	133, 143, 144, 145, 146, 147, 148, 189, 190
セレコックス	143
ゾニサミド	164
ゾピクロン	203, 204, 205
ゾフルーザ	027
ソリフェナシン	175, 176, 177, 178, 179, 180
ゾルピデム	202

た

ダイアップ	045
タクロリムス	202
タミフル	027
タムスロシン	186, 187, 188
タリビッド耳科用液	075
チザニジン	201
ディレグラ	209
テオドール	209
テオフィリン	209
テオロング	209
デキサメタゾン	071, 072, 073, 074
デキサルチン口腔用軟膏	071, 073
デキストロメトルファン	041

テグレトール	166
デザレックス	056
デスパコーワ	158
デスロラタジン	056, 060, 061
デトルシトール	175, 181
テノーミン	113
デパス	128
デプロメール	201
テルネリン	201
テルミサルタン	088
ドネペジル	223
トラネキサム酸	161, 162
トラマドール	146
トランサミン	161
トランシーノ	161
トリアゾラム	198, 199, 200, 201, 202
トリアムシノロンアセトニド軟膏	071
トリクロカルバン	021
トリクロルメチアジド	093, 094
トルテロジン	175, 181
トレチノイン	161

な

ナイキサン	130, 143
ナトリックス	093
ナプロキセン	130, 131, 143, 144, 145, 146, 147
ニフェジピン	084
人参湯	220
ネオーラル	202
ネオキシテープ	172, 175
ネキシウム	146

ノルバスク ……………………………… 082, 086, 113

は

バイエッタ ………………………………………… 103
ハイドロキノン ………………………………… 161, 162
排膿散及湯 ……………………………………… 220
半夏瀉心湯 ……………………………………… 220
バップフォー …………………………………… 172
バルサルタン …………………………………… 088
ハルシオン ……………………………………… 198
ハルナール ……………………………………… 186
バルプロ酸 ……………………………………… 214
パルミコート ………………………… 034, 035, 036
バロキサビル …………………………………… 027
ビクシリン ……………………………………… 047
ヒドロクロロチアジド ……………… 093, 094, 095
ヒドロコルチゾン酢酸エステル ……………… 158
ビベグロン ……………………………………… 181
ビラスチン ………… 056, 057, 058, 059, 060, 061
ビラノア ………………………………………… 056
ビランテロール ………………………………… 035
ピロリン酸第二鉄 ……………………………… 127
フェキソフェナジン ·056, 057, 058, 059, 060, 061,
　　067, 068, 069, 070
フェニトイン …………………………… 164, 166
フェノバルビタール …………………………… 164
フェロ・グラデュメット ……………………… 124
フスコデ ………………………………………… 209
プソイドエフェドリン ………………………… 209
ブデソニド ……………………………………… 035
フルイトラン …………………………………… 093

フルタイド ………………………………… 034, 036
フルチカゾンフランカルボン酸エステル ………… 034
フルチカゾンプロピオン酸エステル ……………… 034
フルティフォーム ………………… 034, 035, 036
ブルフェン ……………………………………… 143
フルボキサミン ………………………………… 201
プレガバリン …………………………… 149, 150
プログラフ ……………………………………… 202
プロピベリン ……………… 172, 173, 174, 175
ベイスン ………………………………………… 226
ベオーバ ………………………………………… 181
ベクロメタゾン ………………………………… 034
ベシケア ………………………………… 175, 176
ベタニス ………………………………………… 176
ベニジピン ……………………………………… 084
ペニシリン ……………………………… 047, 048
ベポタスチン …………………………… 058, 060
ペラミビル ……………………………………… 027
ベルソムラ ……………………………………… 198
ボグリボース …………………………… 226, 227
ポビドンヨード ……………… 014, 015, 016, 018
ポラキス ………………………………………… 172
ホルモテロール ………………………………… 035
ポンタール ……………………………………… 128

ま

マイスリー ……………………………………… 202
マクサルト ……………………………………… 130
ミラベグロン ………… 176, 177, 178, 179, 180, 181
メキシレチン …………………………………… 164
メキタジン ……………………………………… 058

メジコン	041
メチエフ	209
メチルフェニデート	209
メトグルコ	103, 117
メトホルミン	103, 105, 117, 118, 119, 120
メフェナム酸	128, 129
メマンチン	214
モメタゾン	035
モンテルカスト	038, 039, 040

や

ユニフィル	209
抑肝散	214, 215, 216, 217, 218, 219, 220, 221
抑肝散加陳皮半夏	219, 220

ら

ラウリル硫酸ナトリウム	158
ラニナミビル	027
ラピアクタ	027
ラミクタール	166
ラモトリギン	166
リザトリプタン	130, 131
リゾチーム	164
リタリン	209
リバスチグミン	223
リピトール	113
硫酸鉄	124, 125, 126
リリカ	149
リレンザ	027
ルネスタ	203
ルパタジン	056
ルパフィン	056
ルボックス	201
レスタミンコーチゾンコーワ	158
レパグリニド	103, 104
レボセチリジン	058, 060, 061, 062, 063, 064
レルベア	034, 035, 036
ロキソニン	143, 166
ロキソプロフェン	143, 166
ロサルタン	088
ロシグリタゾン	104
ロラタジン	058, 060, 061

わ

ワルファリン	189

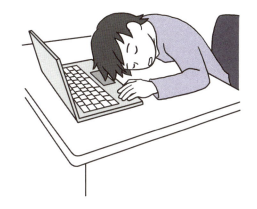

著者

菅原 鉄矢（すがわら・てつや　薬剤師）

2002年 東京薬科大学薬学部卒。保険調剤薬局勤務。自己研鑽のため2014年12月にブログ「pharmacist's record (http://ph-minimal.hatenablog.com)」を開設。医療系ウェブマガジン「地域医療ジャーナル」では「ねこでも読める医学論文」を連載中。(https://cmj.publishers.fm/)

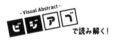

薬剤師の仕事に役立つ

臨床論文 50

2019年10月7日　第1版第1刷発行

著　者　菅原 鉄矢
発行者　高尾 肇
発　行　日経メディカル開発
発　売　日経BPマーケティング
　　　　〒105-8308　東京都港区虎ノ門4-3-12

装丁・制作　LaNTA
イラスト　　滝波裕子
印刷・製本　株式会社加藤文明社印刷所

ISBN 978-4-931400-94-8
©Tetsuya Sugawara 2019
Printed in Japan

本書の無断複写・複製（コピー等）は著作権法上の例外を除き、禁じられています。購入者以外の第三者による電子データ化及び電子書籍化は、私的使用を含め一切認められていません。

本書籍に関するお問い合わせ、ご連絡は下記にて承ります。
https://nkbp.jp/booksQA